症状から 一発診断！

上肢の専門医は こう見立てる

監修 **竹下 克志**
自治医科大学 整形外科学教室 教授

編集 **笹沼 秀幸**
とちぎメディカルセンターしもつが
整形外科

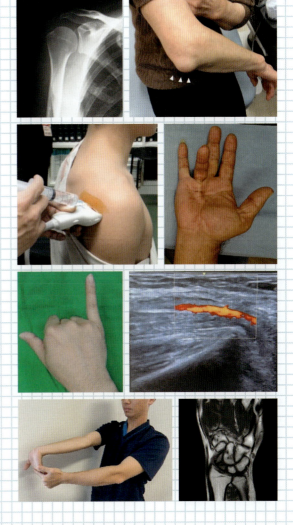

総合医学社

編集にあたって

上肢の診療に直結する実践的指南書が，ここに完成！

　本書は，総合医学社の「症状から一発診断！」シリーズの整形外科編 第3弾として，「症状から一発診断！ 整形外科専門医はこう見立てる」「症状から一発診断！ 足の専門医はこう見立てる」に続き発刊された「上肢」編である．**本シリーズの特徴は，**運動器疾患における一般外来や救急外来での診療において，**臨床症状から正確な診断を導き，その後の初期治療および専門治療へ円滑に移行するための「ノウハウ」を，詳細かつ明瞭に解説している点**にある．目の前の患者に対し，実践的な診療を促すことを目的とした教科書である．

　上肢は，四足歩行動物の前肢から進化し，非荷重肢となったことで，広い可動域と高度な運動機能を獲得した．肉眼的には，皮下組織が少なく，骨や関節の位置が確認しやすいことに加え，各関節がそれぞれ特徴的な運動を行う．**そのため，上肢疾患は，「問診」と「視診」に基づいて予測し，迅速な診断が可能となる．**診断後に重要となるのが，**患者の病態理解と手術適応の適切な判断**であり，これを的確に行うことで，**患者やその家族の信頼を得ながら，円滑な診療を実現できる**と確信する．

　本書の発刊にあたり，この趣旨にご賛同くださった臨床および研究の第一線に立つ諸賢に，「肩」「肘」「手」について，総論および各論をご執筆賜った．**各論では，臨床解剖のポイントから，エコーを含む画像検査の要点まで**を網羅した．また，巻末には，**上肢のギプス固定法およびリハビリテーション法を付録として収載**した．まさに，上肢外科診療における実践的戦略書が完成したと自負している．本書が，日々の診療の一助たらんことを切に願うものである．

　最後に，本書の監修にご尽力賜りました竹下克志先生，ならびに発刊の実現に尽力いただきました総合医学社編集部の皆様に，心より感謝申し上げます．

笹沼 秀幸

執筆者一覧

▶監修者

竹下　克志　　自治医科大学 整形外科学教室 教授

▶編集者

笹沼　秀幸　　とちぎメディカルセンターしもつが 整形外科

▶執筆者

二村　昭元　　東京科学大学 運動器機能形態学講座
寺林　伸夫　　岐阜大学医学部 整形外科
岩本　　航　　江戸川病院 スポーツ医学科
丸子誉士宏　　江戸川病院 スポーツ医学科
西頭　知宏　　自治医科大学医学部 整形外科
設楽　　仁　　群馬大学大学院医学系研究科 整形外科学
瓜田　　淳　　獨協医科大学 整形外科
大西　信三　　筑波大学附属病院 整形外科
永瀬　雄一　　東京都立多摩総合医療センター リウマチ外科
川副　陽子　　江戸川病院 スポーツ医学科
草野　　寛　　慶友整形外科病院 整形外科
青山　広道　　北水会記念病院
安藤　治朗　　自治医科大学医学部 整形外科
守屋　秀一　　順天堂大学医学部附属静岡病院 整形外科
上條　秀樹　　船橋整形外科病院
高橋　憲正　　船橋整形外科病院
佐々木　亨　　東京科学大学 運動器機能形態学講座
飯島　裕生　　石橋総合病院 整形外科
宮武　和馬　　横浜市立大学医学部 整形外科
鈴木　　拓　　慶應義塾大学医学部 整形外科学教室
早川　克彦　　愛光整形外科
島村　安則　　光生病院 整形外科

門間　太輔	北海道大学病院 スポーツ医学診療センター
高木　岳彦	国立成育医療研究センター 整形外科
村岡　辰彦	米盛病院 外傷再建センター
助川　浩士	北里大学医学部 医学教育研究開発センター 臨床解剖教育研究部門/ 北里大学医学部 整形外科学
永井　洋輔	大阪市立総合医療センター 整形外科
中原　綾香	大阪市立総合医療センター リハビリテーション部
松田　匡弘	福岡整形外科病院
髙田　大輔	京都岡本記念病院 整形外科
小川　高志	湘南鎌倉総合病院 外傷センター
岩部　昌平	済生会宇都宮病院 整形外科
萩原　秀	石橋総合病院 整形外科
羽鳥　悠平	群馬大学医学部 整形外科学教室
山部　英行	済生会横浜市東部病院 整形外科
三宅　崇文	東京大学医学部附属病院 整形外科
樫山　尚弘	日本赤十字社医療センター 整形外科
中山健太朗	獨協医科大学 整形外科
十時　靖和	筑波大学附属病院 整形外科/救急・集中治療科
鈴木　智亮	北海道大学大学院医学研究院 整形外科学教室
松井雄一郎	北海道大学大学院医学研究院 整形外科学教室/ 北海道大学大学院 歯学研究院口腔総合治療学教室
坂　なつみ	帝京大学医学部附属病院 整形外科
鈴木　雅生	順天堂大学医学部附属浦安病院 整形外科/外傷再建センター
善家　雄吉	産業医科大学病院 救急集中治療科/外傷再建センター
安食　孝士	石橋総合病院 整形外科
佐竹　寛史	山形大学医学部附属病院 整形外科
大作　明広	久留米大学医学部 整形外科学教室
吉田　史郎	久留米大学医学部 整形外科学教室
倉品　渉	とちぎメディカルセンターしもつが リハビリテーションセンター

目　次

I. 肩関節

【総論】
- 機能解剖 …………………………………………………………………… 2
- 問診・身体所見 …………………………………………………………… 7
- 画像診断—肩関節における各種検査の役割と有用性— ………………… 12

【各論】
1. 肩が痛くて動かない ……………………………………………………… 凍結肩　20
2. 肩が痛い（上腕外側から後方にかけての症状が多い）………………… 肩腱板断裂　23
3. 腕が挙がらない ………………………………………………… 腱板断裂性関節症　27
4. 上腕の筋肉が膨らんでいる …………………… 上腕二頭筋長頭腱断裂・脱臼　30
5. 急に肩が痛くなった ……………………………………… 石灰沈着性腱板炎　33
6. 肩を動かすと痛む ………………………………………………… 変形性肩関節症　35
7. 朝起きたときに腱板疎部から三角筋にかけて疼痛がある ………… リウマチ肩　37
8. 肩関節に持続する安静時痛，腫脹と熱感がある ……………… 化膿性肩関節炎　40
9. 運動中に肩の外側が痛む ……… 上腕骨近位骨端線離開（リトルリーグショルダー）　43
10. 肩がひっかかる ………………… インターナルインピンジメント症候群 / SLAP 病変　47
11. 投球後の上肢がしびれて，すっぽ抜ける ……………………… 胸郭出口症候群　51
12. 肩が繰り返しはずれる …………………………………………… 反復性肩関節脱臼　55
13. 肩がはずれた ……………………………………………………………… 肩関節脱臼　58
14. 肩をぶつけてから鎖骨部が痛む …………………………………………… 鎖骨骨折　61
15. 転んで肩からつき，痛くて動かせない …………………… 上腕骨近位部骨折　65
16. 上腕を強くぶつけて上腕中央付近が腫れて痛む ……………… 上腕骨幹部骨折　68
17. 転んだあと肩が痛い ……………………………………………………… 肩鎖関節脱臼　71
18. 重いものを持つと肩が外れそうになる ……………………… ルースショルダー　73

II. 肘

【総論】
- 機能解剖 …………………………………………………………………… 78
- 問診・身体所見 …………………………………………………………… 86
- 画像診断（エコー含む）………………………………………………… 89

【各論】

19	肘の外側が痛む	上腕骨外側上顆炎	93
20	肘の内側が痛む	上腕骨内側上顆炎	96
21	ボールを投げるとき肘の内側が痛い	リトルリーグ肘	99
22	腕を振ると（投球動作など）肘の外側が痛い	肘離断性骨軟骨炎	102
23	投球時に肘の内側が痛い	肘尺側側副靱帯損傷	105
24	肘を動かすと痛い	変形性肘関節症	108
25	肘が腫れて痛い	リウマチ性肘関節症	111
26	手を使わなくなった	肘内障	114
27	高所から転落して肘が曲がって痛い	上腕骨顆上骨折	118
28	肘の疼痛，可動域障害がある	小児上腕骨外側顆・内側上顆骨折	122
29	子供が転倒・転落し，肘関節・前腕が痛む	小児モンテジア脱臼骨折	128
30	転倒後から肘が痛い，伸ばせない	橈骨頭・頸部・肘頭骨折	133
31	肘が変形し痛い	単純性肘関節脱臼	137
32	手の小指側がしびれる	肘部管症候群	141
33	手首が動かない	橈骨神経麻痺	145
34	指が急に伸びなくなった	後骨間神経麻痺	148
35	母指と示指が曲がらない	前骨間神経麻痺	153
36	肘が腫れた	肘頭滑液包炎	156

III. 手

【総論】

■	機能解剖	160
■	問診・身体所見	168
■	画像診断（エコー含む）	173

【各論】

37	手指がしびれる	手根管症候群	179
38	母指の付け根が痛む	母指CM関節症	182
39	指の関節が痛む	ヘバーデン結節／ブシャール結節	184
40	指が痛い，指がひっかかる	ばね指	187
41	手首が痛い	ドケルバン病	190
42	手首が腫れて痛い	関節リウマチ・手関節	193
43	指先が曲がったまま	マレット指	196
44	手関節痛がある①	橈骨遠位端骨折	200

45	手関節痛がある②	……………………………………………	舟状骨骨折	203
46	手関節に自発痛，運動時痛がある	…………………	キーンベック病	206
47	手首の尺側（小指側）が痛い	……………………………	TFCC 損傷	209
48	手を握れない	………………………………………………	中手骨骨折	212
49	第二関節（PIP 関節）が痛む	……………………	PIP 関節脱臼骨折	216
50	小指の付け根が痛む	…………………………………	有鉤骨鉤骨折	220
51	突然指が伸びなくなった	……………………………	伸筋腱断裂	223
52	示指が曲がらない，ビリビリしたしびれもある			
		………………… 示指屈筋腱断裂（深指屈筋腱 / 浅指屈筋腱）		226
53	母指が曲げ辛い	………… 長母指屈筋腱断裂（掌側ロッキングプレート固定術後）		229
54	手指が曲がったまま伸びない	………………………	デュピュイトラン拘縮	232
55	指がとれた	…………………………………………………	切断指	234
56	手首に腫瘤がある	……………………………………	ガングリオン	238
57	冷所に手を入れると指先が痛む	…………………………	グロムス腫瘍	241
58	手指が腫れて痛む	………………………………	化膿性滑膜性腱鞘炎	245
59	手指が急に曲がって伸ばせない	…………………	手指 MP 関節ロッキング	248

Ⅳ. 付録

| 上腕からの手のギプス・シーネの実践 | …………………………………… | 252 |
| 肩と肘と手のリハビリテーション | ……………………………………… | 257 |

| 索　引 | ………………………………………………………………………… | 263 |

［読者の皆様へ］　処方の実施にあたりましては，必ず添付文書などをご参照のうえ，読者ご自身で十分な注意を払われますようお願い申し上げます．

I

肩関節

1. 機能解剖

肩甲帯の骨形態と神経支配

　人間における上肢は，魚類の胸鰭や四脚動物の前枝に由来しているとされる．胸鰭は，体幹腹側の左右にできた突起であるため，上肢の筋は腹側筋に由来している．次に，鰭を上下するために，鰭の真ん中に肢骨が形成される．鰭の筋は挙上する背側筋と，下制する腹側筋とに分かれ，各々が人間の伸筋と屈筋に対応する．体幹と鰭の接続部分に肩甲帯が形成される．その真ん中に肩甲骨関節窩が形成され，上腕骨頭との関節をなす．肢骨が背腹側の境界であるのと同じく，肩甲帯も関節窩を境界に背腹側に分かれる．

　進化の歴史において，上肢は可動性を高めるために，肩甲帯が独立して胸郭の外側方向へと移動したため，下肢に比較して広い可動域を活用できる．頭蓋の骨以外で膜性骨化という様式をとるのは鎖骨だけであることは，爬虫類のころ，鎖骨と頭蓋が強固に結合していたことに由来する．肩甲帯を頭側から観察すると肩甲骨の板状部は関節窩より背側に位置し，鎖骨と烏口突起は腹側にある．肩甲帯の背・腹側部位は，元から1つの骨であるというより，後に癒合したと考えられる．肩甲帯と体幹は，骨性には鎖骨と胸骨の連結のみであり，他はさまざまな筋群により胸郭や椎骨に係留されている．

　肩甲上神経は，腕神経叢の上神経幹より分枝し，前述の肢骨に対して背側に位置する棘上筋と棘下筋を支配する．肩甲上神経の走行は，烏口突起の内側に位置する肩甲切痕と，切痕をつなぐ上肩甲横靱帯の遠位を腹側から背側へと通過しているように想像される．実際は，棘上窩の前縁は，烏口突起基部の背側面へと向かっているので，上肩甲横靱帯もその向きに走行し，肩甲上神経は肩甲下筋腱と上肩甲横靱帯とでなされる隙間を前内側から後外側へと斜めに下降する[1]．つまり，神経が通過する向きである前内側から後外側方向へとその隙間を観察すると，その空間が十分に保たれていることがわかり，この部位は神経障害の好発部位というようにはみえない．

　腋窩神経は腕神経叢の後束から分枝して，肩甲下筋の遠位外側において三角筋の中部，前部を支配する前枝と，小円筋や三角筋後部を支配し上外側上腕皮神経を含む後枝とに分かれる（**図1**）[2]．また，腋窩神経の前枝に着目すると，三角筋の深層を後ろから前へと走向した枝が，前外側部において上腕骨に沿って上行し，肩峰下滑液包や上腕二頭筋長頭腱周囲へと分布している．これらの分枝は腋窩神経が肩周囲の疼痛へ大きく関与する可能性を示唆している．

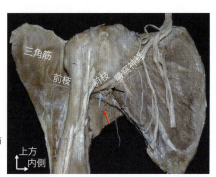

図1：腋窩神経の走行と分布
腋窩神経（右肩）の走行を示す．鎖骨と肩峰を除去し，三角筋は後方へ翻転している．後枝（黒矢印）が肩関節前内側において，小円筋（青矢印）や三角筋後部（赤矢印）へと分枝している．　　　　　（文献2より改変引用）

腱板筋群の解剖

　肩甲下筋は，肩甲骨前面に位置する肩甲下窩から起始し，上腕骨前面の小結節と呼ばれる隆起に停止する．しかしよく観察すると，小結節の上下に広がって停止している（図2）．肩甲下筋の中にある複数の筋内腱が近位では扇状に広がっているが，遠位では収束する．小結節上に肩甲下筋の尾側2/3から収束する筋内腱が停止しているが，最頭側に位置する最も太い筋内腱は小結節の上方で，関節軟骨との境界にある窪みに停止している．この部位はあたかも，腱が上外側へ舌のように伸び出して見えるため，舌部と呼ばれる[3]．舌部には，関節包の一部が一緒に付着しており，その部位を上関節上腕靱帯（superior glenohumeral ligament：SGHL，後述）と呼ぶ．さらに同部位は，関節内から上腕二頭筋長頭腱（long head of biceps brachii muscle：LHB）が結節間溝へと向かう「樋」構造を肩甲筋腱舌部と一緒に形成している[4]．臨床的には，肩甲下筋腱が断裂すると，裂離した最頭側腱に連続する"comma"と呼ばれる結合織が観察される．これにより，関節鏡視下に肩甲下筋腱断端の最頭側部を同定できるのだが，"comma"は上述のように複数の解剖学的構造を含む，若干理解しにくい構造となっている．

　棘上筋は，肩甲骨上面に位置する肩甲骨棘上窩と肩甲棘上面から起始する．遠位は，上腕骨の外側にある大結節のなかでも，最も前方に位置する上面に停止しているとされる．棘上筋の筋成分のほとんどは，棘上筋の前方にある太い筋内腱へと合流する．その太い筋内腱は，大結節上面の中でも，前内側部に限局して停止している[5]．一方，棘上筋の後方にある筋内腱は細く短い腱へと移行し，大結節への停止腱は後方に行くほど薄く短くなる．その薄くなった棘上筋腱の外側を避けるように，棘下筋の停止腱が走行する．興味深いことに，棘上筋腱は約1/5の例では大結節への停止のみならず，そこから結節間溝を乗り越えて小結節の頭側にまで伸延している．つまり，前述の"comma"は，棘上筋腱の線維を含んでいる可能性もあることに留意すべきである．一般に，棘上筋の力学的機能は肩関節の外転運動とされているが，解剖に基づいて運動機能を推測すると，その停止部が大結節の前内側部分に限局していることから，肩関節内旋位では屈曲や内旋，外旋位では外転といったように，関節肢位によって運動に与える影響が異なっている可能性がある．

　棘下筋は，肩甲棘下面と肩甲骨後面の肩甲骨棘下窩とから起始している．遠位は，上腕骨大結節の中面に停止しているとされる．しかし骨形態をよく観察すると，大結節上面と中面の間には，それらと異なる粗面が存在していて，そこには棘下筋腱の最外側部分が停止している[6]．つまり，棘下筋腱は大結節の前外側部にまで延伸している（図3）．実は，棘下筋は肩甲棘下面から起始し表

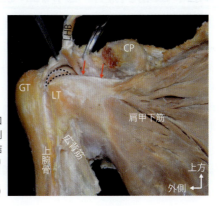

図2：肩甲下筋腱の上腕骨停止部
鎖骨，肩峰と烏口突起（CP）を一部切除した右肩，烏口上腕靱帯を切離して，上腕二頭筋長頭腱（LHB）を頭側によけている．肩甲下筋腱の最頭側腱（赤矢印）は小結節（LT）よりも頭側に停止して，LHBの滑走床，つまり舌部（黒点線領域）を形成している．
GT：大結節． 　　　　　　　　　（文献3より改変引用）

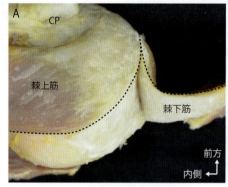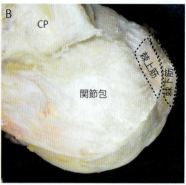

図3：棘上筋，棘下筋腱の走行と停止部
鎖骨と肩峰を除去した右肩関節を上方から観察．
A：棘上筋と棘下筋の境界（白点線）を同定し，棘下筋を外側へ翻転している．
B：棘上筋と棘下筋を上腕骨停止部より切離している（黒点線領域）．

層を横走する横走部と，肩甲骨棘下窩から起始し深層を前外側方向へ斜走する斜走部に分けることができる[7]．といっても，横走部は斜走部の表面に疎性に被停止しており，厚い腱性部があるわけではない．棘上筋同様，棘下筋の太い腱性部は，斜走部の上方半分に限局し，下方半分には薄く短い腱のみからなる．前述のとおり，棘下筋上方の太い腱性部は，外側に進むと，前方に向きを変える．興味深いことに，棘上筋停止部の外側へと回り込み，大結節の上面の前端部付近にまで達する．大結節前方において，腱板上を結合組織が被覆しているため，境界が一見わかりにくい．しかし，表面の結合組織を丁寧に除去すると，棘上筋の停止腱と，棘下筋の大結節前外側縁へと向かう停止腱とは線維の配向性が全く異なっているので分離できる．

小円筋は，棘下筋の下方に隣接し，肩甲骨棘下窩の下部分から起始する．棘下筋と小円筋との間には，腱膜性の中隔が存在し，棘下筋と小円筋の一部はこの腱性中隔から起始している．腱性中隔が近位部では発達しているが，遠位部ではほぼ消失する．また，小円筋は近位部では一塊にみえるが，遠位部では上部と下部の2つの筋束に分かれている[8]．上部筋束は，肩甲骨外側縁の下部から起始し，腱成分として大結節の下面に線維軟骨性に停止する．下部筋束は，腱性中隔および棘下窩より起始し，主に筋成分として短い腱を介し，上部筋束の尾側の上腕骨外科頸や後方の関節包に停止する．

関節上腕靱帯と関節包

肩関節の安定化は，他の関節と同様に，骨性支持や関節包，関節唇など軟部構造による「静的機構」と，筋腱の動的作用による「動的機構」との協調によりなされる．静的機構のうち，一般に重視されるのが関節上腕靱帯である．関節上腕靱帯とは，本来は肩関節包の一部分であるはずが，局所固有の構造として認識されるようになっている．SGHL，中関節上腕靱帯（middle glenohumeral ligament：MGHL），下関節上腕靱帯（inferior glenohumeral ligament：IGHL）などの個々の束状構造として呼称される．肩関節外科に関連する教科書においてこれらの紐状構造が関節内を走行するシェーマを散見する．これの元になるのが，O'Brienら[9]による絵図である．しかし，その解剖学的根拠となる，組織断面図を確認するも，関節窩と骨頭を連続する明確な線維の断面が存在するわけではない．つまり，関節上腕靱帯はあくまで，関節包という膜構造における厚みの変異にすぎ

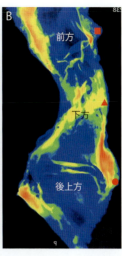

図4：平面状に展開した肩関節包と膜厚分布の可視化
A：右肩の関節包をLHBと関節唇ごと骨から切離し，関節深層側から観察．肩甲下筋腱停止部下縁，腋窩嚢，棘上筋と小円筋の境界はそれぞれ，■，▲，●に対応している．
B：Aの高分解能CT画像を三次元再構築し，膜厚の局在をヒートマップ状に可視化している．膜が厚いほど明度が高く表示している．
（文献10より改変引用）

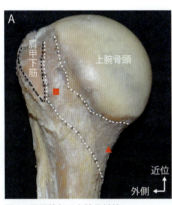
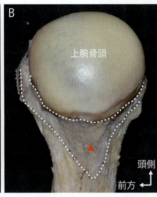
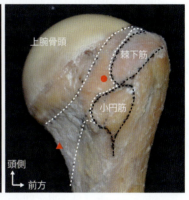

図5：肩関節包の上腕骨付着
図4の関節包を切離した右上腕骨．腱板停止部を黒点線領域，関節包付着部を白点線領域で示す． （文献10より改変引用）

ない．しかし，その膜厚な部分を区別化して強調されたため，肩関節内を走行する紐状表記が「靱帯」として現代にまで強い印象を残すことになった．

　腱板を除去後に，温存した肩関節包を剝離し平面化すると，長方形の膜状構造として観察できる．さらに，平面化した肩関節包を高分解能CTにより撮像し，三次元再構築して，ヒートマップ状に膜厚の分布を可視化すると，腋窩嚢，つまり肩関節の下方部分に対応する関節包は，後方〜上方と比較して肥厚していることがわかる（図4）[10]．その膜厚な部分は，骨付着部の内外側縁に沿って，前方や後方から上方にまで連続し，あたかもハンモックのように骨頭を支えているようにもみえる．

　腱板筋腱の停止と同様に，肩関節包はある幅をもって骨に対して付着している．関節窩側は，関節唇と呼ばれる線維軟骨を介して，ほぼ一様な幅で付着している．しかし，上腕骨に対する付着部は対応する骨の部位により大きく異なっている．小結節の頭側縁や大結節の上面と中面の境界においては，それぞれ肩甲下筋腱や棘上筋・棘下筋腱が幅広く停止しているために，関節包は比較的幅狭く約5mm程度の幅で付着する（図5）[11]．腱板筋腱が付着していない肩甲下筋腱停止部の下縁や棘下筋腱停止部の後縁，小円筋腱停止部の下縁においては，関節包は約10mmと幅広く付着する．さらに，腱板筋腱が停止していない上腕骨頚部においては，腋窩嚢にあたる前述の膜厚な関節包が最大約15mmの幅をもって付着している．過去の研究において，この部分はIGHLの上腕骨付着

部と記載されているが，肩関節包という膜性構造全体からみれば，連続する関節包付着部の一部分であり，他の付着部と境界が認識できるわけでは決してない．

1）Tasaki A, Nimura A, Mochizuki T et al：Anatomic observation of the running space of the suprascapular nerve at the suprascapular notch in the same direction as the nerve. Knee Surg Sports Traumatol Arthrosc 23：2667-2673, 2015

2）Nasu H, Nimura A, Yamaguchi K et al：Distribution of the axillary nerve to the subacromial bursa and the area around the long head of the biceps tendon. Knee Surg Sports Traumatol Arthrosc 23：2651-2657, 2015

3）Arai R, Sugaya H, Mochizuki T et al：Subscapularis tendon tear：an anatomic and clinical investigation. Arthroscopy 24：997-1004, 2008

4）Arai R, Mochizuki T, Yamaguchi K et al：Functional anatomy of the superior glenohumeral and coracohumeral ligaments and the subscapularis tendon in view of stabilization of the long head of the biceps tendon. J Shoulder Elbow Surg 19：58-64, 2010

5）Mochizuki T, Sugaya H, Uomizu M et al：Humeral Insertion of the supraspinatus and infraspinatus：new anatomical findings regarding the footprint of the rotator cuff. J Bone Joint Surg Am 90：962-969, 2008

6）Nozaki T, Nimura A, Fujishiro H et al：The anatomic relationship between the morphology of the greater tubercle of the humerus and the insertion of the infraspinatus tendon. J Shoulder Elbow Surg 24：555-560, 2015

7）Kato A, Nimura A, Yamaguchi K et al：An anatomical study of the transverse part of the infraspinatus muscle that is closely related with the supraspinatus muscle. Surg Radiol Anat 34：257-265, 2012

8）Hamada J, Nimura A, Yoshizaki K et al：Anatomic study and electromyographic analysis of the teres minor muscle. J Shoulder Elbow Surg 26：870-877, 2017

9）O'Brien SJ, Neves MC, Arnoczky SP et al：The anatomy and histology of the inferior glenohumeral ligament complex of the shoulder. Am J Sports Med 18：449-456, 1990

10）Momma D, Nimura A, Muro S et al：Anatomic analysis of the whole articular capsule of the shoulder joint, with reference to the capsular attachment and thickness. J Exp Orthop 5：16, 2018

11）Nimura A, Kato A, Yamaguchi K et al：The superior capsule of the shoulder joint complements the insertion of the rotator cuff. J Shoulder Elbow Surg 7：867-872, 2012

（二村昭元）

2. 問診・身体所見

肩関節の特徴

広義の肩関節は，解剖学的関節である肩甲上腕関節，肩鎖関節，胸鎖関節と機能関節としての肩甲胸郭関節からなる．肩関節の動作は，これらの関節が多くの筋肉の作用により相互に動作し成り立っている．そのため，肩関節疾患の診察をする場合，画像検査のみならず，動きをみる機能診察が重要となる．

POINT　肩関節の動作をみるためには，全体的な動作を意識することが必要．

問　診

症状，外傷歴，運動歴，利き手，職業（肉体労働かデスクワークなどの軽作業か），既往歴，喫煙歴の問診を行う．肩関節疾患において，問題となる症状として，疼痛と機能障害（挙上制限など），肩関節脱臼に伴う不安定性がある．

①外傷歴

脱臼においては，初回の脱臼か反復性か，脱臼した状況，直近の脱臼時期，脱臼回数，整復方法（自己整復か他者による整復か），脱臼後の固定方法・固定期間の問診を行う．
骨折や腱板断裂などを疑うときは，受傷状況・受傷肢位の問診を行う．

②疼痛性状

安静時痛，夜間痛，運動時痛については，必ず問診する．安静時痛がある場合は炎症が関与していることが多いが[1]，神経障害性疼痛の要素もあるため，痛みの性状（焼けるような痛み，電気の走るような痛みなど）の問診と神経学的診察も必要となることがある．夜間痛は肩関節痛において特徴的であるが，病因は多因子ともいわれており，詳細に問診することが重要である．眠りにつくときから痛い，深夜・明け方に痛みで目が覚める，座位をとると楽になる痛み，肩を温めると楽になる痛み，寝返り動作で感じる痛みなどがある．運動時痛は一定の動作で痛い，どの方向に肩を動かしても痛い，ひっかかるような痛みなどがある．肩のどのあたりが痛いか，疼痛部位の問診も併せて行う．

疼痛性状の問診をすることで，治療ターゲットが炎症へのアプローチか，機能的（運動療法）なアプローチかなどの判断でき，薬物療法，注射療法，運動療法の選択が検討しやすくなる．

③既往歴

糖尿病や甲状腺疾患は，難治性拘縮肩に関与することがあり，原疾患の治療強化を依頼しないといけないことがあるので必ず問診をする．健康診断を定期的に受けていない場合，糖尿病などの状態を把握していないことがあるため，健康診断歴も聴取しておくと，追加の血液検査が必要かの判

断ができる．

> **POINT** 疼痛の問診は，治療戦略を立てるうえで非常に重要であるため，詳細に問診する．

視 診

　立位姿勢（正面・側面）の評価，健側・患側の違い（肩甲骨の高さや位置・筋萎縮の有無）を確認することが重要である（**図1**）．胸椎後弯がある患者は，肩甲骨の動作が制限され挙上制限が起きやすく，肩甲骨の位置異常はスポーツ障害の患者で認めることが多い．動作確認として患者に両上肢を同時に挙上してもらう．挙上動作では，肩甲骨の動きに左右差がないか，有痛弧徴候（主に腱板断裂患者の腱板刺激症状で，外転挙上60〜120°の間でひっかかる痛みを訴え，それ以外の角度で痛みが消失する）がないかを確認する．高齢患者においては，帯状疱疹による神経障害性疼痛の患者がいるため，運動時痛がなく外傷歴が不明の場合は，皮膚の状態を確認する．

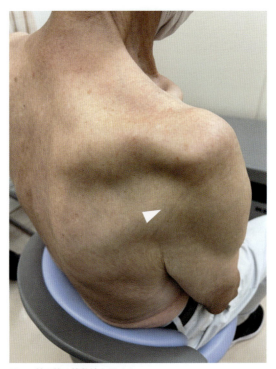

図1：棘下筋の筋萎縮を認める

> **POINT** 動作の確認は立位で診察し，診察時は肩甲骨が確認できるようにするか，手を添えて左右差を感じるとよい．

触　診

①圧　痛
　体表から骨性ランドマークとして，①鎖骨・②肩鎖関節・③肩峰・④大結節・⑤結節間溝・⑥烏口突起を触知することが可能である．骨性ランドマークを参考に圧痛点の確認をする（図2）．

②徒手筋力検査
　特定の肢位での筋力検査をすることで，筋出力が低下している部位を推察することができる．主な検査肢位を（図3A～E）に示す．

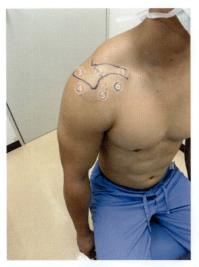

図2：肩表面骨性ランドマーク

③可動域
　患側・健側を比較することが重要である．立位で屈曲，伸展，外転，内転，内旋，外旋，水平内転，水平外転をみるが，内・外旋においては，下垂位だけでなく，外転90°，屈曲90°での内外旋の角度も確認する．また，脊椎での代償動作に注意する．全方向性に可動域制限があるのか，一定の方向だけ可動域制限があるのかを診察する．一般的に凍結肩においては，全方向性に可動域制限を認めることが多い．肩甲骨と上腕骨が動く関節であるため，肩甲骨の動きを止めた状態での可動域をみることも，機能的な診察をするうえで重要である（図4～6）．特にスポーツに関連する疼痛の際は，左右差を認めることが多い．

④神経学的検査
　肩関節周囲の疼痛・運動障害として，第5，6頸神経，腋窩神経，肩甲上神経の障害が関与することがある．頸部に近い肩周囲疼痛の患者をみたとき，神経根由来の疼痛の鑑別に頸椎伸展テスト，Spurlingテストなどを確認するとよい．肩の挙上制限・脱力の患者をみたときは，肘屈曲筋力検査（肘関節を回外させて確認，回内しないように注意），肩伸展筋力検査（swallow tail sign）（図7），肩関節外側（腋窩神経領域）・後方（肩甲上神経領域）の知覚障害を確認すると，肩関節由来なのか，頸椎性やそれより末梢性（腋窩神経や肩甲上神経）かを区別することができる．肘屈曲筋力の低下があるような症例は，頸椎由来の挙上障害の可能性がある．

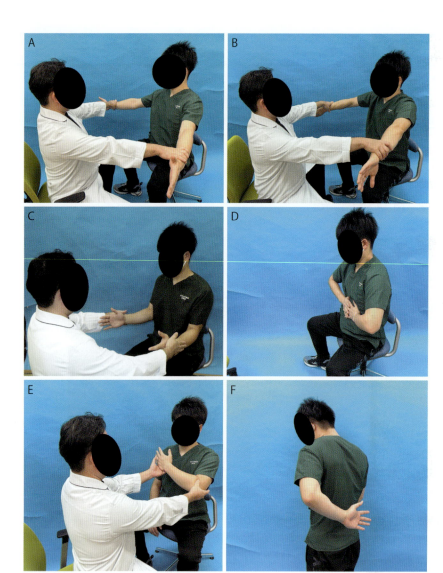

図3：徒手筋力検査
A：外転筋力テスト（full can test）
　母指を上にした状態（肩を外旋）での外転筋力．
B：外転筋力テスト（empty can test）
　母指を下にした状態（肩を内旋）での外転筋力．
C：外旋筋力テスト
　下垂にして上腕を体幹につけた状態で外旋してもらう．
D：内旋筋力テスト（belly press test）
　患者に腹部に両手をあてさせて肘を前に出してもらう．
　内旋筋力低下の場合は肘が前方に出せない．
　関節拘縮がある場合は，正確な筋力評価ではない可能性があり注意する．
E：内旋筋力テスト（bear hug test）
　対側の肩に手をあて抵抗してもらう．患者が肘の屈曲筋力を使わないように注意する．
F：内旋筋力テスト（lift off test）
　背部に手を回して，肩の内旋動作で手を背部から離してもらう．
　内旋筋力低下の場合，手が背部から離せない．
　関節拘縮がある場合は，正確な筋力評価ではない可能性があり注意する．

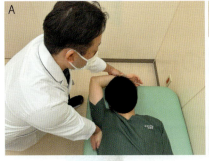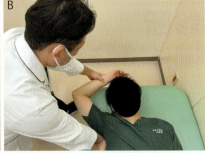

図4：Combined abduction test（CAT）
A：肩甲骨を固定して外転させる．
B：外転の硬さを認める場合．

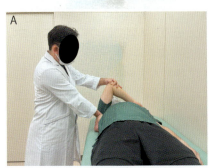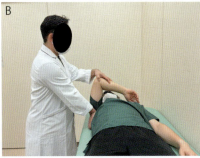

図5：Horizontal flexion test（HFT）
A：肩甲骨を固定水平内転させる．
B：水平内転の硬さを認める場合．

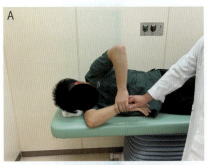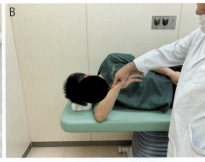

図6：屈曲内旋可動域検査
A：側臥位として，肩甲骨をベッドで固定した状態で屈曲内旋させる．
B：屈曲内旋の硬さを認める場合．

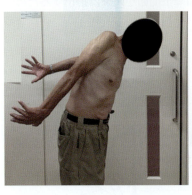

図7：神経学的検査（swallow tail sign）
両肩を伸展させて保持できるか確認する．右肩が伸展不可．
不可の場合は，三角筋後部線維の収縮が入っていないため，腋窩神経領域の障害が疑われる．

> **POINT** 可動域に関しては，肩甲骨を止めた動きを評価することも重要．

1）Asano H, Terabayashi N, Kawashima K et al：Blood flow in the anterior humeral circumflex artery reflects synovial inflammation of the shoulder joint in rotator cuff tears. JSES Int 6：623-630, 2022

（寺林伸夫）

3. 画像診断
―肩関節における各種検査の役割と有用性―

はじめに

　肩関節は，広範な可動域をもつ関節である．その理由としては，腱や靱帯などの軟部組織が互いにバランスをとりながら関節運動が行われることが挙げられる．そのため肩関節の画像診断においては，軟部組織損傷の詳細な評価が重要である．また，軟部組織損傷を詳細に評価するためには，さまざまな画像モダリティを組み合わせて推測した病態に応じて撮影方法を指示する必要がある．
　本稿では，肩関節の画像診断において主要な役割を果たす単純X線やCT，MRI，エコーについて，それぞれの特徴，撮影方法などを解説する．

単純X線

　現在，単純X線は，運動器領域で最も一般的な画像検査である．骨の構造やアライメントを確認するために用いられる．迅速に結果が得られるため，骨折，脱臼を含めた外傷の診断においてまず行われる検査である．
　TrueA-PとスカプラY像を撮影する正・側2方向撮影，または軸写像を加えたtrauma seriesと言われる3方向撮影のどちらかを基本とする．疾患に応じて挙上位撮影などを追加することもある．

①肩関節正面像（True A-P）（図1）
　True A-Pとは，肩関節の関節裂隙，つまり肩甲骨関節窩と肩峰下関節を明瞭に描出するための撮影方向である．前額面で30°回転し，頭尾方向に約20°傾けて撮影を行う（図1)[1]．骨病変や関節変形の確認に適する（図2）．

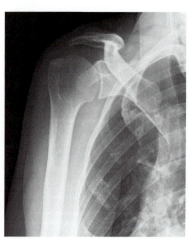
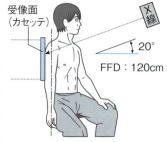
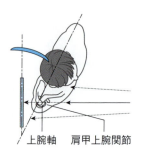

図1：肩関節正面像（True A-P）

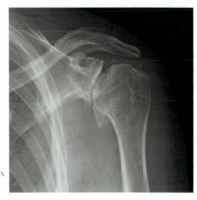

図2：変形性肩関節症の単純X線
肩甲上腕関節における関節裂隙の狭小化・骨頭の圧壊・骨棘などがみられる．

②肩甲骨スカプラY撮影（図3）

　一般的には，スカプラY撮影が肩関節側面像として扱われている．肩甲骨が「Y」字状に映し出されるため，この名称がつけられた．この方法は，肩甲骨，上腕骨，および肩峰の位置関係が評価できる．矢状面での上腕骨と肩甲骨の位置関係がわかる肩関節脱臼の診断（図4）などに有用である[2]．

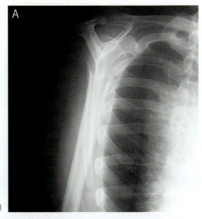

図3：肩甲骨Y撮影像（正常像）

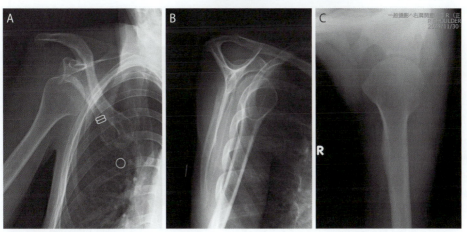

図4：肩関節脱臼，軸写像
A，B：肩関節脱臼．上腕骨頭が前方へ脱臼している．
C：軸写像（正常像）

③軸写像（図4C）

軸位（写）像では，上腕骨および肩甲骨の前後縁を描出することができる．上腕骨頭と関節窩の位置関係を把握するのに有用であるが，肩を外転する必要があるため，外傷患者や疼痛が強い患者では撮影が困難なことがある．

CT

CTは，単純X線より詳細に骨構造の評価が行える検査である．断層画像から3D再構築をすることで，骨や関節の立体的な評価が可能となる．特に骨病変の詳細な評価が行え，単純X線では捉えることができない骨折の診断に役立つ．また3Dによる評価は，骨折の手術計画の策定において重要な役割を果たす．

①骨折の評価（図5，6）

CTは，骨折の詳細な評価に有用である．骨折線の走行や骨片の位置関係を正確に把握することができる．複雑な骨折においては，CT画像をもとにした3D再構築が特に有効であり，骨片の配置や関節面の状態を立体的に評価することが可能である．術前の計画を行ううえでも有用である．

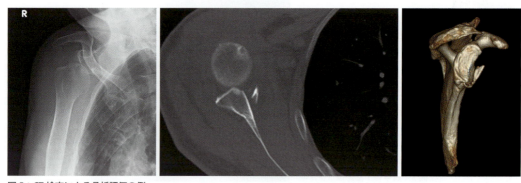

図5：CT検査による骨折評価の例
肩甲骨関節窩骨折．単純X線では評価が難しい骨折も診断可能である．また3D画像は手術計画の策定にも有用である．

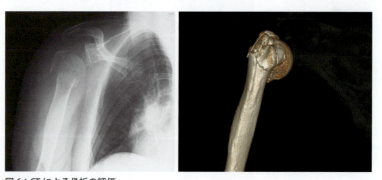

図6：CTによる骨折の評価
単純X線で骨折が判断できたとしても，骨折線の状態などの詳細な評価にはCT検査が必要となる．

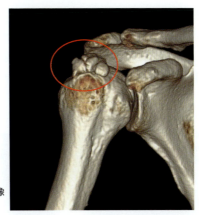

図7：石灰沈着性腱板炎のCT画像
大結節直上に石灰を認める．

②石灰沈着性腱板炎（図7）

腱板内部に沈着した石灰は，ときに手術対象となることがあり，位置や大きさの確認のためにはCTが有用である．

MRI

MRIは，三次元で軟部組織の観察が可能で，筋肉や腱，靱帯，軟骨，関節唇などさまざまな組織の損傷が評価できる．肩関節は腱板や，関節唇など軟部組織損傷が問題となる場合が多く，重要な画像診断である．

①腱板損傷の評価（図8）

腱板損傷は，肩関節疾患でも主要な病態の1つであり，MRIはその診断において信頼性が高い検査である[3]．T2強調画像やプロトン密度強調画像を使用することで，腱板の断裂や変性などが高輝度に表示される．また，腱板筋の脂肪変性の程度も評価できる．

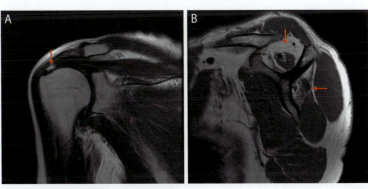

図8：棘上筋の断裂と脂肪変性のMRI画像
A：棘上筋腱の断裂を認める（↓）．
B：棘上筋（↓）棘下筋（←）の脂肪変性を認める．
　＊筋（黒）周囲の白く見える部分が脂肪．
　手術適応など治療方針の決定に必要な情報となる．

②関節造影 MRI（図9）

関節造影 MRI は，造影剤を肩関節内に注入後に行うものである．造影剤によって組織間でのコントラストをつくり，関節唇や靱帯などの微細な損傷が評価できる．特に，肩関節不安定症を生じる関節唇損傷や関節包損傷，投球障害肩でのインターナルインピンジメントなどを評価するために用いられる[4]．

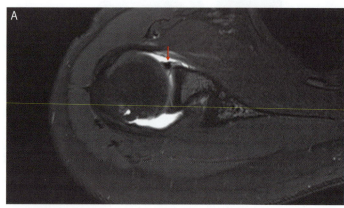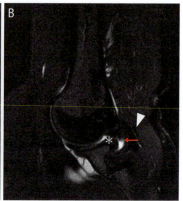

図9：関節造影 MRI 検査
A：肩関節脱臼後
　　前方の肩関節唇損傷（↓）を認める．
B：投球肩障害のインターナルインピンジメント
　　後方関節唇と腱板の深層が衝突している（←）．
＊：関節唇，▼：腱板．

超音波検査（エコー）

エコーは，体表から組織形状を評価できる画像診断である．非侵襲でリアルタイムに繰り返し検査が行える．動的な評価ができ，特定の動作での観察などが行える．エコーガイド下に正確な注射が行うことができるため，診断だけでなく治療への活用が可能である．また携帯性に優れる装置もあるため，スポーツ現場などでも使用できる．

肩関節の診療では，腱板損傷や石灰沈着性腱炎などの腱板にかかわる病態が多い．腱板は，体表近くに存在することから容易に描出できるため，肩関節診療ではエコーは有用である．また肩甲上腕関節や滑液包の水腫，上腕二頭筋長頭腱周囲の血流信号の増加などから炎症の有無を推測できる．

最近では，エコー装置の解像度が飛躍的に向上しており，微細な病変の検出能力が高まっている．

①腱板断裂の診断（図10）

簡便性と費用面，繰り返し検査が行える点などから，腱板断裂の画像診断のゴールドスタンダードは MRI からエコーへとなりつつある[5]．

上方〜上前方にある棘上筋腱・棘下筋腱と，前方にある肩甲下筋腱を観察し診断する．正常の腱板は上腕骨頭に凸型に滑らかに付着しており，内部も均一である．腱板断裂では，腱板の陥凹や内部不均一，上腕骨付着部の骨不整像などが認められる．

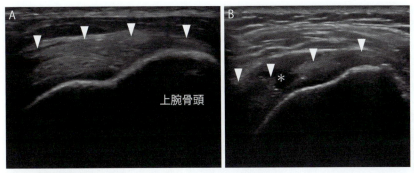

図10：腱板損傷のエコー画像
A：腱板（棘上筋腱）の正常像
　正常腱板は上腕骨頭に凸型に付着している（▼）．内部は腱が線状な高輝度ラインが層となっている．
B：腱板断裂
　断裂部（＊）は水腫により低輝度を呈し，表面には陥凹がみられる（▼）．

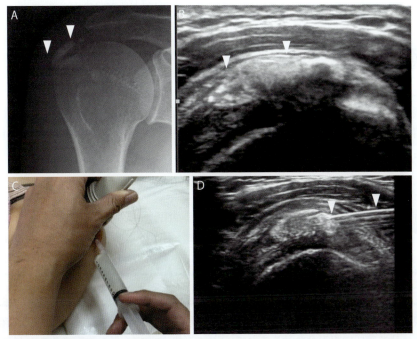

図11：石灰沈着性腱炎のエコー画像
A：単純X線（正面像）
　石灰が確認できる（▽）．
B：エコー画像
　棘上筋内部に石灰が確認できる（▽）．
C：エコーガイド下の石灰を破砕し吸引している．
　平行法であるため，注射針が直接視認できる（▽：注射針）．

②石灰沈着性腱炎の診断（図11）

　石灰は，腱板内部で高輝度を呈する．これはその他の画像診断にも言えることであるが，石灰の有無と症状は一致するわけではない．既往歴や疼痛部位と石灰の位置の一致などを確認して，石灰が病因であるかを統合的に判断する必要がある[6]．
　エコーガイド下に滑液包への注射や，石灰の破砕（barbotage）は即時効果があり，非常に有益

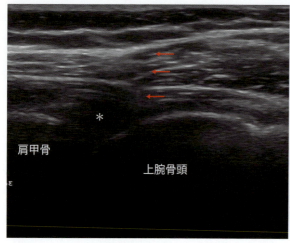 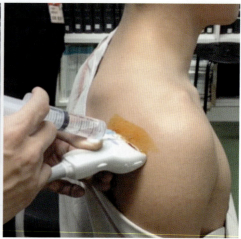

図12：エコーガイド下の肩関節注射
関節内（＊）に針を進めている．
交差法のため針を直接視認できないが通過した部位の筋組織のひずみ（←）により針の刺入路がわかる．

な処置である．

③関節水腫と上腕二頭筋長頭腱炎

　肩関節周囲炎や関節リウマチ，リウマチ性多発筋痛症（PMR）などの炎症性疾患では，関節内の液体貯留に伴い，結節間溝周囲への液体貯留や，上腕二頭筋長頭腱周囲の血流信号の増加などが確認できる[7]．

④エコーガイド下関節注射（図12）

　肩甲上腕関節や肩峰下滑液包へのランドマーク法での注射精度は低いことが報告されている[8,9]．エコーガイド下での注射を行うことで，確実に安全に注射を行うことができる．

まとめ

　肩関節の画像診断には，各検査にそれぞれ異なる長所と短所がある．これらを推測される疾患や治療経過に合わせて適切に組み合わせることで，正確な診断や治療方針を立案することが可能となる．

1) 髙倉義典 監：Chapter 1 肩関節撮影法．図解 上肢撮影法．オーム社，pp1-68，2011
2) Silfverskiold JP, Straehley DJ, Jones WW：Roentgenographic evaluation of suspected shoulder dislocation：a prospective study comparing the axillary view and the scapular "Y" view. Orthopedics 13：63-69, 1990
3) 水本圭彦，森沢佳三，片岡泰文 他：肩関節疾患におけるMRIの診断的有用性について．整外と災外 40：1039-1042，1992

4) Rowan KR, Keogh C, Andrews G et al：Essentials of shoulder MR arthrography：a practical guide for the general radiologist. Clin Radiol 59：327-334, 2004

5) Roy JS, Braën C, Leblond J et al：Diagnostic accuracy of ultrasonography, MRI and MR arthrography in the characterisation of rotator cuff disorders：a systematic review and meta-analysis. Br J Sports Med 49：1316-1328, 2015

6) Albano D, Coppola A, Gitto S et al：Imaging of calcific tendinopathy around the shoulder：usual and unusual presentations and common pitfalls. Radiol Med 126：608-619, 2021

7) Park J, Chai JW, Kim DH et al：Dynamic ultrasonography of the shoulder. Ultrasonography 37：190-199, 2018

8) Eustace JA, Brophy DP, Gibney RP et al：Comparison of the accuracy of steroid placement with clinical outcome in patients with shoulder symptoms. Ann Rheum Dis 56：59-63, 1997

9) Aly AR, Rajasekaran S, Ashworth N：Ultrasound-guided shoulder girdle injections are more accurate and more effective than landmark-guided injections：a systematic review and meta-analysis. Br J Sports Med 49：1042-1049, 2015

（岩本　航，丸子誉士宏）

I．肩関節

case 1 肩が痛くて動かない

その他の愁訴：肩が痛くて夜眠れない．

Snap Diagnosis 一発診断！　凍結肩　Frozen shoulder

疾患概要
- 肩痛，肩関節可動域制限を起こし，しばしば夜間痛を伴う．
- 症状は潜在的に現れ，徐々に進行していくことが多い．
- 病態は，肩甲上腕関節周囲の異常な新生血管の増生，関節包の線維化がある．
- 原因の特定できない特発性凍結肩と，特定される二次性凍結肩に分類される．
- 炎症期，拘縮期，回復期に分類される．

診断へのアプローチ
- 一般人での発生率は 2〜5%．
- 40〜60 歳に好発し，やや女性に多い．
- 潜在的に出現した肩痛があり，自動・他動ともに肩関節可動域制限がある．
- 診断には，画像所見を用いた除外診断が必要である．
- エコー，MRI，X 線で肩痛をきたす明らかな器質的疾患がない．

POINT 画像検査により，その他の肩痛を起こす疾患を除外すること．

鑑別すべき疾患
- **肩腱板断裂** case 2：腱板筋力低下や肩峰下インピンジメント徴候をきたす．エコーや MRI を用いて腱板断裂を同定する．
- **石灰沈着性腱板炎** case 5：急激な痛みで発症することが多く，安静時痛，夜間痛を伴うことがある．エコー，X 線を用いて腱板に付着する石灰を同定する．
- **変形性肩関節症** case 6：軟骨減少が原因であり，可動域制限が徐々に進行する．X 線を用いて肩甲上腕関節の関節列隙狭小化を同定する．
- **化膿性肩関節炎** case 8：肩関節周囲に発赤や熱感を伴う．エコーや MRI を用いて関節水腫を確認し関節穿刺を行い，グラム染色や培養検査で細菌を同定する．

検　査

凍結肩の診断は，肩痛を起こす疾患を除外して行うため，画像所見が重要である．
- エコー（図1）：肩腱板断裂，腱板に付着する石灰，関節列隙狭小化の骨棘の有無，肩峰下滑液包内や関節内水腫の評価を行う．
- X 線（図2）：石灰，肩甲上腕関節狭小化の有無の評価を行う．
- MRI：肩腱板断裂，腱板に付着する石灰，関節列隙狭小化，肩峰下滑液包内や関節内水腫の評価

を行う．
- **関節液穿刺**：関節液を採取し，細胞数，結晶の有無，グラム染色や培養検査を行う．

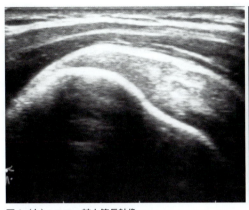 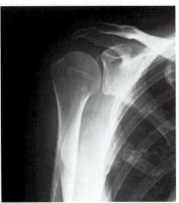

図1（左）：エコー棘上筋長軸像
腱板断裂なし．
図2（右）：X線肩関節正面像
関節列隙狭小化，石灰沈着はなし．

治療

● 凍結肩治療は，鎮痛薬投与，ステロイド関節内投与，理学療法，非観血的肩関節授動術，関節鏡視下授動術が挙げられる．以前は，鎮痛薬投与，ステロイド関節内投与，理学療法が凍結肩治療の中心であったが，近年では，外来でエコーガイド下に第5.6頸椎神経根や腕神経叢に伝達麻酔を行い，その後非観血的授動術を行う治療の良好な成績が報告されている．また，糖尿病をもつ凍結肩患者では非観血的肩関節授動術の成績が劣ることが報告されており，保存療法に抵抗する場合は，関節鏡視下授動術を検討する．

肩外科医へのコンサルテーションと手術療法

近年では，凍結肩に対する非観血的肩関節授動術の良好な成績が報告されている．筆者らが行った凍結肩に対する伝達麻酔下非観血的肩関節授動術と理学療法の前向き比較研究では，早期の除痛，可動域改善，臨床成績改善のすべてにおいて伝達麻酔下非観血的肩関節授動術が有意に優れ，費用対効果も高いことがわかった．伝達麻酔下非観血的肩関節授動術は専門性が高いため，治療を望む患者には，診断がついた時点で専門医へコンサルトすることが望ましいと考える．手術療法は，関節鏡視下授動術が一般的であり，伝達麻酔下非観血的肩関節授動術へ抵抗する症例や，糖尿病をもつ凍結肩患者が適応になる．

> ### 患者・家族への説明
>
> 　凍結肩は以前，四十肩・五十肩と言われ，放置しておけば勝手に治るとの誤解を与えられたことがありました．エコー，MRI，X線でしっかりとその他の肩関節疾患が除外可能となり，また伝達麻酔下非観血的肩関節授動術が外来で可能になったことで，診断・治療が飛躍的に向上しました．早期に夜間痛を含めた疼痛や肩関節可動域改善を望まれるのであれば，伝達麻酔下非観血的肩関節授動術を選択肢の1つに考えていただければと思います．

1)　Itoi E, Arce G, Bain GI et al：Shoulder stiffness：current concepts and concerns. Arthroscopy 32：1402-1414, 2016
2)　Saito T, Hamada J, Sasanuma H et al：Clinical outcomes and cost-effectiveness of manipulation under brachial plexus block versus physiotherapy for refractory frozen shoulder：a prospective observational study. JSES Int 7：2410-2419, 2023
3)　Saito T, Sasanuma H, Iijima Y et al：Prognostic factors of shoulder manipulation under ultrasound-guided cervical nerve root block for frozen shoulder for patient with diabetes mellitus：a retrospective cohort study. Int J Surg Case Rep 87：106480, 2021

　　　　　　　　　　　　　　　　　　　　　　　　　　　　　　　　　　　　（西頭知宏）

Ⅰ. 肩関節

case 2　肩が痛い（上腕外側から後方にかけての症状が多い）

その他の愁訴：自動可動域制限（疼痛によるものと，拘縮によるもの），筋力低下（疼痛によるものと，大きな断裂によるもの）．

Snap Diagnosis 一発診断！　肩腱板断裂　Rotator cuff tear

疾患概要

- **定義**：腱板（棘上筋，棘下筋，小円筋，肩甲下筋）が部分的または完全に断裂した状態．
- **原因**：加齢による腱板の変性，反復的な肩の動作（オーバーユース），外傷（転倒やスポーツによる衝撃）など．
- **症状**：肩の痛み（動作時痛および夜間痛），可動域制限，筋力低下が特徴．特に腕を上げる動作で困難を感じる．
- **診断方法**：臨床診察（可動域，インピンジメントテスト，筋力テストなど）に加え，MRIやエコーによる画像診断で確定．
- **治療法**：年齢や活動性，腱板構成筋群の状態により，保存療法（リハビリテーション，薬物療法）もしくは，手術（腱板修復術やリバース型人工肩関節置換術）を選択．

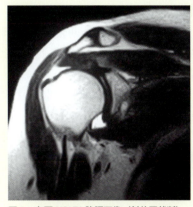

図1：右肩 MRI T2 強調画像（斜位冠状断）

診断へのアプローチ

- **問診**：症状の経過，痛みの性質（安静時痛，動作時痛，夜間痛），外傷歴，過去の肩の疾患を確認．
- **身体診察**：自動・他動可動域（屈曲，外転，外旋，内旋）および筋力（外転，外旋）の計測で拘縮や麻痺の有無を確認（表1）．インピンジメントテスト（棘上筋腱が大結節と肩峰との間で衝突），各種腱板テスト（棘上・棘下筋腱のテストは筋力計測代用可能．肩甲下筋腱の評価：lift-off や Belly press テスト）などで腱板機能を評価．

表1：病態別の肩関節の可動域評価

	拘縮	筋力低下 (偽性) 麻痺	疼痛
自動運動	×	×	さまざま*
他動運動	×	○	さまざま*

○：可動域は保たれる，×：可動域制限あり．
＊：リドカインテストなどで疼痛を軽減後に，再評価を行う．

- **画像診断**：MRIは，腱板断裂の有無や腱板構成筋群の萎縮や脂肪浸潤を評価する最も有用な手段である．腱板断裂の有無のみであれば，エコーで迅速に診断可能．
- **治療反応の確認**：保存療法への反応が悪い場合，断裂の拡大の可能性もあるため，画像検査の再評価が推奨される．また，保存療法で無症候性になっても腱板断裂は修復されていないため，定期検査が推奨される．

> **POINT** 臨床症状（痛み，可動域制限，筋力低下）と画像所見（断裂の部位や程度）の一致が診断の決め手!! しかし，拘縮や頸椎疾患の合併例もあるので，注意が必要.
> 肩峰下滑液包内へのリドカインテストにて，インピンジメントや疼痛による可動域制限，筋力低下が改善すれば確定診断となる.

鑑別すべき疾患（表2，3）

・凍結肩（肩関節周囲炎）case 1

【鑑別ポイント】

　MRIやエコーで腱板断裂の有無を確認する．MRIでは腱板の連続性が保たれ，STIRで腱板疎部や腋窩嚢に高輝度変化がみられることが特徴.

【診察の特徴】

　外旋の他動可動域制限が認められれば，凍結肩の可能性が高い．一方で，小さな腱板断裂に関節拘縮が合併する場合もあり注意が必要.

・頸椎疾患（頸椎症性神経根症・頸椎症性筋萎縮症）

【鑑別ポイント】

　上腕二頭筋の筋力低下やスパーリングテストの陽性が特徴的．MRIで椎間板変性や神経根圧迫

表2：神経根別の頸椎症性神経根症のMimickers

神経根	Mimicker	特徴
C5	インピンジメント症候群	・頭上での動作時痛 ・Neer，Hawkins（インピンジメントテスト）で再現される痛み ・肩峰下滑液包への注射で改善する疼痛
C5	腱板断裂	・インピンジメント症候群（上記）と同様の特徴 ◎上腕二頭筋の筋力低下なし ◎Spurlingサインなし ・再現されるEmpty can testなどの腱板テスト
C5	肩関節炎 ・凍結肩（いわゆる五十肩） ・石灰沈着性腱板炎	・可動域の減少 ・（拘縮による）最終可動域での疼痛 ・夜間痛による睡眠障害 ・X線：石灰沈着の所見（石灰沈着性腱板炎） ・MRI：腱板疎部，腋窩嚢に高輝度
C5	肩甲上神経麻痺	・MRI：関節唇周囲のガングリオン ・EMG：神経支配筋（棘上筋，棘下筋）で陽性所見 　　　　Fibrillations，positive sharp waves
C5，C6	神経痛性筋萎縮症 （Parsonage-Turner症候群）	・激痛に続く脱力感 ・頸椎MRI：否定的 ・EMG：傍脊椎の病変は否定的

表3：疾患別の肩周囲筋の筋力低下や筋萎縮

	腱板断裂	頸椎症性筋萎縮症	腋窩神経麻痺	神経痛性筋萎縮症
棘上筋	×	×	○	さまざま
棘上筋	×	×	○	さまざま
三角筋	○*	×	×	さまざま
上腕二頭筋	○	×	○	さまざま

○：筋力は保たれる，×：筋力低下や筋萎縮が起こりうる，＊：広範囲腱板断裂では，偽性麻痺という三角筋が麻痺したような挙上障害が起こることがある.

が確認される.

【注意点】

高齢者では，腱板断裂と頸椎疾患が合併することがあり，慎重な評価が必要.

検　査

MRI が最も有用である．腱板の断裂範囲や形態，筋萎縮，脂肪浸潤を評価し，治療方針を決定する．エコーは動的評価が可能で非侵襲的である．X 線では，肩峰下骨棘や肩関節の変形，広範囲腱板断裂に伴う肩峰下面の摩耗など，二次的な変化を確認できる．腱板断裂性肩関節症の術前には，CT による 3D 計画が有用である．これらの検査を組み合わせ，断裂の有無や重症度を正確に診断する.

治　療

治療法は年齢，活動性，腱板構成筋群の状態によって異なり，保存療法または手術が選択される.

保存療法

リハビリテーションや薬物療法が中心である.

疼痛コントロールの基本処方例
・ミロガバリン 2.5mg，2 錠，1 日 2 回，夕食後，寝る前
・トラマドール（＋アセトアミノフェン合剤）1 錠，1 日 1 回，寝る前
・ジクロフェナクナトリウム経皮吸収型製剤，入浴後 2 枚貼布
・メトクロプラミド 1 錠，1 日 1 回，寝る前（副作用の嘔気対策として）

動作時痛は，運動制御の改善を目指したリハビリテーションが有効である.

手術療法

腱板断裂の修復が可能な症例では，手術が標準治療である．特に 3cm 未満の断裂では手術が長期成績で有利とされ[1]，保存療法による将来的な機能低下のリスクを説明することが重要である．広範囲断裂や腱板断裂性肩関節症では，リバース型人工肩関節置換術が適応されることがある.

専門医へのコンサルテーションと手術療法

1.　断裂サイズが 3cm 未満の症例

自覚症状が乏しくても，将来的な修復困難を防ぐために手術を推奨する．手術が困難な場合は定期的なエコーや MRI でフォローアップが必要である.

2.　筋力低下が認められる症例

一次修復可能な時期での早期手術が望ましいため，専門医へのコンサルテーションを行う.

3.　疼痛コントロールが困難な症例

中枢感作や神経障害性疼痛の可能性があり，早期に専門医の判断を仰ぐべきである.

肩腱板断裂の治療目標は，疼痛緩和に加え，機能回復とその長期的な維持である．早期診断と適切な治療選択が重要である.

患者・家族への説明

　肩腱板断裂は，肩の痛みや筋力低下を引き起こす疾患です．保存療法で疼痛を一時的に軽減することは可能ですが，腱板断裂自体は修復されないため，放置すると機能障害が進行し，修復が困難になる場合があります．そのため，早期発見と早期修復手術が理想的で標準的な治療法とされています．一方，活動性が低い患者さんには，保存療法としてリハビリテーションや疼痛を和らげる薬物療法を行い，症状の改善を目指します．治療の利点と課題を十分に説明し，患者さんと家族の希望を尊重して最適な治療方針を選択します．

1）　Moosmayer S, Lund G, Seljom US et al：Fifteen-year results of a comparative analysis of tendon repair versus physiotherapy for small-to-medium-sized rotator cuff tears：a concise follow-up of previous reports. J Bone Joint Surg Am 106：1785-1796, 2024

（設楽　仁）

Ⅰ. 肩関節

 腕が挙がらない

その他の愁訴：肩が痛い，力が入らない．

Snap Diagnosis 一発診断！　腱板断裂性関節症　Cuff tear arthropathy

疾患概要
- 腱板断裂性関節症は，一次修復不能な広範囲腱板断裂に変形性関節症を伴った病態のことである．
- 腱板断裂の経過が長くなると，上腕骨頭が上方化して上腕骨頭と肩甲骨関節窩の適合性が悪くなり関節症性変化が出てくる．
- 腱板は広範囲に断裂していることが多く，肩の機能障害や痛みの症状を認める．
- 腱板広範囲断裂により上腕骨頭の抑えが効かないことで，肩が全く挙上できなくなり麻痺したような状態（偽性麻痺）になることもある．
- 肩の挙上ができないほかに，肩の内外旋ができないことがある．

診断へのアプローチ
- 60歳以上の高齢者に多い．
- 肩の痛みを伴うこともあるが，痛みがなくても肩の挙上が全くできないこともある．
- 腱板断裂の既往がある患者もいるが，腱板断裂に気づかずに発症することもある．
- 外見上は腱板断裂の進行に伴う腱板筋の筋萎縮が棘上筋および棘下筋にみられることが多い．
- 腱板筋以外の肩周囲の筋肉（三角筋や上腕二頭筋）の筋力低下や感覚障害はみられない．

POINT　腱板筋に筋萎縮があり肩が挙上困難な場合は，腱板断裂性関節症を疑う．

鑑別すべき疾患

肩腱板断裂 case 2 ：腱板小・中断裂では，肩の痛みや痛みに伴う可動域制限が主訴となるため，問診および身体所見で鑑別できるが，腱板大・広範囲断裂では腱板断裂性関節症と同様に肩の挙上困難の症状を呈することもあるため，X線などの画像検査で鑑別を行う．

頸椎症性神経根症：頸椎第5神経根障害による麻痺で肩関節の挙上ができなくなる．神経障害であるため，感覚障害の有無や上腕二頭筋の筋力低下があるかで鑑別する．

頸椎症性筋萎縮症：上肢の筋力低下や筋萎縮が主症状で感覚障害はないかあっても軽微な障害である．第5，6頸椎神経根レベルでの障害が多く，鑑別を要する．

神経内科疾患（筋萎縮性側索硬化症など）：上肢の筋力低下で発症することもあり，初期には鑑別が難しいこともある．診断に迷ったら，神経内科へのコンサルテーションを検討したほうがよい．

POINT　腱板筋以外の筋の筋力低下や感覚障害がないかは，必ず診察する．

検　査

通常，身体所見，X 線，MRI で診断がつく．

X 線：上腕骨頭が上方化することによる肩峰骨頭間距離の狭小化，肩峰の下面と大結節が衝突することで上腕骨頭が丸く変形する大腿骨頭化（femoralization）や肩峰下面の臼蓋化（acetabularization）がみられる（図1）．また，肩甲上腕関節の関節症性変化を評価する．

CT：関節症性変化の状態や，肩甲骨関節窩の骨形態や骨欠損をより詳しく評価できる．

MRI：腱板断裂のサイズおよび腱板筋の筋萎縮について評価する．腱板断裂性関節症では，断裂腱板は筋萎縮し筋内に脂肪浸潤がみられる（図2）．また，三角筋に筋萎縮がないかも評価する．

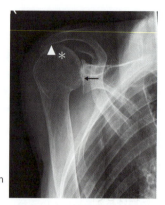

図1：肩関節 X 線正面像
上腕骨頭の femoralization（＊），肩峰の acetaburalization（▲），肩甲上腕関節の関節症性変化（→）がみられる．

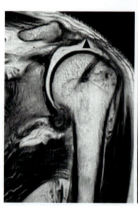 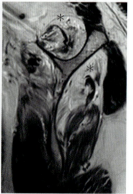

図2：MRI
腱板断裂のサイズ（▲）や腱板筋の筋萎縮および脂肪浸潤（＊）を評価する．

治　療

保存的治療を行ううえでのポイント

- **痛み**：肩に炎症が起きている場合や，肩甲上腕関節の動きのバランスが悪い場合に痛みが生じるため，内服薬や外用薬を用いた薬物療法を行う．薬物療法の効果がない場合は，ステロイド注射も痛みの軽減には有効なことがある．
- **可動域制限**：挙上制限に加えて内外旋の可動域制限がないか評価し，リハビリテーションで残存腱板および三角筋の筋力訓練を行うことで，上腕骨頭が求心位を保ち肩を挙上できるように指導する．

肩関節外科医へのコンサルテーションと手術療法

　上記の保存的治療で改善がない，もしくは保存的治療に自信がない場合や痛みが強い場合には，肩関節外科医に紹介する．

　手術では，高齢者では三角筋および残存腱板で肩関節を動かすことが可能な反転型人工肩関節置換術（**図3**），若年者では腱板再建術や腱移行術などが適応となる．

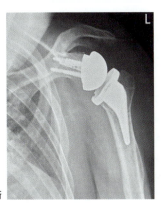

図3：反転型人工肩関節置換術

患者・家族への説明

　腱板断裂が進行して，変形性肩関節症になっています．治療は，まずは肩の機能回復を期待して，リハビリテーションで残っている腱板および肩周囲の筋力および機能訓練を行います．痛みを伴う場合は，鎮痛薬やステロイド注射を行います．保存治療で症状の改善がみられない場合は，手術を検討しましょう．

（瓜田　淳）

I. 肩関節

case 4 上腕の筋肉が膨らんでいる

その他の愁訴：肩前面から上腕の痛み，肩から上腕筋位の皮下出血．

一発診断！ 上腕二頭筋長頭腱断裂・脱臼　Long head of the biceps tendon rupture, dislocation

疾患概要
- 上腕二頭筋長頭腱断裂・脱臼の原因には，重たいものを持ち上げるなど強い力を急に使うことを繰り返すオーバーユースで断裂する場合と，高齢者における腱板断裂に伴う退行変性に伴い断裂・脱臼する場合がある．
- 上腕二頭筋長頭腱が断裂した場合は，上腕に筋肉による膨らみができるポパイサイン（Popeye sign）や皮下出血がみられることがある．
- 腱板断裂では，上腕二頭筋長頭腱が損傷し断裂することがある．また，肩甲下筋腱断裂では結節間溝からの脱臼が生じる．
- 上腕二頭筋長頭腱の損傷・脱臼では，肩挙上時や内旋時の肩前面の痛みがみられる．

診断へのアプローチ
- 外傷，スポーツ，重量物挙上など，明らかな受傷機転で生じる場合がある．
- 断裂の場合は，断裂した筋肉による上腕前面の膨らみがみられる（Popeye sign 陽性）．上腕近位に皮下出血がみられることがある．受傷直後は肩前面に痛みがあるが，時間経過とともに軽減していく．
- 腱板断裂に伴う損傷や脱臼は肩前方の痛みを訴えるが，腱板断裂でも同様の痛みが出るため特異的な所見に乏しく，正確な診断が難しいことがある．

> **POINT**　明らかな受傷機転があり，上腕前面に筋肉の膨らみがみられれば，上腕二頭筋長頭腱断裂を疑う．

鑑別すべき疾患

肩腱板断裂 case 2：肩前方の痛みは腱板断裂でも生じることや，腱板断裂に合併する場合が多いので，明らかな受傷機転のある上腕二頭筋長頭腱断裂を除き，正確に鑑別することは難しい．身体所見のみでなく画像所見も含めて診断する．

遠位上腕二頭筋腱断裂：遠位上腕二頭筋腱断裂は，断裂時に肘遠位の痛みがみられる．上腕の膨らみがみられることはないが，上腕二頭筋が効かなくなるので肘屈曲や前腕回外の筋力低下がみられる．

> **POINT**　上腕二頭筋長頭腱断裂は，単独損傷および腱板断裂に伴う損傷ともに Popeye sign はかなり特徴的なサインなので，診断は比較的容易である．一方で，上腕二頭筋長頭腱脱臼は，腱板断裂に伴い生じるため，腱板断裂のなかでも肩甲下筋腱断裂を疑った場合は，脱臼を念頭に置く．

検査

身体所見，エコー，MRIで診断がつく．

- **身体所見**：上腕二頭筋長頭腱が断裂した場合は，上腕に筋肉による膨らみができ（Popeye sign，図1），皮下出血がみられることがある．不全損傷や脱臼では，結節間溝周囲に圧痛がみられる．
- **エコー**：上腕二頭筋長頭腱は結節間溝内に確認できる（図2）．断裂の場合は，上腕二頭筋長頭腱が結節間溝から消失している．
- **MRI**：軸位像で結節間溝内の上腕二頭筋長頭腱を確認する．損傷している場合は，結節間溝に水腫がみられることがある．脱臼の場合は，上腕二頭筋長頭腱は結節間溝から内側に脱臼しているのが確認できる（図3）．

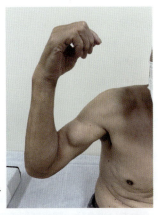

図1：上腕二頭筋長頭腱断裂による上腕の筋肉の膨らみ
（Popeye sign：ポパイサイン）

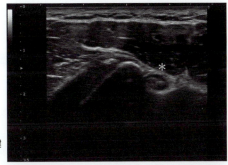

図2：結節間溝を走行する上腕二頭筋長頭腱
＊：上腕二頭筋長頭腱

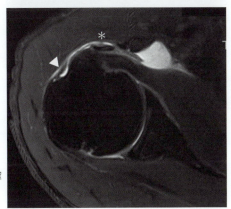

図3：上腕二頭筋長頭腱脱臼
結節間溝内から内側に脱臼しているのが確認できる．
＊：上腕二頭筋長頭腱，▲：結節間溝

治　療

保存的治療を行ううえでのポイント

- **痛みの有無**：安静時痛が強い場合は，断裂・脱臼に伴う炎症が生じていると考えられ，痛みを抑える治療が考慮される．具体的対応として，内服薬や外用薬を用いた薬物療法を行う．薬物療法の効果がない場合は，ステロイド注射も痛みの軽減には有効なことがある．
- 上腕二頭筋長頭腱の断裂は，あまり日常生活に支障がない場合もあり，高齢者の場合は保存的に治療を行う場合が多い．しかし，若年者で肉体労働者やスポーツ選手，整容面で上腕の膨らみが気になる場合には，断裂した腱を固定する腱固定術を行うことがある．

肩関節外科医へのコンサルテーションと手術療法

　上記保存的治療で改善がない，もしくは若年者で筋力を要したり，整容面で上腕の膨らみが気になる場合などは，肩関節外科医に紹介する．

　手術では，断裂した上腕二頭筋長頭腱を上腕骨近位に固定する腱固定術の適応となる．腱板断裂に合併した場合は，腱板修復術が適応になる．

患者・家族への説明

　上腕二頭筋長頭腱が断裂して，上腕の筋肉に膨らみがみられます．機能面で支障がないこともありますが，痛みが残存する，筋力を要する，整容面が気になる場合は手術を検討しましょう．腱板断裂に伴う上腕二頭筋長頭腱損傷・脱臼の場合は，鎮痛薬やステロイドの注射などを行い，それでも症状の改善がみられない場合は，腱板断裂の治療に準じて手術を検討しましょう．

（瓜田　淳）

Ⅰ. 肩関節

case 5 急に肩が痛くなった

その他の愁訴：痛くて動かせない．

Snap Diagnosis 一発診断！ 石灰沈着性腱板炎 Calcifying tendinitis

疾患概要
- 急性期では，急な肩痛とそれに伴う肩関節可動域制限をきたす．
- 病態は，炭酸アパタイトが腱板に付着し，それによる腱板炎や肩峰下滑液包炎である．
- 明らかな誘因は特定されていない．
- 慢性期では，石灰がひっかかるインピンジメント徴候や二次性の肩関節拘縮がある．

診断へのアプローチ
- 無症候性の発生頻度は，2.7%との報告がある．
- 急性期では，肩関節に激痛があり，可動域が極度に制限される症状を観察する．
- 症状が1ヵ月未満の急性期，1〜6ヵ月の亜急性期，6ヵ月以上の慢性期に分類される．
- 慢性期では，インピンジメント徴候，肩関節拘縮を診察する．

POINT 急性期は，誘因なく急に肩関節痛が生じる．

鑑別すべき疾患
- 化膿性肩関節炎 case 8：肩関節周囲に発赤，熱感，腫脹を伴う．エコーやMRIを用いて関節水腫を確認し関節穿刺を行い，グラム染色，培養検査に提出し診断する．
- 偽痛風：肩関節周囲に発赤，熱感，腫脹を伴うことがある．エコーやMRIを用いて関節水腫を確認し関節穿刺を行い，ピロリン酸結晶の同定で診断する．

検査
エコー（図1）：腱板に付着する石灰の同定を行う．
X線（図2）：肩関節正面，肩関節内旋位・外旋位を撮影し，石灰の有無の評価を行う．
CT，3D-CT：石灰の正確な位置を特定する．

治療
- 治療法は急性期と慢性期で異なる．急性期では鎮痛薬投与，肩峰下滑液包へのステロイド投与単独，バボタージによる石灰除去と肩峰下滑液包へのステロイド投与併用が挙げられる．バボタージは，エコーガイド下で石灰部分に針を誘導し生理食塩水を入れたり抜いたりすることで石灰を除去する方法である．慢性期では，肩峰下インピンジメント徴候が主体か，肩関節拘縮が主体かで治療が分かれる．石灰による肩峰下インピンジメント徴候に対しては，まず理学療法を行う．

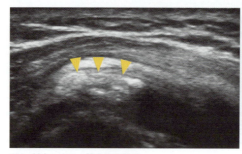
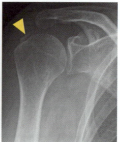

図1（左）：エコー棘上筋長軸像
石灰沈着あり（黄矢印）.
図2（右）：X線肩関節正面像
石灰沈着あり（黄矢印）.

理学療法に抵抗する場合には，体外衝撃波療法，関節鏡視下石灰摘出術を検討する．肩関節拘縮の際には，まず理学療法を行う．理学療法に抵抗する場合には，伝達麻酔下非観血的肩関節授動術や鏡視下授動術と石灰摘出の併用などを検討する．どの治療法が優れているかは，まだ議論の余地が多い．

専門医へのコンサルテーションと手術療法

急性期治療でも，バボタージはエコーガイド下での処置となるため，難しければ専門医へコンサルトし行うほうがよい．また，慢性期では病態をつかむことが必要であり，上記で述べたとおり病態に応じて治療法が異なり，体外衝撃波や伝達麻酔下非観血的肩関節授動術，鏡視下手術が検討されるので，専門医へコンサルトする．

患者・家族への説明

石灰沈着性腱板炎は，炭酸アパタイト，平たく言うと石灰が肩の中の腱に付着して炎症を起こし痛みを起こす疾患です．急性の石灰沈着性腱板板は，鎮痛薬内服やステロイド注射，直接石灰を針で除去する方法などで軽快する場合が多いです．6ヵ月以上症状が持続する慢性期では，手術療法になることもあり，肩関節専門医の診察を受けることが必要となることがあります．

1) Bosworth B：Calcium deposits in the shoulder and subacromial bursitis：a survey of 12122 shoulders. JAMA 116：2477-2489, 1941
2) Depalma AF：Long-term study of shoulder joints afflicted with and treated for calcific tendinitis. Clin Orthop 20：61-72, 1961
3) Saito T, Hamada J, Sasanuma H et al：Favourable clinical outcome of shoulder manipulation for chronic calicific tendinitis associated with shoulder stiffness：a case report. J Orthop Sci 28：1193-1195, 2021

（西頭知宏）

Ⅰ. 肩関節

 肩を動かすと痛む

その他の愁訴：肩を動かすとゴリゴリ音がする．

Snap Diagnosis 一発診断！ 変形性肩関節症　Shoulder osteoarthritis

疾患概要
- 変形性肩関節症は，肩関節（肩甲上腕関節：肩甲骨関節窩と上腕骨頭）の軟骨損傷をきたした状態である．
- 進行すると関節の変形が進行し，肩の運動時痛，可動域制限，礫音を生じる．
- 腱板断裂による二次性の変形は，腱板断裂性変形性肩関節症と呼ばれ区別される．
- 非荷重関節のため，荷重関節である股関節・膝関節に比しまれである．

診断へのアプローチ
- 高齢の女性に多く，両側罹患例が多くみられる．
- 長期経過が多い．
- 症状は徐々に進行し，初期は運動時痛のみであることが多いが，次第に種々の可動域制限，礫音を伴うようになる．
- 痛みのため，筋力を十分に発揮できないことがある．
- 腱板が保たれている場合，それほど外見上の関節腫脹は目立たない．

POINT 肩関節疾患の正確な鑑別には，画像検査（特に単純X線，MRI）が有用である．

鑑別すべき疾患

- **凍結肩** case 1：俗に「五十肩」と呼ばれる．関節包の炎症が主の病態．発症年齢，夜間痛，全方向性の可動域制限といった身体所見に加え，画像検査で鑑別できる．
- **肩腱板断裂** case 2：断裂の多い棘上筋腱断裂では肩外転時痛をきたすが，断裂形態によりさまざまな症状を呈する．夜間痛の有無や画像検査で鑑別できる．
- **腱板断裂性肩関節症** case 3：腱板断裂により上腕骨の上方化が起こり，変形性肩関節に至った状態．進行すると肩峰にも変形が生じる．画像検査で鑑別できる．
- **リウマチ肩** case 7：リウマチにより肩関節の破壊が起こる．病歴，画像検査で鑑別できる．

検査

単純X線（図1）：軽微な軟骨損傷の場合，異常所見はない．進行するに従い関節裂隙の狭小化・消失，上腕骨頭・肩甲骨関節窩の骨硬化像・変形，上腕骨頭下や肩甲骨関節窩の骨棘形成などがみられるようになる．片側例では，健側との比較も有用である．

CT：関節変形の詳細を評価できる．また，関節造影検査と組み合わせることにより，ペースメーカ挿入後などでMRI撮像ができない患者でも腱板断裂を評価できる．

MRI：腱板断裂の有無，関節液貯留，軟骨損傷，筋萎縮など，さまざまな情報を得ることができる．
エコー：腱板断裂の有無，関節液貯留などが評価できる．

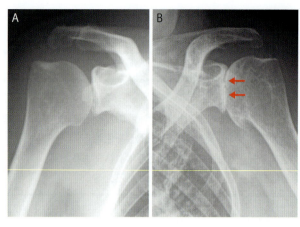

図1：単純X線（正常）(A)，変形性肩関節症（関節裂隙消失）(B)

治　療

痛み・可動域制限が日常生活に強い支障をきたしておらず，単純X線での変形が少ない場合，保存加療を行う．

- **内服・外用**：非ステロイド性抗炎症薬（NSAIDs），弱オピオイド（トラマドール）などの消炎鎮痛薬，外用薬を使用する．効果が乏しい場合は漫然と使用せず，痛みに応じて頓服にするとよい．
- **関節内注射**：ヒアルロン酸の関節内注射を行い，効果があるならば継続する．疼痛の強い場合にはステロイドの関節内注射を行うが，変形を進行させたり腱板断裂を引き起こす可能性があるため期間を空ける必要がある．エコーを用いて行うと確実である．
- **リハビリテーション**：腱板・肩甲帯トレーニング・日常生活動作訓練などの理学療法，温熱・電気などの物理療法を行う．また，肩の運動に制限がある状況に適応できるよう生活環境を整えることも重要である．

肩外科医へのコンサルテーションと手術療法

上記保存加療にて改善が乏しい，関節内注射手技が難しい，自施設にMRI施設がなく腱板断裂などとの鑑別が難しい場合などは，肩外科医へ紹介する．手術は，主に解剖学的人工肩関節全置換術（anatomical total shoulder arthroplasty）が行われる．

患者・家族への説明

　肩関節の軟骨がすり減って，骨がこすれるため痛みや可動域制限が出ています．痛み止めの内服や関節内への注射を行いながら，リハビリテーションも行ってみましょう．ただし損傷した軟骨や変形した骨を元に戻すことはできないので，残念ながらこれらの治療の効果が乏しい場合があります．その場合，生活環境の調整を行って今の痛みにうまく付き合っていくか，さらに踏み込んだ治療や手術を検討するため，肩専門の先生に相談しに行きましょう．

（大西信三）

I. 肩関節

朝起きたときに腱板疎部から三角筋にかけて疼痛がある

その他の愁訴：ずっと同じ姿勢から急に動くと強い肩関節痛が出現する．

Snap Diagnosis 一発診断！ リウマチ肩　Rheumatoid shoulder

疾患概要
- 関節リウマチ（rheumatoid arthritis：RA）は，免疫異常を基盤とする滑膜炎が主な病態であり，滑膜は主に関節包の内側に裏打ちされた組織として存在するため，保存療法が奏効しないと関節破壊が進行する．
- 通常，手指，足趾などの小関節炎を主訴とすることが多いが，まれに肩関節初発の RA に遭遇することもある．特に肩関節初発の場合には，発症から診断までの期間が長期化する場合があり，注意を要する．

診断へのアプローチ
- 肩関節の外転時痛だけでなく，起床時における腱板疎部や三角筋外側部周辺の疼痛や夜間痛がある場合には滑膜炎を呈している可能性があり，さらに朝に手指や肩関節の動かしづらさがある場合には，RA も念頭におく．
- 以前は 20～40 歳代の女性に多いと言われていたが，発症年齢は近年上昇傾向のため 65 歳以上で発症する高齢発症 RA が増加傾向である．中高年での発症頻度が多い腱板断裂と診断して加療している途中に RA の症状を併発してくる場合もあり，通常の術後の経過よりも疼痛が強く，経過中に手指のこわばりが出現する場合には，RA が併発していることも念頭におく．
- 高齢発症の場合には男性の比率が上昇し，抗 cyclic citrullinated peptide（CCP）抗体，rheumatoid factor（RF）因子ともに陰性である血性反応陰性例が増加することにも注意が必要である．2010 年の ACR/EULAR 分類基準を参考にするとよいが[1]，6 点に満たない場合もあり，そのときにはリウマチ専門医と相談しながら診断を進める．

POINT　炎症性肩関節炎に対して免疫状態を確認しつつ，感染や結晶性を否定する．

鑑別すべき疾患

- **化膿性肩関節炎** case 8：リウマチ肩との鑑別には極めて重要であるが，関節液検査で糖の低値がみられる．また弱毒筋の感染でなければ，皮下の発赤がみられることが多い．化膿性関節炎の場合には，糖尿病，感染性心内膜炎，腎盂腎炎の合併などの基礎疾患の合併や免疫抑制薬の使用などの病歴聴取も重要となる．
- **リウマチ性多発筋痛症（polymyalgia rheumatica：PMR）**：PMR の疼痛範囲は，頸部から両肩甲上部，さらに両肩関節外側部に広がる広範囲な疼痛となる．特に起床時の動き始めがつらく，頸部から肩にかけて硬い板が乗っているような症状を呈する．また上記症状に加え，腰部から骨盤帯にかけても動作の始動時に痛みがあり，坐位から立ち上がるのにも苦労をする．症状が持続す

る場合には，体重減少をきたすこともある．プレドニゾロンの内服が著効するのも特徴である．
- **石灰沈着性腱板炎** case 5：X 線で主に棘上筋，棘下筋付着部に石灰沈着がみられる．腱板断裂と違い，肩関節の自動運動が不能になる所見が特徴的である．
- **結晶性関節炎**：結晶性関節炎が否定できない場合には，関節液を採取し，偏光顕微鏡による結晶の観察を行う．痛風であれば針状の尿酸塩結晶，偽痛風であれば長方形から菱形のピロリン酸カルシウム結晶を観察できる．

検 査

- **血液検査**：抗 CCP 抗体陽性，RF 陽性，C-reactive protein（CRP）高値，血沈 1 時間値高値，matrix metalloproteinase（MMP）-3 高値がみられる．
- **関節エコー**：RA 特異的ではないものの，上腕二頭筋長頭腱周囲や肩甲下滑液包の血流増加がみられることが多い．
- **X 線**：ある程度病状が進行していれば，腱板付着部の内側に骨びらんが出現する（図 1A，B）．
- **MRI**：脂肪抑制 T2 強調画像において，肩甲上腕靱帯の内側，特に腱板疎部や下関節上腕靱帯に筋肉より高信号を呈する滑膜炎所見がみられる（図 2A，B）．
- **関節穿刺**：化膿性肩関節炎，結晶性関節炎を鑑別として考える場合には，関節穿刺を行う．穿刺部位は関節エコーで低エコー領域を確認する．化膿性肩関節炎の場合には，肩峰下滑液包まで炎症が波及していることが多いので，そこに液体貯留がある場合には肩峰下滑液包からの検体採取で十分なことも多い．化膿性関節炎を疑ったときの検体の解釈は，後述する case 8 を参考とする．
- 肩関節初発の単関節炎が長期化し診断が必要な場合には，関節鏡視下肩関節滑膜切除術を行う．（または腱板断裂がある場合には鏡視下腱板修復術を行う）増生した滑膜を採取し（図 2C），病理，培養検査を行う．

治 療

保存的治療を行ううえでのポイント

- リウマチ肩または RA に伴う多関節炎の症状が出現した場合には，まずアンカードラッグであるメトトレキサートの内服を開始する[2]．腎機能障害などでメトトレキサートの使用が難しい場合には，サラゾスルファピリジンのような従来型の抗リウマチ薬の内服を開始する．

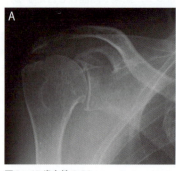 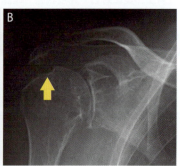

図 1：65 歳女性の RA
A：初診時 X 線．肩甲上腕関節の狭小化，軽度の骨頭上方化が始まっている．
B：抗リウマチ薬に対するアレルギーのため保存療法が奏効せず，2 年後に棘上筋付着部内側に骨びらんが出現している（矢印部）．

38　I．肩関節

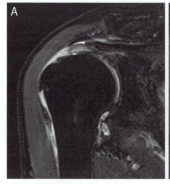 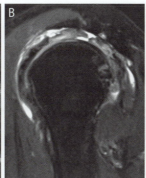 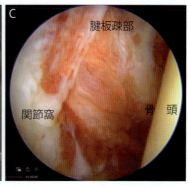

図2：70歳男性

重度の両肩関節痛を主訴に来院．血清学的検査では抗CCP抗体，RF陰性だったが，CRP 2.2mg/dL，MMP-3 359ng/mLであった．

A：MRIにおける脂肪抑制T2強調画像の斜位冠状断では腱板棘上筋，棘下筋の大断裂があった．棘上筋断端周辺，下上腕関節靱帯の内側に筋肉より高信号を呈する滑膜炎所見がある．

B：MRIにおける脂肪抑制T2強調画像の斜位矢状断では，腱板の内側に筋肉より高信号を呈する滑膜炎所見がある．

C：右関節鏡視下腱板修復術前の後方鏡視所見．左側が関節窩，右側が上腕骨頭，中央が腱板疎部である．腱板疎部に著しい赤色滑膜の増生がある．本症例は術中病理所見を参考にRAと診断し，抗リウマチ薬，生物学的製剤を導入して寛解となった．

専門医へのコンサルテーション

- 上記の内服を3ヵ月間行っても低疾患活動性にならない場合には，専門医へ相談し，専門医がメトトレキサートの増量，生物学的製剤，ヤヌスキナーゼ阻害薬の使用を考慮する．生物学的製剤の普及に伴い低疾患活動性または寛解を維持できる症例は20年前と比較して増加した．
- リウマチ肩は，滑膜炎と腱板付着部内側に位置するbare areaへの滑膜の侵入がみられるため，腱板の菲薄化または腱板断裂の頻度が多い．以前は縫合しても再断裂が危惧されたが，疾患活動度を抑制できるようになったことにより，RA症例に対する関節鏡視下腱板修復術の報告が増加傾向である．
- リウマチ肩のために肩甲上腕関節の裂隙が消失している症例では，腱板の菲薄化または断裂を伴っていることが多く，解剖学的人工肩関節ではなくリバース型人工肩関節置換術の適応になる症例が多い．

患者・家族への説明

関節リウマチは，免疫異常から起こる滑膜炎が原因であり，適切に薬物治療を行えば炎症を抑制できる場合も多く，最初の治療が大事です．薬物治療が奏効しない場合には，専門の先生を紹介します．また関節破壊が生じて機能障害が出現した場合には，手術療法という方法もあり，一生を通じて日常生活を送れるようにサポートを受けることが可能ですので，安心して治療を受けてください．

1) Kay J, Upchurch KS：ACR/EULAR 2010 rheumatoid arthritis classification criteria. Rheumatology (Oxford) 51 Suppl 6：vi5-vi9, 2012
2) 関節リウマチ診療ガイドライン作成分科会 編：関節リウマチ診療ガイドライン2020．診断と治療社，p17，2021

（永瀬雄一）

Ⅰ. 肩関節

肩関節に持続する安静時痛，腫脹と熱感がある

その他の愁訴：健側と比較して患側の腋窩部の体温上昇．

Snap Diagnosis 一発診断！　化膿性肩関節炎　Pyogenic arthritis of the shoulder

疾患概要
- 肩関節内に細菌が侵入することで発症し，進行は急速で治療が遅れると軟骨破壊，関節破壊が進行するため，迅速な診断と治療が必要とされる．速やかに専門医へコンサルトする必要がある．
- 原因菌は，黄色ブドウ球菌が最も多く，続いて連鎖球菌，肺炎球菌，メチシリン耐性黄色ブドウ球菌）が多いと報告されている．
- 関節内に細菌が侵入する経路としては，①感染巣からの血行性感染経路，②周囲の軟部組織や骨に生じた感染が関節内に浸潤する経路，③関節穿刺や注射などの体外からの直接感染経路がある．

診断へのアプローチ
- 肩関節の持続する安静時痛，関節腫脹と熱感がある．疼痛のため自動運動がほぼ不能である．腋窩で体温を測定すると患側は健側と比較して高いことが多い．肩関節周囲の皮下に発赤，圧痛がみられることもある．肩甲上腕関節腔を後方から圧迫し，腱板疎部を触診すると肩甲上腕関節腔内の液体貯留を確認できる．
- 血行性感染の感染巣として，細菌性肺炎，腎盂腎炎，感染性心内膜炎，細菌性腸炎や椎間板炎，腸腰筋膿瘍の併存症があるか確認する．
- 糖尿病の既往がある場合には，血糖コントロールの状態，ヘモグロビン A1c を把握する．
- 免疫抑制薬（抗癌剤，ステロイド薬，関節リウマチに対する生物学的製剤，低分子標的薬）の使用について確認する．

POINT　関節液の塗抹検査と糖低値．

鑑別すべき疾患
- **石灰沈着性腱板炎** case 5 ：著しい安静時痛と自動運動不能である所見は化膿性肩関節炎と同様であるが，皮下の発赤を呈することはまれである．X線で腱板付着部に石灰化陰影があることで診断できる．X線で石灰化病変を同定できないときに，関節エコーや computed tomography（CT）を行うと石灰化病変を同定できる場合がある．
- **結晶性関節炎**：結晶性関節炎を考慮する場合には，関節液を採取し，偏光顕微鏡による結晶の観察を行う．痛風であれば針状の尿酸塩結晶，偽痛風であれば長方形から菱形のピロリン酸カルシウム結晶を観察できる．
- **リウマチ性多発筋痛症（polymyalgia rheumatica：PMR）**：PMR の疼痛範囲は，頸部〜両肩甲上部，さらに両肩関節外側部に広がる比較的広範囲な疼痛となる．特に起床時の動き始めが辛く，頸部から肩にかけて硬い板が乗っているような症状を呈する．また上記症状に加え，腰部から骨

盤帯にかけても動作の始動時に痛みがあり，坐位から立ち上がるのにも苦労をする．症状が持続する場合には体重減少をきたすこともある．プレドゾニロン内服療法が著効する．

検　査

- **血液検査**：化膿性関節炎の場合には，白血球数上昇（10,000/μL以上，特に分画における好中球数の上昇），C-reactive protein（CRP）高値，血沈1時間値高値がみられる．ただしプレドニゾロンを長期内服している症例は，白血球数が軽度上昇していることに注意する．37.4℃以上の発熱がある場合には，静脈血培養（通常2セット）を提出する．
- **関節穿刺**：結晶性関節炎との鑑別上関節穿刺が極めて有用である．関節エコーで低エコー領域を確認する．化膿性肩関節炎の場合には，肩峰下滑液包まで炎症が波及していることが多いので，そこに液体貯留がある場合には肩峰下滑液包からの検体採取で十分なことも多い．塗抹検査と一般培養を提出する．発赤が乏しく，やや症状が軽い場合には抗酸菌培養も一緒に提出しておく．また肩関節術後のアクネ菌感染を疑う場合には，2週間以上の培養を行うように検査室に連絡をする．関節液検査も提出し，白血球数が50,000/mm^{3}以上である場合には感染の可能性を考慮し，100,000/mm^{3}以上であれば化膿性関節炎の可能性が極めて高くなる．塗抹検査が陽性で，関節液中の白血球数の増多があり，血清の血糖値と比較して関節液中の糖が40mg/dL以上低下している場合には，培養の結果を待たずに化膿性関節炎として治療を開始すべきである（軟骨の破壊は48時間以内に始まる）．
- **X線**：初期のX線検査では軟骨，骨病変はわからないが，肩甲上腕関節の腫脹に伴い骨頭が軽度下方に亜脱臼している場合がある．
- **関節エコー**：関節エコーでは感染性関節炎に特異的な所見ではないものの，肩峰下滑液腔や肩甲上腕関節の低エコー領域を確認でき，ドプラ検査では腱板疎部や上腕二頭筋長頭腱周囲の血流増加がみられる．また石灰沈着性腱板炎を否定するうえでも有用である．
- **造影CT**：腎機能がある程度保たれており，ヨードアレルギーがなければ造影CTを胸部から腹部まで撮影すると肩甲上腕関節，肩峰下滑液腔，肩甲下滑液腔にリング状増強効果を呈する低吸収域を確認でき，感染の波及範囲の把握に有用である（**図1**）．また，肺炎や腸腰筋膿瘍などの

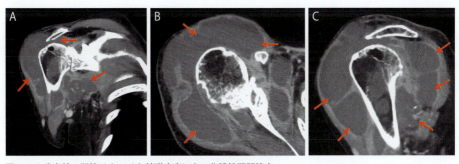

図1：68歳女性．関節リウマチを基礎疾患にもつ化膿性肩関節炎
68歳女性．基礎疾患に関節リウマチがある．肩関節注射を受けた2週間後に右肩関節痛，腫脹，熱感，発熱が出現し，造影CTを行った．
A：冠状断像．肩峰下滑液腔にリング状増強効果を呈する低吸収域がある．
B：軸位像．肩峰下滑液腔と肩甲上腕関節後方にリング状増強効果を呈する低吸収域がある．
C：肩峰下と肩甲下滑液腔にリング状増強効果を呈する低吸収域がある．関節鏡視下の洗浄，デブリドマンを施行して，術後はバンコマイシン1.5g/日の点滴を3日間行い，術中培養でメチシリン感受性黄色ブドウ球菌が陽性になったので，セファゾリン3g/日の点滴をさらに6週間行い，感染は鎮静化した．

感染病巣の把握ができる場合もある.
・感染性心内膜炎が併存する場合には，心エコー検査をオーダーして，弁膜における疣贅の有無を確認する.

治療と専門医へのコンサルテーション

　感染性関節炎の進行は急速で，治療が遅れると軟骨破壊，関節破壊が進行するため，迅速な診断と治療が必要とされる.

　上記の検査を一連の流れで行い，感染性関節炎と診断，もしくは強く疑われる場合には，速やかに専門医へコンサルトする必要がある．関節鏡視下またはオープン法で肩関節の洗浄，デブリドマンを行う．院内に感染症科がある場合には，感染症科と相談しながら治療法を決定するとよい．菌種と感受性が同定されるまでは広域に感受性のある抗生剤の点滴を行い，その後は感受性のある抗生剤の点滴を6週間行う．さらに抗生剤の内服を数ヵ月行う場合もある.

患者・家族への説明

　肩関節に細菌が入ってしまい，このまま痛みや腫れがある状態を続けていると軟骨や骨が破壊されていきます．そのため，まずはできるだけ早く手術を行い，洗浄と関節内のお掃除をすることが必要な状態です．さらに関節液や関節内の組織を培養に提出して感受性のある抗生剤を長期的に使用します．このまま感染が治ればいいのですが，感染をぶり返す場合にはさらなる手術が必要になる場合もあります．ご本人，ご家族，医療スタッフ全員が根気をもって治療をやり遂げることが必要です.

（永瀬雄一）

Ⅰ. 肩関節

case 9 運動中に肩の外側が痛む

その他の愁訴：投球中に肩が痛くなる．

Snap Diagnosis 一発診断！　上腕骨近位骨端線離開（リトルリーグショルダー）
Little leaguer's shoulder

疾患概要
- オーバーヘッドスポーツをしている成長期に，肩外側に疼痛が生じる疾患である．
- 上腕骨近位骨端線の損傷が原因であり，繰り返す投球ストレスで生じる疲労骨折である．
- 野球選手に多くみられるが，テニス選手や体操選手などでも発症報告がある．

診断へのアプローチ
- 小学校高学年～中学生頃に好発する．
- 野球やテニス，バドミントンなどオーバーヘッドスポーツを行っていることが大半である．
- 主に競技中の肩外側の疼痛が初発で競技に支障をきたすが，日常生活は支障がない．
- 増悪すると安静時の痛みや可動域制限，筋力低下を認める場合もある．
- 下肢や体幹，肩甲胸郭の機能異常による運動連鎖の破綻が同時に存在する．

POINT　成長期のオーバーヘッドスポーツ競技者で，肩の外側痛がある場合に最も疑われる疾患である．

鑑別すべき疾患

- **肩峰下滑液包炎・インピンジメント症候群**：どちらも多投や身体機能不全での投球ストレスが原因となる．リトルリーグショルダーでは，肩関節外側に圧痛が生じるが，肩峰下滑液包炎では肩峰外側縁あたりが中心となる．
- **肩関節不安定症**：脱臼・亜脱臼歴がないのかを確認する．競技中に亜脱臼し痛みが生じている場合がある．肩関節の不安定性および全身の関節弛緩性を確認する．外傷のエピソードがある場合には，MRI検査で関節唇損傷など関節内病変の精査を検討する．
- **胸郭出口症候群** case 11 ：日常生活で上肢の挙上や下垂で，脱力感やしびれなどがないかを確認する．感覚異常や筋力低下をきたす場合は，神経学的診察を行う．
- **上腕骨腫瘍**：安静時痛などに注意する．単純X線やMRIで診断し，専門家にコンサルトする必要がある．

検査

通常は身体所見と単純X線で診断がつく．判断に迷う場合のみ，その他の画像診断を追加する．
身体所見：肩外側の圧痛を確認する．屈曲位や外転位，外旋位などで上肢に抵抗をかけ，同部位に痛みが生じるかを確認する．また肩甲帯・胸郭の柔軟性，下肢の機能などが低下していないかを

評価をしておく．肩甲帯後下方や後方の柔軟性の指標となる combined abduction test（CAT），
horizontal flexion test（HFT）などが挙げられる（**図 1**）．

単純 X 線：必ず両肩関節を撮影し，健側と比較を行う．正面像と側面像の 2 方向撮影を行う．正面像は肩関節外旋位での撮影が骨端線を観察するうえで有用である．上腕骨近位骨端線の離開，近位骨幹端の脱灰，骨硬化像などが認められる（**図 2**）．

兼松らは，骨端線外側の部分的な拡大を I 型，骨端線全域の拡大を II 型，上腕骨近位骨端核の滑りを伴う症例を III 型と分類している（**図 3**）．

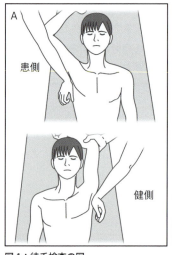
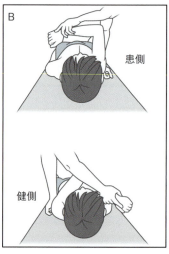
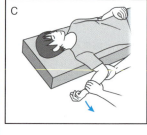

図 1：徒手検査の図
A：Combined abduction test（CAT）．肩甲骨を固定し，肩甲上腕関節だけの外転可動域の左右差を比較する．
B：Horizontal flexion test（HFT）．肩甲骨を固定し，水平内転可動域の左右差を比較する．
C：Hyper externalrotation test（HERT）．肩関節 2nd 外旋ポジションで外旋ストレスを加え，疼痛の有無を評価する．

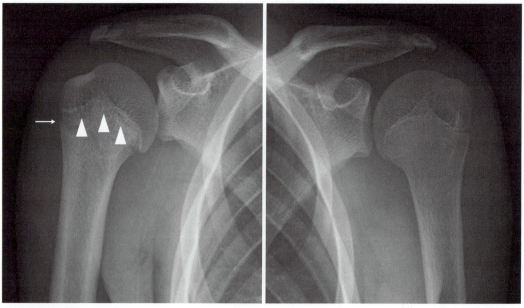

図 2：症例 X 線写真（Type2）
13 歳男児のピッチャー．リリースからフォロースルーの右肩痛を認め受診した．CAT，HFT 陽性であり，単純 X 線で右上腕骨近位骨端線の開大（→）と硬化像（▼）を認める．

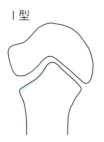 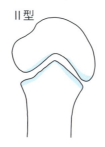 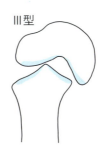

図3：分類
Ⅰ型：上腕骨近位骨端線外足の部分的な拡大．
Ⅱ型：骨端線全域の拡大．
Ⅲ型：上腕骨近位骨端核の滑りを伴う．

エコー：健側と比較して，骨端線の開大や骨端線周囲の骨膜の肥厚や軟部組織の腫脹がみられる．また，ドプラ法で骨膜周囲の血流増加を認めることもある．経過とともに血流が減少していくことで，治癒が促進していることの指標となる．

MRI：上腕骨近位骨端線が拡大し，T2強調画像で骨端線部が高信号を呈する．上腕骨近位骨幹端に骨髄浮腫像を認めることもある．

治療

保存療法を行ううえでのポイント

- 競技内で肩に負担のかかる繰り返し動作を中止するが，競技すべてを中止する必要はない．野球を例にすると，投球禁止は支持するがバッテイングは疼痛の範囲内で許可してもよい．
- 全身の機能低下による上肢依の動作が原因となっていることが多いので，理学療法によって身体機能の正常化を図る．
- 圧痛と抵抗時痛が軽快し，身体機能の正常化が確認できたら，徐々に競技復帰を許可していく．
- Ⅰ・Ⅱ型の症例は，1～2ヵ月程度で投球再開が可能となる．画像の正常化には3～6ヵ月かかるとされるが，正常化を待つ必要はない．

専門医へのコンサルテーション

Ⅲ型で転位が強く症状が著しい場合には，手術的治療（骨接合術）の適応となる．また再発を繰り返す症例では，成長障害や骨頭内反変形をきたすことがあるため，慎重に経過を観察する必要がある．

患者・家族への説明

骨が成長するためにある骨端線が，繰り返しの負担で傷んでしまう病気です．身体全体の使い方が悪い状態で，肩に負担のかかる運動を繰り返すことが原因です．

治療は，負担を減らすことと，負担を減らす身体の使い方をできるようになることです．そのため，痛みが強い間は運動を制限することが必要です．身体の使い方を改善するためのリハビリテーションも重要です．きちんと治療を行うことで手術せず治る病気ですが，安静が必要であり，保護者・指導者の方にも十分な理解と協力が必要です．

1) 田中康仁，笠次良爾 編：こどものスポーツ外来―親もナットク！ このケア・この説明―. 全日本病院出版会，pp134-136，2015

2) 帖佐悦男 編：必ず診療に役立つ スポーツ傷害の画像診断. 羊土社，pp93-95，2013

3) 戸祭正喜：成長期における肩関節のスポーツ障害. 日小整会誌 18：2-6，2009

4) 後藤英之：スポーツ障害・外傷における超音波検査の実際 1. 肩関節. Med Technol 45：445-449，2015

5) 玉置大恵：リトルリーグショルダー. MB Orthop 36：31-38，2023

6) Kanematsu Y, Matsuura T, Kashiwaguchi S et al：Epidemiology of shoulder injuries in young baseball players and grading of radiologic findings of Little Leaguer's shoulder. J Med Invest 62：123-125, 2015

7) Casadei K：Proximal Humeral Epiphysiolysis. StatPearls, 2023

8) Sabick MB, Kim YK, Torry MR et al：Biomechanics of the shoulder in youth baseball pitchers：implications for the development of proximal humeral epiphysiolysis and humeral retrotortion. Am J Sports Med 33：1716-1722, 2005

（岩本　航，川副陽子）

Ⅰ．肩関節

肩がひっかかる

その他の愁訴：肩痛，肩後方のつまり．

Snap Diagnosis 一発診断！ インターナルインピンジメント症候群 / SLAP 病変
Superior labrum anterior and posterior lesion

疾患概要
- Jobe らは，前方関節包の緩みが発症機転となり，肩外転外旋位で関節窩の後上方と腱板付着部が衝突するインターナルインピンジメントという現象を報告している[1]．
- Andrews らは，LHB の牽引力で SLAP 病変は生じると報告した[2]．
- Burkhart らは，後方関節包の硬さが骨頭を後上方へ押し上げ，上方関節唇の peel back（上方関節唇が LHB の牽引力で近位にずれ込む現象）により，SLAP 病変が生じると報告した[3]．

診断へのアプローチ
- 投球相と疼痛部位を問診する．
- Late cocking での後方の疼痛ではインターナルインピンジメントを疑い，hyper external rotation test（HERT）が陽性となるか確認をする．
- Late cocking から acceleration phase での前方の疼痛では，SLAP 病変を疑い，O'Brien test[4]・Crank test[5] が陽性となるかを確認する．

POINT　投球相と肩の疼痛部位に注目する．

鑑別すべき疾患
- **胸郭出口症候群** case 11：胸郭出口症候群（thoracic outlet syndrome：TOS）では，投球時の肩痛を主訴に来院されるケースが 34％と多いため，注意が必要である．鎖骨上窩の圧痛がないかどうかの確認と，Roos test（肩外転外旋位でグーパーをする）が 30 秒以上可能かどうかチェックすることで，重症な TOS を除外する[6]．
- **肩峰下インピンジメント**：腕を上げる動作の途中（外転 60°～120°）でひっかかりや疼痛を生じる（painful arc test）．エコーガイド下で肩峰下滑液包（SAB）に 1％キシロカイン 5mL を注射（ブロックテスト）し，症状が改善するかどうかで鑑別できる．
- **上腕二頭筋長頭腱炎**：Late cocking 期に前方の痛みを生じることが多く，結節間溝に圧痛を認める．エコーガイド下で 1％キシロカイン 3mL を注射（ブロックテスト）をすることで鑑別できる．
- **四辺形間隙症候群（QLSS）**：Quadri lateral space（QLS）の圧痛があり，肩後方～外側の疼痛を訴える．広背筋のタイトネスを認めることが多い．側臥位・上肢挙上位でエコーガイド下に 1％キシロカイン 1mL＋生理食塩水 4mL を注射（ハイドロリリース）することで鑑別可能である[7]．

検　査

身体所見：まずは，腱板の出力がしっかり出るかどうかの確認をする．

下垂外旋・下垂内旋・supraspinatus（SSP）test で筋出力を確認する．棘下筋と棘上筋の筋出力が低下している場合は，肩甲上神経のハイドロリリースを行う．

次に，horizontal flexion test（HFT）と combined abduction test（CAT）にてタイトネスがないかどうかのチェックをする．HFT・CAT が陽性であれば，QLS のハイドロリリースを行う．インターナルインピンジメントでは，HERT が陽性となる．

SLAP 病変は，O'Brien test と Crank test が陽性となることが多い．

よって HERT，O'Brien test，Crank test が陽性の場合は，腱板の筋出力が低下してれば肩甲上神経のハイドロリリースを行い，筋出力が改善した状態で同様の所見が出るかどうか確認する．次に HFT・CAT が陽性である場合は，腋窩神経のハイドロリリースを行い，タイトネスを改善した状態で HERT, O'Brien test, Crank test が改善するかどうかを判断する．腱板のウィークネス・肩甲上腕関節のタイトネスが改善しても所見が改善しない場合には，インターナルインピンジメントや SLAP 病変と考え，関節内に 1％キシロカイン 10mL をブロックテストとして行い症状が改善するかどうか検討する．

単純 X 線：インターナルインピンジメント，SLAP 病変ともに単純 X 線ではほとんど異常所見を認めないことが多い．

MRI：インターナルインピンジメントでは，腱板の棘上筋腱後方から棘下筋腱の関節包面の部分損傷を認めることが多い．また，肩外転外旋でインピンジメントする上腕骨頭の部位に骨嚢胞性変化を認めることも多い．SLAP 病変の診断には，関節内造影での MRI 撮影が有用であると報告されており，外転外旋位（abduction external rotation（ABER）位）での撮影も有用であると報告がある．関節内造影では，造影剤は使用せず，超音波エコーガイド下で 1％キシロカインを 10mL 関節内に注射をすることでブロックテストも同時に行い，MRI 撮影をしている（**図1**）．

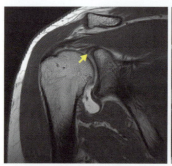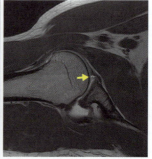

図1：関節造影 MRI 検査（下垂位・ABER 位）
矢印部分に SLAP 病変を認めている．

治　療

保存療法を行ううえでのポイント

- **ウィークネスがないか**：腱板のウィークネスにより，上腕骨頭の求心位が得られてないケースがあるため，肩甲下筋・棘上筋・棘下筋の筋出力を確認する．肩甲上神経領域のウィークネスが存在するケースでは，エコーガイド下で肩甲上神経のハイドロリリースを行うと効果的なことが多

48　I．肩関節

く，筋出力が入った状態で HERT・O'Brien test・Crank test の結果が改善するかどうか確認する．肩甲上神経の走行部にガングリオンを認めることもあるため，エコーや MRI で確認し，認めた場合にはエコーガイド下に 1％キシロカインを用いて皮下を局所麻酔したうえで，18G カテラン針でガングリオンを穿刺する（図2）．

- タイトネスがないか：肩甲上腕関節のタイトネスにより，インターナルインピンジメントや SLAP 病変での症状を生じるケースが多いため，HFT，CAT を確認し，健側と比較してタイトネスが存在すれば，QLS のハイドロリリースを行う．ハイドロリリース後に HFT・CAT の改善を確認し，その状態で HERT・O'Brien test・Crank test が改善するかどうか確認する．後下方タイトネスによって，ABER 位で上腕骨頭が前上方変位することでインターナルインピンジメントや SLAP 病変が生じている症例では，保存療法でタイトネスを改善することで症状の多くはよくなる．
- リハビリテーション加療：ウィークネスやタイトネスを考慮したリハビリテーションを理学療法士が 1 ヵ月間行い，改善傾向にあるかどうかを判断する．改善傾向にあればリハビリテーション加療を継続とし，改善傾向にない場合は専門家へのコンサルトを考慮する．

棘上筋・棘下筋の筋出力低下
（肩甲上神経領域の筋出力低下）

ガングリオンあり

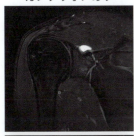

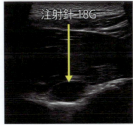

ガングリオンがあれば穿刺

ガングリオンなし

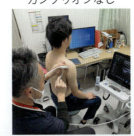

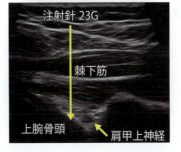

図2：ウィークネスの有無

専門医へのコンサルテーションと手術療法

上記の保存療法で改善がない場合に，手術を考慮する．手術療法は，鏡視下での低侵襲な手術を行う．

病態の確認のために，後方ポータルから関節内・肩峰下滑液包の鏡視を行う．インターナルインピンジメントでは，棘上筋腱の関節面損傷に対しシェービング処置を行い，後上方の関節唇損傷に対してもシェービング処置を行う．ABER 位でインピンジメントしないことを確認する．SLAP 病

変（Snyder 分類 Type II）[8] があり，内転内旋位で peel back を認め，シェービングなどでも改善を認めない場合は，1 時にアンカーを使用し関節唇を修復している．また，前方不安定性を伴うインターナルインピンジメントに対しては，船越らの報告にある自家膝屈筋腱を用いた前方関節包靭帯再建術（AGCR）が良好な成績を残している [9]．

患者・家族への説明

　肩のひっかかりや痛みが出現する病気です．転倒などの外傷・もしくは繰り返しのオーバーヘッド動作などによって症状が出現しやすく，肩の関節や周辺組織の柔軟性が低下すると症状が改善しにくいです．安静・リハビリテーション・注射・内服などの保存療法を行い，肩関節や周辺組織の柔軟性を改善すると症状が改善することが多いですが，もし症状がとれなかった場合は，手術を検討しましょう．

1) Jobe CM：Posterior superior glenoid impingement：expanded spectrum. Arthroscopy 11：530-536, 1995

2) Andrews JR, Carson WG Jr, McLeod WD：Glenoid labrum tears related to the long head of the biceps. Am J Sports Med 13：337-341, 1985

3) Burkhart SS, Morgan CD, Kibler WB：The disabled throwing shoulder：spectrum of pathology Part I：pathoanatomy and biomechanics. Arthroscopy 19：404-420, 2003

4) O'Brien SJ, Pagnani MJ, Fealy S et al：The active compression test：a new and effective test for diagnosing labral tears and acromioclavicular joint abnormality. Am J Sports Med 26：610-613, 1998

5) Liu SH, Henry MH, Nuccion SL：A prospective evaluation of a new physical examination in predicting glenoid labral tears. Am J Sports Med 24：721-725, 1996

6) 草野　寛, 古島弘三, 井上　彰 他：胸郭出口症候群（TOS）の発症における特徴—スポーツ群と非スポーツ群の比較—. 肩関節 42：534-539, 2018

7) 草野　寛 他：胸郭出口症候群の診療に役立つ超音波解剖・異常所見・インターベンション. MB Orthop 37：59-73, 2024

8) Snyder SJ, Karzel RP, Del Pizzo W et al：SLAP lesions of the shoulder. Arthroscopy 6：274-279, 1990

9) 船越忠直, 古島弘三, 高橋　啓 他：野球選手の肩関節前方不安定性を伴うインターナルインピンジメントに対する前方関節包靭帯再建術. 肩関節. 47：255-259, 2023

（草野　寛）

Ⅰ．肩関節

case 11　投球後の上肢がしびれて，すっぽ抜ける

その他の愁訴：肘痛，肩痛，肩挙上時のしびれ．

Snap Diagnosis 一発診断！　胸郭出口症候群　Thoracic outlet syndrome（TOS）

疾患概要
- TOS は，斜角筋三角・肋鎖間隙・小胸筋で血管・神経が圧迫されて症状を発症する．
- スポーツでは，オーバーヘッドアスリートの肩肘痛を主訴で来院されるケースが多い．
- 非スポーツでは，上肢のしびれ・だるさを主訴で来院されるケースが多い．
- 血管性と神経性があり，神経性が 95％ 以上である．
- 圧迫型・牽引型・混合型に分類され，混合型が 74％ と最も多い．

診断へのアプローチ
- 投球後にしびれが生じる．
- シャンプー・ドライヤーが長時間できない（30 秒程度）．
- 鎖骨上窩の圧痛があり，Roos test[1] が 30 秒以下で陽性である．
- 握力が肩外転外旋（ABER）位で特に低下する．
- エコーで前中斜角筋底辺距離（inter-scalane-distance：ISD）が狭い[2]．

POINT　鎖骨上窩の圧痛と Roos test に注意する．

鑑別すべき疾患

- **頸椎症性神経根症**：Jackson test，Spurling test などによって疼痛やしびれが誘発されないかどうかを確認し，頸椎疾患を疑う場合は MRI 検査などでヘルニアの有無を確認する．TOS では上肢挙上で症状が悪化するが，頸椎症性神経根症では逆に上肢挙上で上肢のしびれは緩和するため，鑑別に有用である．
- **肘部管症候群**　case 32：尺骨神経の亜脱臼の有無，Tinel like sign が肘部管周辺にあるかどうか，筋電図検査などで鑑別できるが，double crash syndrome の症例も存在するので注意を要する．
- **肘尺側側副靱帯（UCL）損傷**　case 23：投球障害での肘内側痛では TOS と同様によく遭遇する疾患であり，UCL の近位付着部の圧痛と遠位付着部の圧痛の有無を調べ，milking test や moving valgus stress test（MVST）が陽性となることで UCL 損傷を疑う．MRI・エコーにて損傷部の確認をすることで鑑別できる．TOS では内側上顆の前腕内側皮神経（MAC）領域の疼痛を訴えることが多く，UCL 損傷と圧痛部位が少々異なることが多い．
- **投球障害肩**：投球動作の late cocking phase におけるインターナルインピンジメントにより生じる SLAP 病変や腱板関節包面断裂などがある．一方で，TOS は投球動作での cocking phase から acceleration phase での ABER 肢位自体が誘発検査肢位となるため，動脈・神経の圧迫，神経の牽引が生じ症状が出現する．理学所見上は両者の鑑別は難しく，関節造影 MRI や関節内もしく

は肩峰下滑液包（SAB）へのブロックテストなどが鑑別の参考となる．

検　査

身体所見：鎖骨上窩の圧痛（Morley test）[3]が陽性で，Roos test（外転外旋位で手指屈伸を行う）60秒可能でなければ，TOS疑いと診断する．

その他，Wright test[4]（外転外旋位で橈骨動脈の拍動が消失すれば陽性），四辺形間隙（QLS）の圧痛の有無，上肢下方牽引症状誘発テスト[5]などは参考となる．

単純X線：頸椎X線正面像にて頸肋の有無を確認する．第7頸椎の横突起が第1胸椎の横突起より大きいものがTOS患者に多い．

エコー（図1）：斜角筋三角の底辺距離（inter-scalane-distance：ISD）の測定．

鎖骨上よりプローブを当て，第一肋骨内側縁上の前・中斜角筋底辺を観察しISDを測定する．ISDをKellyら[6]は屍体解剖で計測しており，平均10.7（0〜21）mmと報告している．ISDの狭いケースが誘発肢位を繰り返すことによりTOSを発症することが多く，ISDが7mm以下の場合はリスクが高くなる．

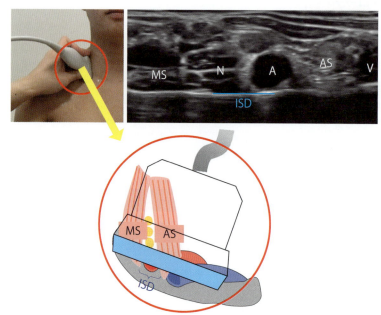

図1：超音波エコーでのISD測定
A：Artery，N：Nerve，AS：Anterior scalene，MS：Middle scalene

単純CTおよび挙上位造影CT（図2）：単純CTで下垂位と挙上位を比較して，肋鎖間隙の狭小化がないかどうかを確認する．上肢挙上位で鎖骨が後退することで，鎖骨下動脈が第一肋骨の上を通る位置の真上に鎖骨がある状態となり，この肢位での鎖骨下動脈の狭窄があるかどうかを確認する．鎖骨下動脈の狭窄がある例は，腕神経叢も同時に圧迫されていると考えられる．鎖骨下動脈の狭窄がなくても神経性TOS症状を有するケースは約半数いるため，感度が低く特異度の高い検査である．

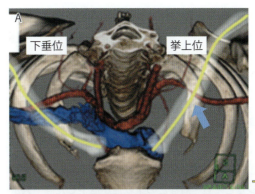
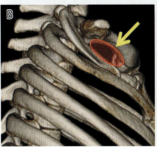
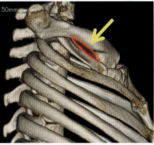

図2：単純CTおよび挙上位造影CT
A：挙上位では，下垂位と比較して鎖骨が後退して，第一肋骨上の鎖骨下動脈・腕神経叢の真上を鎖骨が走行し，鎖骨下動脈が狭窄するケースがある．
B：挙上位では，肋鎖間隙は下垂位よりも狭小化する．

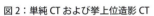
　：鎖骨

治療

保存療法を行ううえでのポイント

- **筋トレ・重作業など症状を悪化させることをしていないか**：仕事内容が変わって重作業が増えた後に症状が発症しているケースや，バックプレスなどの筋トレを開始した後から症状が出現しているケースをよく見かける．悪化要因となるような行為を中止して，保存療法を行うことが重要である．
- **ウィークネスがないか**：腱板のウィークネスにより，上腕骨頭の求心位が得られてないケースがあるため，肩甲下筋・棘上筋・棘下筋の筋出力を確認する．肩甲上神経領域のウィークネスが存在するケースでは，エコーガイド下で肩甲上神経のハイドロリリースを行うと効果的なことが多い．
- **タイトネスがないか**：肩甲上腕関節のタイトネスにより，TOS症状を生じるケースが多いため，horizontal flexion test（HFT），coronal abduction test（CAT）[7]を確認し，高度なタイトネスが存在すれば，QLSのハイドロリリースを行う[8]．
- **リハビリテーション加療**：約1ヵ月間の理学療法士によるリハビリテーションを行い，改善傾向にあるかどうかを判断する．改善傾向にない場合は，専門家へのコンサルトを考慮する．

専門医へのコンサルテーションと手術療法

　上記の保存療法で改善がない場合に，手術を考慮する．Roos testが初診時に15秒以下であると，保存療法にて一旦改善しても最終的に手術加療を要することが多いというデータがある（オッズ比9.9）[9]．ISDが狭い症例，Roos testが30秒以下で日常生活に支障をきたす症例，挙上位造影CTで鎖骨下動脈の狭窄を認める症例は，専門医に紹介する．

手術では，経腋窩アプローチでの内視鏡アシスト下第一肋骨切除術（前・中斜角筋切離術も併用）が行われることが多い[10]．施設によっては，鎖骨上アプローチや鎖骨下アプローチで同様の手術を行う場合もある．術後は約1ヵ月で軽めからスポーツ復帰し（仕事であれば軽作業開始），約3ヵ月で完全復帰を許可する（仕事では重作業許可）．

患者・家族への説明

上肢全体にいく神経・動脈が圧迫されてしまう病気です．特に腕を挙げたときに，神経・動脈が圧迫されることが多く，肩・肘・手先のしびれや痛みなど上肢のさまざまな症状を出現します．急にはじめた筋トレなどで首・肩などの柔軟性が低下した際やスポーツ・仕事で負荷量が増加した際などに症状が出現しやすいです．安静・リハビリテーション・注射・内服などの保存療法を行い，症状がとれない場合は手術を検討しましょう．

1) Roos DB：Thoracic outlet syndrome：update. Am J Surg 154：568-573, 1987
2) 草野　寛, 古島弘三, 井上　彰 他：胸郭出口症候群（TOS）の発症における特徴～スポーツ群と非スポーツ群の比較～. 肩関節 42：534-539, 2018
3) Morley J：Brachial pressure neuritis due to a normal first thoracic rib：its diagnosis and treatment by excision of rib. Clin J 13：461-464, 1913
4) Wright IS：The neurovascular syndrome produced by hyperabduction of the arms. Am Heart J 157：1-19, 1945
5) 井手淳二：胸郭出口症候群と斜角筋症候群. MB Orthop 24：23-28, 2011
6) Dahlstrom KA, Olinger AB：Descriptive anatomy of interscalene triangle and the costoclavicular space and their relationship to thoracic outlet syndrome. J Manip Phys Therp 35：396-401, 2012
7) 原　正文：投球障害肩患者に対する診察と病態把握のポイント. MB Orthop 20：29-38, 2007
8) 草野　寛, 井上　彰：胸郭出口症候群の診療に役立つ超音波解剖・異常所見・インターベンション. MB Orthop 37：59-73, 2024
9) 村山俊樹, 古島弘三, 宮本　梓 他：胸郭出口症候群を発症した野球選手における手術症例の臨床像―保存的治療群との比較―. 整スポ会誌 38：31-35, 2018
10) Furushima K, Funakoshi T, Kusano H et al：Endoscopic-assisted transaxillary approach for first rib resection in thoracic outlet syndrome. Arthrosc Sports Med Rehabil 3：e155-e162, 2021

（草野　寛）

I. 肩関節

case 12 肩が繰り返しはずれる

その他の愁訴：普段から動かし方によって肩がはずれそうで怖い．

Snap Diagnosis 一発診断！　反復性肩関節脱臼　Recurrent shoulder dislocation

疾患概要
- ほとんどが肩甲骨に対して上腕骨が前方に外れる前方脱臼である．
- 肩関節が外転外旋時に前方に脱臼する．
- 初回脱臼は，スポーツ時や転倒によるものが多く，整復後は無症状もしくはスポーツ活動の制限のみである．しかし脱臼回数が増えると就寝時などにも起こり，日常生活にも支障をきたす．
- 肩関節前方の支持組織である関節唇，関節包損傷（Bankart 病変）肩甲骨前下方の骨欠損（骨性 Bankart 病変）上腕骨後方の骨欠損（Hilsachs 病変）を生じる．

診断へのアプローチ

- スポーツでの受傷を契機とすることが多い．
- 問診にて脱臼（他人が牽引して整復）時期と回数だけでなく，亜脱臼（脱臼感があったが自己整復可能）の時期，回数を詳しく聴き取る．
- Anterior apprehension test にて脱臼不安感を生じる．

POINT　CT や MRI などの検査が難しい場合でも，問診と身体所見をきちんと行うことで診断できる．

鑑別すべき疾患

- **腱板損傷**：特に中高年の肩関節脱臼は腱板損傷の合併を伴うことがあり，腱板徒手筋力テストや画像検査で腱板損傷の有無を調べる．
- **肩関節不安定症**：Multidirectional instability（MDI）と呼ばれる病態であり，若年女性に多く，肩関節を含め全身の関節弛緩性を有し，両側性であることが多いうえに，外傷を伴わず発症することもある．全身関節弛緩性の有無を把握することで鑑別できる（Carter 5 徴）．
- **随意性脱臼**：自分の意志で肩を脱臼させたり戻したりするこができ，本人は特に困っていない場合が多い．
- **Unstable painful shoulder（UPS）**：30 歳以下のオーバーヘッドスポーツ選手，ラグビーなどのコリジョンコンタクトスポーツ選手に多く，肩関節不安定性の病態の１つである．外傷を契機に発症する点や，画像所見上，反復性肩関節脱臼と同様の所見を認めるといった特徴があるが明らかな脱臼歴はなく，疼痛が主訴となる．

検査

- **身体所見**：Anterior apprehension test や前方引き出しテストにて不安感が誘発されるかを確認する．後方引き出しテストや load and shift test にて他方向への不安定感の有無を調べる．また

腱板損傷合併の有無を確認するために棘上筋，棘下筋テストなども行っておく．
- X線：通常の正面，スカプラY，軸位撮影に加えて可能であればスカプラ45などの機能撮影を行い，骨折の有無，骨性Bankart病変，Hill-sachs損傷の有無を確認する．
- MRI, MRA：関節唇損傷や関節包断裂の有無，上腕骨側での損傷（HAGL病変）の有無を確認する，特に中高年者では腱板損傷を合併することもあるので確認する．

関節内の生理食塩水を注入して撮影するMR arthrography（MRA）は，関節唇損傷の位置，程度に加え，HAGL病変の有無の評価に有用である．また，その際に可能であればABER位で撮影

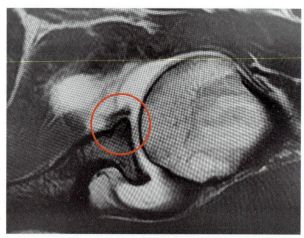

図1：MR arthrography
関節内は生理食塩水が入っており，高信号で描出される．関節唇損傷部（Bankart病変）は，低信号部に高信号部が入り込んでいる（赤丸）．

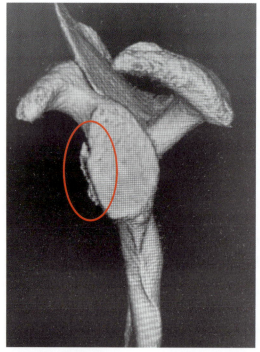

図2：3DCT（肩甲骨側）
関節窩前方の骨形態や骨性Bankart病変（赤丸）の有無が把握できる．

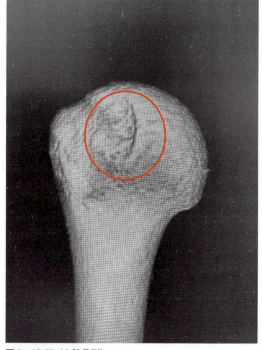

図3：3DCT（上腕骨側）
上腕骨頭後方のhill-sachs病変の有無，サイズが把握できる（赤丸）．

すると，より鮮明となる（**図1**）.

・**ヘリカルCT**：上腕骨と肩甲骨を別々にした三次元CT（3D-CT）画像で，肩甲骨側で関節窩縁の状態（骨性Bankart病変の有無）上腕骨側でHill-sachs病変と大きさと深さを把握することができる（**図2，3**）.

治　療

● 保存療法としては，肩関節の安定力を上げるために，インナーマッスルなどの肩関節周囲の筋力強化，再脱臼予防のテーピングや装具を用いることもあるが，確実なのものはなく，治療としては手術療法となる.

● 術式としては，関節鏡を用いた鏡視下Bankart修復術が基本となるが，患者のスポーツ競技の種別，利き手か非利き手か，骨病変の大きさによって，腱板疎部縫縮術やremplissageといった追加手技や，烏口突起移行術が選択されることもある.

専門医へのコンサルテーション

　完治を目指すには，専門医による手術療法しかなく，患者さんの希望があれば，肩関節専門医へ紹介する.

　競技にもよるが，スポーツ復帰には3〜6ヵ月を要するため，早期スポーツ復帰を希望する患者には早めの紹介が望ましい.

患者・家族への説明

　肩関節が繰り返し前方に外れる状態です．肩の中の骨や軟部組織が損傷して，脱臼を繰り返すたびにどんどん外れやすくなっていきます．治療としては，完治を目指すには手術しかなく，スポーツ競技や日常生活で支障をきたす場合は手術がおすすめです．しかし，スポーツ競技復帰には術後6ヵ月程度要することがほとんどなので，手術を行う時期は検討が必要です.

（青山広道）

I．肩関節

case 13　肩がはずれた

その他の愁訴：肩が動かなくなった．

一発診断！　肩関節脱臼　Dislocation of the shoulder

疾患概要
- 肩関節脱臼とは，肩関節（肩甲上腕関節：肩甲骨関節窩と上腕骨頭）の関節適合性が完全に失われた状態である．
- スポーツ外傷や転倒により肩関節が外転・外旋強制され，関節包・関節唇・関節上腕靱帯の複合体が肩甲骨関節窩から剥がれることにより引き起こされる．
- 肩関節脱臼により腋窩神経が圧迫され三角筋の麻痺が生じる場合があるが，多くは回復する．
- 若年者の肩関節脱臼は，高率に再脱臼をきたし「反復性肩関節脱臼」と呼ばれる．
- 高齢者の肩関節脱臼は，腱板断裂を伴うことが多いため注意を要する．
- 3週以上脱臼が継続されたものは，陳旧性肩関節脱臼と呼ぶ．

診断へのアプローチ

- 男性はスポーツを行う若年者に多く，女性は筋力の低下した高齢者に多い．
- 脱臼様式は，前方脱臼（肩甲骨関節窩に対し上腕骨頭が前方）が95％，後方脱臼4〜5％，下方脱臼1％未満といわれる．
- 脱臼したまま来院した場合，健側で支えながら診察室に入室してくる．
- 前方脱臼では，視診上肩峰の突出を認める．健側と比較するとよい．
- スポーツ外傷の場合，脱臼後すぐに自動整復され，患者本人も何が起こったかよくわかっていないが，脱臼感のあと痛くて動かせなくなったと来院する場合がある．

POINT　脱臼後の場合，単純X線で診断は容易であるが，自然整復例ではMRIによる骨挫傷関節唇評価を要する．

鑑別すべき疾患

- **上腕骨骨折**：スポーツ外傷や転倒が受傷機転のため，上腕骨骨幹部骨折 case 16 や上腕骨頚部骨折などと単純X線で鑑別する．

検査

単純X線（図1）：肩関節の前方脱臼では，肩甲骨関節窩と上腕骨頭が重なっているので，診断は容易である．ただし後方脱臼の場合，単純X線での診断が難しい場合がある．上腕骨大結節骨折や肩甲骨関節窩骨折の合併もみられることがある．

CT（図1）：脱臼の正確な状態把握が可能であり，上述の肩関節後方脱臼も容易に確認できる．脱臼整復後のCTも，合併骨折の有無とその整復状態（上腕骨大結節骨折や関節窩骨折），肩甲

関節窩へ上腕骨頭が嵌頓することによる上腕骨頭後方の陥没骨折（ヒルサックス（Hill-Sachs）損傷）などの評価に有用である．

MRI：肩甲骨関節窩からの関節唇剥離（バンカート（Bankart）損傷）や，上腕骨頭陥没骨折部の骨挫傷（受傷初期），腱板断裂の有無を確認できる．

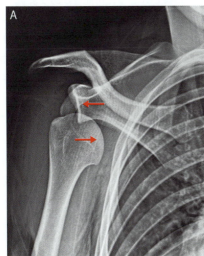 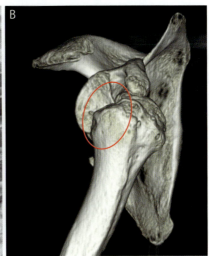

図1：単純X線：前方脱臼（A），3DCT（B）

治療

- **脱臼整復**：単純X線にて脱臼を認めた場合，早急に脱臼を整復する．透視装置や，鎮静が可能な状況での整復が望ましく，無理な整復操作は骨粗鬆症のある高齢者などでは骨折を引き起こす危険性がある．整復方法は多数あるが，肩甲棘と上腕骨が一直線になるよう肩を外転しながら牽引するゼロポジション法が最も侵襲が少ない．整復の経験がなければ，脱臼が診断できた段階で上記装置をもつ医療機関へ紹介してもよい．
- 脱臼整復が得られた場合，腋窩神経麻痺の有無（三角筋麻痺や三角筋部の皮膚感覚鈍麻）を確認する．痛みに応じて非ステロイド性抗炎症薬（NSAIDs）を処方し，三角巾で固定したのち，下記の合併評価などのために肩関節外科専門医に紹介する．
- 骨折や腱板断裂（特に高齢者）の合併を評価するため，CTやMRIを行う．特に脱臼整復が容易な場合には，これら合併の可能性を考慮する．
- 初回脱臼の場合，剥離した関節唇などの回復のために内旋位（専門医によっては外旋位装具使用）固定を3〜4週行い，その後可動域訓練などの理学療法を開始する．初回以外は「反復性肩関節脱臼」 case 12 を参照のこと．

肩関節外科医へのコンサルテーションと手術療法

どの段階でも肩関節外科医へ紹介してよい．一度肩関節外科医の評価を得たのち，保存加療であれば自施設でリハビリテーションなどを行う旨を紹介状にしたためるとさらによい．基本的には保存加療であるが，骨折や腱板断裂の合併があり今後も脱臼を容易にきたすと考えられる場合，手術が検討され，関節鏡による関節唇縫着や腱板断裂手術，骨接合が行われる．

患者・家族への説明

　肩関節が脱臼してしまいました．痛みのため力が入ってしまうと整復が難しいので鎮静を行います（無理な整復をすると骨折を引き起こす場合もあるため，体制の整っている医療機関を紹介します）．脱臼が整復されても，今後脱臼を繰り返さないように 3〜4 週間肩の装具を使用したほうがよいでしょう．また，脱臼により脇の下を通る神経（腋窩神経）の麻痺が起こった可能性があります．その場合，三角筋の麻痺や皮膚の感覚が鈍くなるため，このようなことがないかご自身でも観察してください．麻痺が起こっても通常は自然回復します．肩の脱臼は，上腕骨や肩甲骨の骨折を合併したり，肩を動かす筋肉である腱板の断裂を合併することがあるので，一度肩専門の先生に相談しに行きましょう．手術の必要がなければ，当院でもよいですし，自宅近くの整形外科でリハビリテーションを行いながら様子をみていきましょう．

（大西信三）

Ⅰ．肩関節

case 14 肩をぶつけてから鎖骨部が痛む

その他の愁訴：肩が腫れて痛い．

Snap Diagnosis 一発診断！ 鎖骨骨折　Clavicle fracture

疾患概要
- 鎖骨骨折は，上肢の骨折のうち，橈骨遠位端骨折，手指骨折，上腕骨近位端骨折に次いで多い骨折である[1]．
- 全年齢で受傷するが，特に若年男性に多い骨折である[2]．
- 転倒や交通事故，スポーツでの受傷が多い[2,3]．
- 鎖骨中央 1/3 の骨折である骨幹部骨折が多く，次いで鎖骨の外側部の骨折である鎖骨遠位端骨折が多い．それぞれの骨折で治療方針が異なる[3]．
- 保存療法と手術療法どちらも行われるが，近年鎖骨骨幹部骨折では，手術加療が行われる割合が増えている[4]．

診断へのアプローチ
- 鎖骨部や肩周囲の痛み症状，肩の可動域制限を訴える．
- 鎖骨周囲に腫脹，皮下出血がみられる（図1）．骨折型によっては骨折部の変形や，骨片の突出を触知できる．
- 高エネルギー外傷の場合に，多発肋骨多発肋骨，血胸，上腕骨骨折や肩甲骨骨折を合併するので注意が必要．

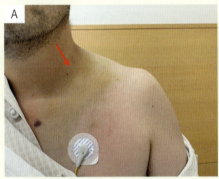 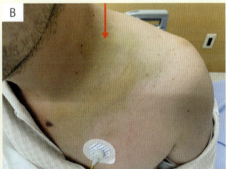

図1：左鎖骨骨幹部骨折患者の外観写真
A：前方からの写真，B：上方からの写真
肩より内側の鎖骨周囲に腫脹と内出血がある．同部位に一致して疼痛がある．

POINT　外傷後の鎖骨周囲に痛み症状があれば，鎖骨骨折を疑う．

鑑別すべき疾患

- **肩関節の外傷**：肩関節の外傷である上腕骨近位部骨折 case 15，外傷性腱板損傷，肩甲骨骨折は，いずれも肩の痛みとして受診をするため，鑑別する必要がある．また，鎖骨骨折に合併して上記の外傷を受傷することもある．鎖骨骨折と診断した場合でも，複数の部位に外傷がある可能性を疑い診療することが重要である．
- **肋骨骨折，肺挫傷，気胸，血胸**：胸痛，側胸部痛，肩の痛みとして受診することがあり，その際はこれらの疾患を鑑別に挙げる必要がある．また，鎖骨骨折に合併して受傷することもあるため，注意して診療をすることが重要である．胸郭の外傷である肋骨骨折，肺挫傷，気胸，血胸がある場合は，呼吸状態を評価し，必要に応じて入院加療が必要となることがあるため，注意が必要である．

検査

X線，CT検査：診断と治療方針決定に必要な検査である．3DCTは，骨折の診断に有用で，骨折の折れた部位や骨折型（骨折の折れ方）の評価がしやすく，治療方針決定に役立つ（**図2**）．

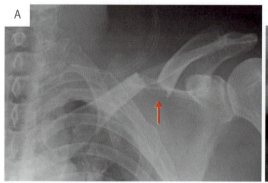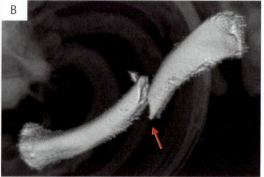

図2：鎖骨骨幹部骨折の画像検査
A：X線写真正面像，B：3DCT画像

治療

鎖骨の骨折部位によって治療方針が異なるため，画像検査をもとに治療方針を決定する．

●鎖骨骨幹部骨折（鎖骨中央1/3の骨折）

骨折の転位（骨折のずれ）が小さい骨折には，三角巾や8の字帯（クラビクルバンド）を用いて治療をする[5]．骨折の転位が大きい骨折では，非手術療法では骨折がうまく癒合しない（偽関節）リスクが高いため，手術を勧める[6]．早期に社会復帰を望む患者に手術加療を勧めることがある．

手術方法は，骨折型を評価し決定する．プレートを用いた骨折手術が広く行われており，骨折型によってはより低侵襲な治療であるスクリューや鋼線のみで固定する手術方法もある（**図3**）．手術療法で治療した場合，骨折が癒合した後にインプラントを除去する手術を検討する．

●鎖骨遠位端骨折（鎖骨の外側部の骨折）

骨折の転位が小さい骨折は，三角巾や8の字帯を用いて治療をする．骨折の転位が大きいものは，保存療法では偽関節となる可能性が高いため，手術療法を検討する（**図4**）．しかし，偽関節となっても困らない症例があり，手術療法が保存療法より機能成績をよくするというエビデンスが

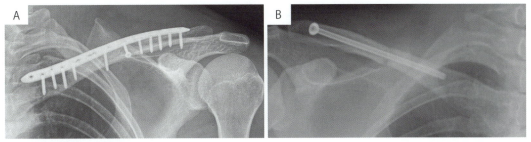

図3：手術療法後のX線写真
A：プレートを使用した骨折手術後のX線写真
B：スクリューを使用した骨折手術後のX線写真

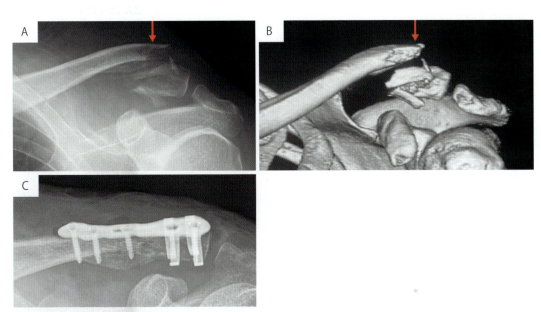

図4：鎖骨遠位端骨折の画像検査
A：X線写真正面像，B：3DCT画像，C：プレートを用いた骨折手術後のX線写真

乏しい[7]．鎖骨遠位端骨折の適切な手術適応は定まっておらず，治療法に関して現在も議論がされている．

専門医へのコンサルテーション

　骨折の転位の大きい鎖骨骨幹部骨折，鎖骨遠位端骨折の治療方法は，骨折型，患者背景などを考慮し，治療方法を決定する．保存治療による偽関節のリスクと手術による合併症のリスクについて，しっかりと医療者と患者がエビデンスを共有し，患者が手術療法を希望した際には手術療法を選択する．この治療方針決定のプロセスにおいて，判断が難しい症例も少なくないため，治療方針に悩まれる症例は専門医にコンサルトすることを勧める．

> ### 患者・家族への説明
>
> 鎖骨の骨折です．鎖骨の骨折は，手術をしない保存療法と手術による治療が行われています。骨折がうまく癒合しないリスクが高い場合，早期に社会復帰を目指す場合は，手術加療を行っています．患者さんの社会背景や骨折の折れ方を評価し，最新の骨折の知見と患者さんの希望を共有して，相談のうえ，治療法を決定します．

1) Karl JW, Olson PR, Rosenwasser MP：The epidemiology of upper extremity fractures in the United States, 2009. J Orthop Trauma 29：e242-e244, 2015

2) Kihlström C, Möller M, Lönn K et al：Clavicle fractures：epidemiology, classification and treatment of 2422 fractures in the Swedish Fracture Register；an observational study. BMC Musculoskelet Disord 18：82, 2017

3) Tornetta P, Ricci W, Court-Brown CM et al editors：Rockwood and Green's Fractures in Adults 9th edition. Wolters Kluwer, pp1009-1063, 2019

4) Huttunen TT, Launonen AP, Berg HE et al：Trends in the incidence of clavicle fractures and surgical repair in Sweden：2001-2012. J Bone Joint Surg Am 98：1837-1842, 2016

5) Rasmussen JV, Jensen SL, Petersen JB et al：A retrospective study of the association between shortening of the clavicle after fracture and the clinical outcome in 136 patients. Injury 42：414-417, 2011

6) McKee RC, Whelan DB, Schemitsch EH et al：Operative versus nonoperative care of displaced midshaft clavicular fractures：a meta-analysis of randomized clinical trials. J Bone Joint Surg Am 94：675-684, 2012

7) 小林　誠：保存療法でなおす運動器疾患—OA から外傷まで—．Ⅵ．骨折　鎖骨骨折．MB Orthop 28：211-216, 2015

（安藤治朗）

Ⅰ. 肩関節

case 15 転んで肩からつき，痛くて動かせない

その他の愁訴：なし．

Snap Diagnosis 一発診断！　上腕骨近位部骨折　Proximal humerus fracture

疾患概要
- 高齢者が転倒の際に手を出すことができず肩から落ち，骨折が生じるものがほとんどである．
- 若年でも，交通事故や強い力が肩にかかったときに生じることがある．
- 70歳の女性に生じる可能性は10％と推定されている[1]．
- 骨折形に応じて骨頭の脱臼が生じ，整復が必要となる．

診断へのアプローチ
- 高齢女性に多い．
- 単純X線撮影を行う．詳細を把握するために，可能であればCT撮影も行う．
- 圧痛部位の確認，しびれや麻痺などの上肢の神経症状の確認を行う．肩関節脱臼が疑われる場合には腋窩神経領域の知覚の低下とこれまでの脱臼の既往の確認を行う．
- また，70歳の約30％には腱板断裂が生じていることから[2]，受傷以前の肩関節由来の症状の有無を問診する．

POINT　検査により，鑑別すべき疾患を考慮したうえで診断をつける．

鑑別すべき疾患

肩関節脱臼 case 13 ，肩甲骨骨折，烏口突起骨折，鎖骨骨折 case 14 ，鎖骨遠位端骨折，肋骨骨折など．

検査

- **単純X線，3DCT**：特に3DCTは微細な骨折部を把握することができ，治療方針決定に有用である．受傷以前より肩痛が生じていた症例に関しては，症候性腱板断裂であった可能性があり，治療方針の参考となるため，早期にMRIを撮影することも検討すべきである．

治療

- 骨折形の分類には，新Neer分類やAO/OTA分類が用いられている．治療は，保存療法と手術療法に分けられる．また，脆弱性骨折の診断となる場合には，骨粗鬆症治療が介入されていなかった際は骨粗鬆症治療を開始する必要がある．

専門医へのコンサルテーションと手術療法

骨頭が前方に脱臼した肩関節脱臼骨折では，できるだけ早期に骨頭の整復を行うことが望ましい

ため，ただちに専門医にコンサルテーションを行う．脱臼のない通常の上腕骨近位部骨折の治療としては，転位の少ない骨折には，石黒法（上肢を地面と水平に倒し，患側を力を抜きながらに振り子のように腕をふって骨癒合と肩関節機能を目指す）（**図1**）に代表される積極的保存療法により肩関節の機能を保ちつつ骨癒合を目指す方法[3]や，ある程度肩関節機能を犠牲にしつつ骨折部を安定させることにより骨癒合を優先させる保存療法（バストバンド法，デゾー固定）などがある．

　また，手術療法の種類としては，プレートや髄内釘による骨接合固定，リバース型人工肩関節置換術（reverse shoulder arthroplasty：RSA）が挙げられる（図1）．いずれも入院が必要で全身麻酔による加療を行う必要があるため，内科的合併症が影響することがある．プレート固定や髄内釘固定は，骨折部を整復したうえでプレートや髄内釘で固定する方法である．これらの手術のメリットとして，骨折部の固定がされることによって早期よりリハビリテーションが可能になることで肩関節機能が改善することが期待できるが，デメリットは，入院が必要となることや，創部の管理が必須であることが挙げられる．

　最後に，RSAはこれまでの手術療法では対応困難であった症例に対して行われており，通常より手術より合併症の高いリスク（感染：3％，脱臼3％と言われている）もあり適応が絞られ，術後もリハビリテーションを行う必要があるが，術後半年程度で日常生活が可能になる程度に回復する症例が多い．RSAの執刀には，現時点では日本整形外科学会，日本肩関節学会，日本骨折治療学会により資格制度が設けられており，有資格者のみが執刀可能となっている．これらの骨折形に加えて，患者の既往やADLといった背景，患者周囲の要因なども加味して治療が行われることが望ましいので，数日以内に専門医に判断を仰ぐことをお勧めする．

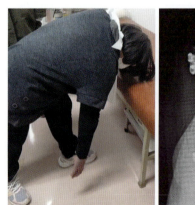 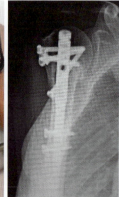 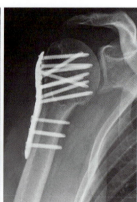 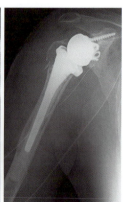

図1：左から石黒法，髄内釘固定，プレート固定，RSA

患者・家族への説明

　肩の骨である上腕骨に骨折があり，痛みで動かせない状況です．治療法には保存療法と手術療法がありますが，患者さんの全身状態や骨折形，さらにはご本人の ADL や周りの環境を含めて決定していく必要があります．保存療法が選択された場合には，通院リハビリテーションが必要で，手術が選択された場合には入院し，手術を受けたうえでリハビリテーションを行っていくことが必要です．また，転倒という軽微な外傷での骨折は脆弱性骨折と呼ばれ，骨粗鬆症治療を行っていなければ開始したほうがよいでしょう．

1) Yamamoto A, Takagishi K, Osawa T et al：Prevalence and risk factors of a rotator cuff tear in the general population. J Shoulder Elbow Surg 19：116-120, 2010

2) 日本整形外科学会ホームページ．https://www.joa.or.jp/

3) 石黒　隆：上腕骨近位端骨折に対する保存的治療—下垂位での早期運動療法について—．MB Orthop 23：21-29, 2010

（守屋秀一）

Ⅰ．肩関節

case 16　上腕を強くぶつけて上腕中央付近が腫れて痛む

その他の愁訴：投球動作中に際に腕の中央に痛みが生じたり，腕相撲で力いっぱい入れた際に急に痛みが生じたりすることもある．手首や指がのばせない，手背の感覚が低下している（橈骨神経麻痺）

Snap Diagnosis 一発診断！　上腕骨幹部骨折　Humeral shaft fracture

疾患概要
- 本骨折には，主に2つの受傷機転がある．
- 1つは，外傷による交通事故などの高エネルギーにより生じる場合である．直達外力であるため，横骨折が多く生じる．
- またもう1つは，腕相撲や野球の全力投球時に上腕骨に強いねじれの力がかかることにより生じるらせん骨折が生じる．
- 上記の理由から比較的若い年齢層と，高齢者でも骨粗鬆症の影響による骨脆弱性を伴う場合には，転倒などの低エネルギー外傷で生じることもある．
- 合併症として，骨折部に橈骨神経が陥頓することにより，下垂手，手指の伸展障害，感覚異常に代表される橈骨神経麻痺が10～12％に生じることが挙げられる[1,2]．
- 骨折部に神経が陥頓している症例や開放骨折では，緊急手術の適応となる場合があるので注意を要する．

診断へのアプローチ
- 痛みにより上肢が動かせないほどの状態となることが多いが，痛みの部位として肩関節や肘関節を訴えることがあるので注意を要する．
- しつこいようだが，橈骨神経障害の有無の確認を行う．患者は疼痛により大変であろうが，その重要性を説明したうえで確認することが必須である．また，後に麻痺が生じることがあるので，初療医の所見は必ず診療録および紹介状に記載することが必須である．

POINT　痛みの訴えに惑わされることなく，確実に神経学的所見をとる．また，その所見はカルテに記すことで，後から初診時の状態を把握することができる．

鑑別すべき疾患
上腕骨近位端骨折，肘関節骨折など．

検査
検査として，単純X線，3DCTが有用である．特に3DCTでは，斜骨折の際に骨折線が想像していたより近位や遠位まで伸びていることがあるので確認を要する．

治療（図1）

- 治療は，骨折形にもよるが橈骨麻痺の有無で治療方針（待機手術・緊急手術の要否）が大きく変わってくる．初療では痛みを軽減させるため，シーネ固定を行う．また，多発外傷で優先されるべき治療がある場合には，創外固定を用いて固定することもある．
- 治療方針の決定には，骨性接触の有無とアライメントが重要である．上腕骨骨幹部骨折は骨接合だけでなく周囲血流も豊富で，保存的治療も選択肢となってくる．
- 横骨折である場合に限らず斜骨折の場合においても，早期からの強固な固定とアライメントの確保を目的に，髄内釘による骨接合が行われている．特に上腕骨骨幹部骨折に対しては，腱板を損傷せずに腱板疎部（RI）から肩関節内に侵入し髄内釘を挿入して骨接合を行う方法が適応とな

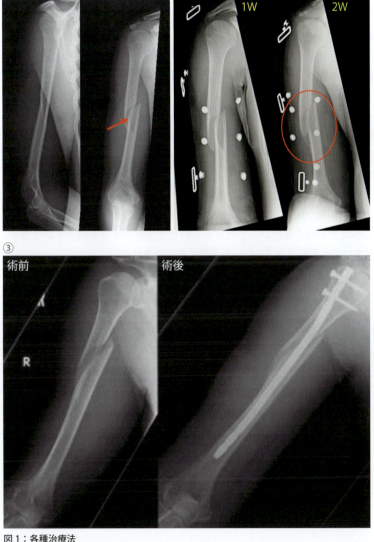

図1：各種治療法
①単純X線：上腕骨に斜骨折，②ファンクショナルブレース，③RIアプローチを行った髄内釘による骨接合

る[3]．プレートによる骨接合では，従来法に加えて MIPO（最少侵襲プレート固定法）も行われている．保存療法では，シーネ固定で仮骨形成が得られてからファンクショナルブレースによる固定が選択されることが多い[4]．

専門医へのコンサルテーション

　緊急性があるものは橈骨神経障害を呈しているものは，早急に緊急手術可能な病院に搬送を行う．また開放創に骨折部があることが危惧される症例に関しては，創部をガーゼで覆ったのち，セファゾリン 1g の点滴を行うことと，骨折部の安定化を図るため簡易的でも構わないのでシーネ固定を行い疼痛の改善を図ったうえで，専門機関へ転送を行う．橈骨神経麻痺が生じていないものに関しては，外固定を行ったのちに専門医の受診を促す．経過の途中で麻痺が生じた場合には，夜間でも緊急手術可能な病院を受診することを入念に説明することが必要である．

患者・家族への説明

1．橈骨神経麻痺がない場合
　保存療法を行うことでも比較的骨癒合が得られやすい骨折です．手術をしない場合は，ある程度外固定を行い骨折部の接触が生じている場合には骨がある程度できてから，ファンクショナルブレースという装具を着用することで，より早期からのリハビリテーションが可能になり後遺症を残すことが少ないといわれていますが，半年程度かかることが多いです．手術を行う際には，肩のインナーマッスルである腱板を切らずにインプラントを用いて固定する方法があります．これは早期からのリハビリテーションを行うことができますが，入院や手術での一般的なリスクがあります．

2．橈骨神経麻痺がある場合
　骨折により，手の甲の知覚神経と手関節を背屈させる運動神経である橈骨神経といわれる神経が麻痺をしてしまっています．状態によっては手術によって橈骨神経の状態を確認し，処置をする必要があります．そのうえで骨接合を行い，それからリハビリテーションを行っていきます．したがって，いずれの場合においても長期間のフォローが必要になります．

---

1) Hak DJ, McElvany M：Removal of hardware after fracture repair：indications and outcomes. Orthopedics 28：1647-1652, 2005
2) Shao YC, Harwood P, Grotz MR et al：The effectiveness of locking plates in proximal humeral fractures：a systematic review. J Bone Joint Surg Br 87：1692-1698, 2005
3) 徳永真巳：上腕骨骨幹部骨折の髄内釘固定に対する特殊なアプローチ 腱板疎部アプローチと NONOMIYA approach. 整外 Surg Tech 8：538-545, 2018
4) 伴　光正：上腕骨骨幹部骨折に対する保存的治療の実際. 整外 Surg Tech 8：571-577, 2018

（守屋秀一）

Ⅰ．肩関節

case 17 転んだあと肩が痛い

その他の愁訴：鎖骨が出っ張っている．

Snap Diagnosis 一発診断！ 肩鎖関節脱臼 Dislocation of the acromioclavicular joint

疾患概要
- 肩鎖関節脱臼とは，肩鎖靱帯・関節包の断裂，烏口鎖骨靱帯（菱形靱帯，円錐靱帯）の断裂により肩鎖関節（肩峰と鎖骨遠位）に痛みが生じた状態である．
- スポーツや転倒による直達外力が受傷機転として多い．
- 手術適応は，脱臼の程度，患者の活動性による．
- 近年，関節鏡下に人工靱帯を用いて損傷した烏口突起鎖骨靱帯の再建が行われるが，この場合は受傷早期（2～3週以内）が望ましい．

診断へのアプローチ
- コンタクトスポーツやスキー・スノーボードなどで肩の外側を強打したり，自転車での転倒など若年男性に多い．
- 軽症例は肩鎖関節を覆う肩鎖靱帯や関節包の断裂（Rockwood分類Ⅰ・Ⅱ）だが，重症になると烏口鎖骨靱帯が断裂し，鎖骨が転位をきたす（Rockwood分類Ⅲ・Ⅳ・Ⅴ・Ⅵ）．
- 肩鎖関節の圧痛があり，典型例（Rockwood分類Ⅲ）では鎖骨が上方転位し（鎖骨が浮き上がる），鎖骨を押すとピアノの鍵盤のように動くため piano key sign と呼ばれる．
- 患肢を脱力した状態で重量物を保持すると，肩甲骨が引き下げられ，鎖骨の突出が明瞭になる．
- 単純X線で診断されるが，健側と比較したり，上記のように鎖骨の突出を明瞭化するため，2kg程度の重錘を脱力しながら保持する（手にぶら下げる）ストレス撮影を行うとよい．

POINT 冠状面方向のみならず，水平面の転位の見逃しを防ぐため，3D-CTが有用である．

鑑別すべき疾患
- **鎖骨骨折** case 14：スポーツ外傷や転倒が受傷機転のため，鎖骨骨折と単純X線で鑑別する．
- **肩腱板断裂** case 2：単純X線で鎖骨の転位が目立たず，保存加療にて疼痛の軽快がなかなか得られない場合，エコーやMRIで腱板断裂を鑑別する必要がある．

検査
単純X線（図1）：上記のように健側との比較やストレス撮影を行うことにより，診断は容易である．ただし，前後（胸背）方向への脱臼程度は単純X線での診断が難しい．
CT：脱臼の正確な状態把握が可能であり，3D画像の作成により鎖骨の前後方向への転位も容易に確認できる．
MRI：腱板断裂合併の有無や，烏口鎖骨肩靱帯断裂も確認可能である．

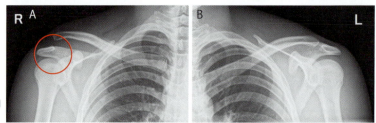

図1：単純X線（脱臼（Rockwood分類Ⅲ））(A)，健側(B)

治 療

- **保存加療**：単純X線にて鎖骨の転位が少ない軽症例である捻挫（Ⅰ）・亜脱臼（Ⅱ）は，保存加療を行う．痛みに応じて非ステロイド性抗炎症薬（NSAIDs）を処方し，三角巾やスリングで2～3週使用する．1～2ヵ月程度で疼痛は改善し，スポーツなどの活動を再開を許可する．
- 鎖骨の転位が大きい場合は，手術適応である．後方脱臼（Ⅳ）・高度脱臼（Ⅴ）・下方脱臼（Ⅵ）は手術が必要であるが，脱臼（Ⅲ）は患者の活動性により保存加療か手術加療かを選択する．
- 脱臼（Ⅲ）は，保存加療でも疼痛の改善は得られることが多いが，スポーツの種類，肉体労働の程度によっては疼痛が残存する可能性がある．女性の場合，手術創と鎖骨の浮き上がりのどちらをとるかの審美的問題，加害者のいる交通事故の被害者で疼痛の残存が遺恨にならないか，などどいったことも考慮しなければならない．

肩関節外科医へのコンサルテーションと手術療法

　単純X線にて鎖骨の転位が大きい場合や疼痛が強い場合には，脱臼程度の再評価，手術適応の有無について肩関節外科医へ紹介するとよい．新鮮例と陳旧例で手術方法が変わるので，早期に紹介が望ましい．

患者・家族への説明

1. 鎖骨転位が少ない場合（Rockwood分類 Ⅰ・Ⅱ）

　肩鎖関節という肩甲骨と鎖骨の端の関節の捻挫（Ⅰ）や靱帯損傷による軽度のずれ（Ⅱ）が起こりました．腕が下に引っ張られると肩鎖関節に負担がかかるので，2～3週間腕を吊っておきましょう．通常，痛みは自然軽快しますが，長く続く場合には再度精査を行います．

2. 鎖骨転位が大きい場合（Rockwood分類 Ⅲ・Ⅳ・Ⅴ・Ⅵ）

　肩鎖関節の靱帯断裂に加え，烏口突起と鎖骨をつなぐ靱帯が断裂し肩鎖関節が大きくずれてしまっています．ずれる方向によっては必ず手術しなければなりませんが，単純に上にずれている場合には（ご本人の）活動性によっては手術しない場合もあります．その辺りは専門的な判断になりますので，この分野の先生に紹介いたします．手術方法が怪我してから時間が経つと変わる場合もありますので，早い段階で受診されるのがおすすめです．

（大西信三）

Ⅰ. 肩関節

case 18　重いものを持つと肩が外れそうになる

その他の愁訴：肩が痛む，腕が重くてだるい．

Snap Diagnosis 一発診断！　ルースショルダー　Loose shoulder

疾患概要
- 非外傷性で非随意性の亜脱臼に分類される[1]．
- 明らかな外傷歴がなく肩構成骨に異常を認めず，通常両側性に生じる[1]．
- 遠藤らは1971年に，下方不安定性を有するものをルースショルダー（動揺肩）とした．
- Neerらは1980年に，多方向性の不安定性を有する同様の疾患を multidirectional instability（MDI）と報告[2]．
- MDIは，病態としてはルースショルダーと重複している部分が多い[2]．

診断へのアプローチ
- 18～19歳前後が最多，女性にやや多い[3]．
- 不安定感に加えて，疼痛や上肢のだるさを訴える症例も多い[3]．
- 脱臼や亜脱臼感にもかかわらず，これまで大きな外傷がない症例が多い．
- 小外傷や過度の上肢の使用が引き金になることも多い（4割）[3]．
- 全身弛緩性を有していることが多い．

POINT　明らかな外傷がなく，肩の不安定感を訴える女性が多い．

鑑別すべき疾患

- 反復性肩関節脱臼：初回脱臼において明らかな外傷が誘因となる場合が多く，問診が重要である．CTやMRIで骨欠損や関節唇損傷を認める場合も多い．
- 随意性肩関節脱臼：自分の意志で脱臼させることができるが，痛みはそれほど伴わない症例もみられる．
- Ehlers-Danlos症候群（EDS）：皮膚の過伸展，結合組織の脆弱性，関節の可動域の亢進を認める．肩の不安定性を主に訴える関節型のEDS症例もみられ，まだEDSと診断を受けていない場合もあるため注意を要する．手術成績は不良のため，保存加療が選択される[4,5]．

検査

- 身体所見では，前方の不安定性に加えて，下方弛緩性（sulcus sign）や後方不安定性（posterior jerk testなど）を認めることが多い．
- 単純X線では，上腕骨頭の下垂を認めることもある．重錘を持ってもらい撮影すると，より骨頭下垂が明らかになる（図1）．
- また，全身の関節弛緩性のテスト（東大式，Carterの5徴など）は，本疾患の補助になる．

- 通常脱臼を繰り返す症例では，X線やCTで健側と比較し肩甲骨窩の骨欠損を認め，3DCTにおいて上腕骨頭のHill-Sachs病変を認めるが，これらの所見が認められない症例では，軟部組織が緩いことを示唆し，本疾患を想定する．
- さらに，不安定性が続くにもかかわらず関節造影MRIにて明らかなバンカート病変が認められない症例では，関節の弛緩性が強いことを示唆するため，本疾患を念頭に置く．

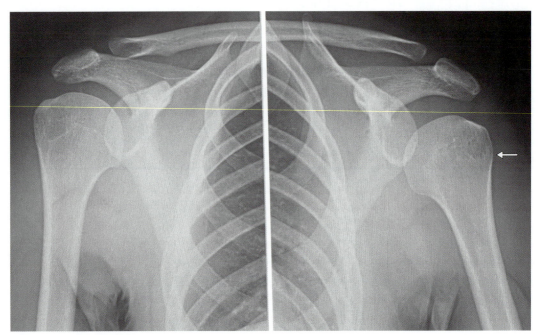

図1：18歳，女性．ルースショルダーの症例
左肩が患側．健側に比べて骨頭の下垂が著明．本症例では重錘なし．

治療

- ルースショルダーに対しては，リハビリテーションを中心とした保存加療が基本である．
- Spanhoveらは等尺性内外旋運動や等尺性屈曲・伸展運動は，肩不安定症の患者に有益である可能性があるが，リハビリテーションの初期段階では下方（亜）脱臼のリスクがあるため，MDIの患者の運動で2kg以上の重量を使用しないよう推奨するとしている[4]．
- また，MDIに対して指導下での2種類の在宅運動療法を施行し，いずれも時間依存性に症状が改善したとも報告している[5]．
- Neerらは，最低1年以上のリハビリテーションでも改善がない場合には手術を考慮するとしている[2]．またルースショルダーの患者では，精神面での不調を訴える症例も多いといわれている[3]．場合によっては精神面のサポートも必要と考える．

専門医へのコンサルテーション

　保存加療でも不安定性や疼痛の訴えが改善せず，日常生活に支障をきたしている症例は，手術を考慮する場合もある．ただし手術の難易度は高く，成功したとしても患者の満足度は必ずしも高いとはいえないため，外科手術は十分に適応を考慮して慎重に行う必要がある．

患者・家族への説明

　肩の関節が緩いため，痛みや不安定感によるだるさなどを感じやすい状態です．仕事や外傷などで肩に負担がかかると症状が悪化しやすいため，気をつける必要があります．腱板などのインナーマッスルを強化することも有効で，リハビリテーションなどによる保存加療を中心に根気よく継続して治療していきましょう．

1) 井手淳二：動揺肩に対する保存療法と鏡視下手術（解説）. Med Rehabil 157：133-136, 2013
2) Neer CS 2nd, Foster CR：Inferior capsular shift for involuntary inferior and multidirectional instability of the shoulder：a preliminary report. J Bone Joint Surg Am 62：897-908, 1980
3) 信原克哉：肩 その機能と臨床 第4版. 医学書院，2012
4) Spanhove V, De Wandele I, Kjær BH et al：The effect of five isometric exercises on glenohumeral translations in healthy subjects and patients with the hypermobility type of the ehlers-danlos syndrome（heds）or hypermobility spectrum disorder（hsd）with multidirectional shoulder instability：an observational study. Physiotherapy 107：11-18, 2020
5) Spanhove V, De Wandele I, Malfait F et al：Home-based exercise therapy for treating shoulder instability in patients with hypermobile Ehlers-Danlos syndrome/hypermobility spectrum disorders. A randomized trial. Disabil Rehabil 45：1811-1821, 2023

（上條秀樹，高橋憲正）

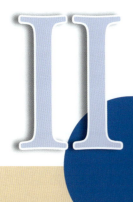

II 肘

1. 機能解剖

はじめに

　肘関節は，非常に狭い領域の中にさまざまな筋腱，靱帯，神経・血管構造が混在し，その最深層には関節包が存在する．これらの構成要素の解剖学的特徴や位置関係を熟知することが，肘関節疾患の適切な診断・治療には必要である．本稿においては，主に肘関節外側・内側の筋群，関節包といった関節周囲構造を肉眼解剖および組織学的に概説し，診断へのアプローチのための知識を整理する．

骨構造

　肘関節は，上腕骨遠位，尺骨近位および橈骨近位からなり，腕尺関節，腕橈関節および近位橈尺関節の3つの関節で構成される．上腕骨遠位は，前方には橈骨窩と鉤突窩が，後方には肘頭窩があり，内側・外側上顆を結ぶ線である transepicondylar line に対して6〜8°外反している（図1A, B）[1]．側方から見ると，小頭・滑車関節面は上腕骨軸に対して30〜40°前傾し（図1C），回転軸は transepicondylar line に対して約5°内旋している（図1D）[2]．橈骨頭は関節面が上腕骨小頭に対して凹面となり腕橈関節を形成し，さらに尺骨の橈骨切痕（lesser sigmoid notch）との間でも近位橈尺関節を形成する．尺骨近位端は尺骨骨軸に対して4°外反し，関節面は30°ほど後傾し，近位端は骨軸に対して約5°屈曲している（図2）[3,4]．

神経，動脈

　肘関節周囲の神経（正中神経，橈骨神経，尺骨神経），動脈について簡潔に述べる（図3）．正中神経および上腕動脈は上腕部で上腕二頭筋の内側を走行する．正中神経は肘関節のやや近位で円回内筋枝を出した後，そのまま下行し，円回内筋の高位で前骨間神経を分枝する．

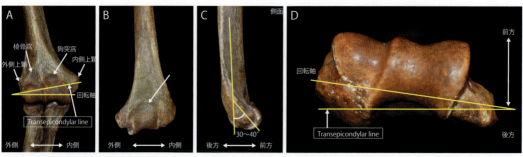

図1：上腕骨遠位端の骨性構造（右肘）
A：肘関節は腕尺関節，腕橈関節および近位橈尺関節の3つの関節で構成される．上腕骨遠位は，前方には橈骨窩と鉤突窩があり，内側・外側上顆を結ぶ線である transepicondylar line に対して6〜8°外反している．
B：上腕骨遠位後方には肘頭窩がある．
C：小頭は骨軸に対して約30〜40°前傾している．
D：上腕骨を遠位から観察．上腕骨遠位の回転軸は，transepicondylar line に対して約5°内旋している．

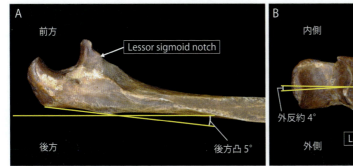
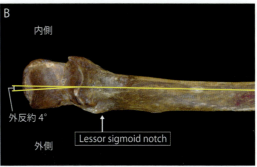

図2：尺骨の骨性構造（右肘）
A：尺骨近位部は骨軸に対して約5～6°屈曲している．
B：長軸に対して，近位部は約4°外反している．

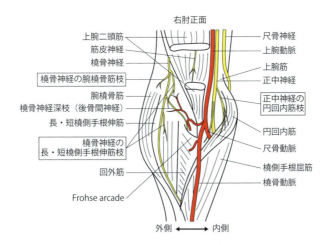

図3：肘関節前面の筋・神経・血管（右肘）
肘関節周辺の筋・神経・血管をイラストで示した．正中神経，橈骨神経は肘関節レベルで，それぞれ円回内筋や腕橈骨筋，橈側手根伸筋に枝を出す．

　橈骨神経は，上腕中央部で遠位橈側に向かって下降し，外側筋間中隔を後方から貫通して腕橈骨筋と上腕筋の間を下行する．ここで橈側に向かって腕橈骨筋，長・短橈側手根伸筋へそれぞれ筋枝を出す．さらに神経は下行しておおむね肘関節裂隙の高位で浅枝と深枝に分枝する．この深枝が進入する回外筋の前縁部分はFrohse arcadeと呼ばれ，絞扼性神経障害の好発部位である．橈骨神経深枝は回外筋の浅層と深層の間を下行し後骨間神経と呼ばれる．

　尺骨神経は，内側筋間中隔と上腕三頭筋の間を下行し，内側上顆の後方を回って，尺側手根屈筋上腕頭と尺骨頭の間をさらに下行してゆく．同部においては神経の表層側に滑車上肘靭帯を認めることがある．その遠位には尺側手根屈筋腱膜が存在し，この部を肘部管と呼び，尺骨神経の絞扼性神経障害の好発部位である．

　上腕部を正中神経とともに下行してくる上腕動脈は，肘関節裂隙のやや遠位で橈骨動脈と尺骨動脈に分枝する．その途中，上腕中央やや遠位で上尺側側副動脈と下尺側側副動脈を分枝する．これらの分枝は，肘関節尺側の構成体を栄養する．一方，上腕近位で上腕動脈から分枝した上腕深動脈は上腕後方に回り橈側を下行し，上腕骨遠位部で前橈側側副動脈，後橈側側副動脈に分かれ，肘関節橈側の構成体を栄養する．

肘関節の安定化機構

次に肘関節安定性において重要な筋と関節包について述べるが，その前に「靱帯」について考える．肘関節外側・内側側副靱帯に関しては，これまでにいくつもの解剖学的追試が行われてきたが，結果は混沌としている．実際の臨床においても，どこが腱膜でどこが靱帯か境界が明瞭でないことを経験する．組織学の教科書によれば「靱帯とは，繊維の配向性が腱ほど整序的ではないが，腱膜ほど交錯していない密性結合組織」と説明されており[5]，明確に区別できるものではないことがわかる．さらに，靱帯は関節近傍に存在するが，その最深層にある関節包は腱・靱帯・腱膜のすべての構造との境界が不明瞭である．つまり，関節近傍に存在する腱，腱膜，関節包などの膠原組織は，いずれも「靱帯」と名がつく可能性がある．そのことが，肘関節外側・内側側副靱帯が理解されにくい原因の1つではないかと推測される．これらのことより，肘関節の安定化構造の理解には，筋腱の起始，停止，その関節包との関係性を理解することが重要であると考えられる．

①肘関節外側の安定化構造

肘関節外側において，浅層伸筋群（腕橈骨筋，長・短橈側手根伸筋，指伸筋，尺側手根伸筋）は，共同起始や共同腱と呼ばれる構造を成しているため，起始部では個々を区別することは困難である．しかし，筋成分と腱成分は肉眼上，明らかに異なっているため，筋成分のみを除去し，腱成分の正確な配置を理解することは可能である．肘外側にて，個々の筋の腱成分を遠位から近位へと同定し，剥離翻転していくと，各筋腱の筋・腱成分の組成は筋ごとに割合が異なるということが観察される．この特徴を利用すると，浅層伸筋群起始部を個々の筋腱ごとに明確に同定することができる．長橈側手根伸筋は短橈側手根伸筋と隣接しているが，外側上顆より近位の外側上顆稜から起始し，腱成分をほとんど含んでいない（図4A）．短橈側手根伸筋だけは，筋成分をほぼ含まず，厚い長い起始腱が外側上顆の遠位前方から起始している（図4B）[6]．

浅層伸筋群の深層には回外筋が広がっており，さらにその深層には連続する線維性構造，いわゆ

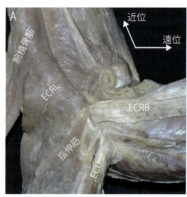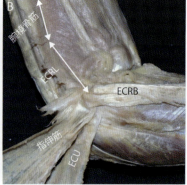

図4：肘外側浅層伸筋群（右肘）
A：腕橈骨筋長橈側手根伸筋（extensor carpi radialis longus：ECRL），指伸筋と尺側手根伸筋（extensor carpi ulnaris：ECU）を遠位で切離し，背側へと翻転している．他の筋群と比較して，短橈側手根伸筋（extensor carpi radialis brevis：ECRB）は起始部に腱成分を含んでいない．
B：各筋の筋成分を除去している．腕橈骨筋とECRLはほぼ腱成分を含んでいない．指伸筋とECUは金を包む薄い腱膜を認めるのみである．

（文献7より）

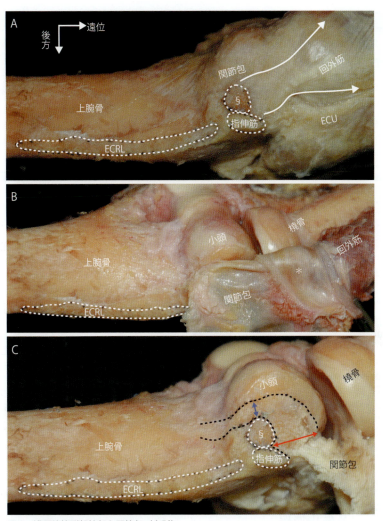

図5：浅層伸筋群起始部と関節包（右肘）
A：浅層伸筋群を除去した右肘．白点線領域は，長橈側手根伸筋（extensor carpi radialis longus：ECRL），短橈側手根伸筋（§），指伸筋の起始部．回外筋の起始腱膜が，関節包と結合している（白矢印）．
B：関節包を尺骨から切離して，外側に翻転すると，橈骨頭に対応した関節包が区別される．この部分は一般的には輪状靱帯（＊）と呼ばれている．
C：関節包をさらに後方へと剥離翻転すると，関節包の付着幅は前方（青両矢印）と比して，遠位（赤向矢印）は幅広い．

(文献7より)

る関節包が関節腔を形成している．短橈側手根伸筋起始部の前方では薄い膜状の関節包が，上腕骨小頭の外側壁を被覆するように幅狭く付着している（**図5**）．一方，短橈側手根伸筋起始部の遠位部分においては，関節包が回外筋の腱性起始部と結合して関節包腱膜複合体を形成しており，それが幅広く上腕骨外側上顆の遠位に付着している（**図6**）[7]．この関節包腱膜複合体が，一般的には外側（橈）側副靱帯と呼ばれている．橈骨頭に対応する部分は区別できる関節包で，輪状靱帯と呼ばれている．

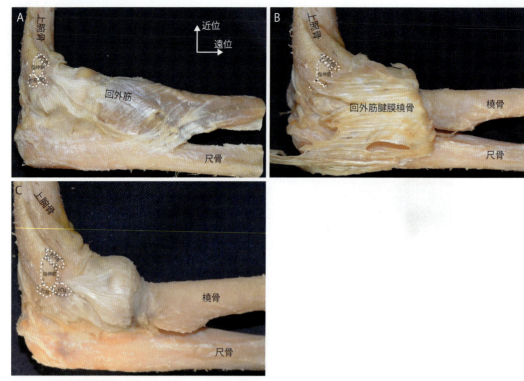

図6：回外筋腱膜と関節包
A：尺側手根伸筋（extensor carpi ulnaris：ECU）と肘筋も含めて，浅層伸筋群をすべて起始部から切離した．浅層伸筋群の起始部は白点線領域により示す．回外筋が関節包上を被覆している．
B：回外筋の筋成分を切除し，表層腱膜を近位へ翻転している．
C：回外筋腱膜を，黒矢印よりも遠位で切離した．関節包腱膜複合体が観察される．

（文献6より）

②肘関節内側の安定化構造

　肘関節の内側は，外側同様に回内屈筋群が共同起始を形成している．回内屈筋群は筋間の腱膜を共有していることが多く，各筋腱を別々に分離するのは困難である（**図7**）．そこで，層構造を観察するため，鉤状突起結節レベルの軸位断面を作成し観察してみる（**図8A**）．回内屈筋群のうち，浅層は前から橈側手根屈筋と長掌筋が配列している．深層は，外側から上腕筋，円回内筋，浅指屈筋，そして尺側手根屈筋が並んでいる．ここで特筆すべきは，円回内筋と浅指屈筋の間に線維性かつ充実性の腱性中隔が存在することである[8]．同断面にマッソントリクロム染色を用いた組織学的解析を行うと，この腱性中隔は上腕筋の筋内腱や，浅指屈筋の深層腱膜にも連続する，回内屈筋群の大部分を占める線維性構造であることがわかる（**図8B**）．また，浅指屈筋と尺側手根屈筋の間にも後方の腱性中隔が存在するが，前述の前方腱性中隔に比較すると未発達である．筋成分を除去してみると，円回内筋と浅指屈筋との前方腱性中隔は，内側上顆の前面から起始し，尺骨鉤状突起結節の外側面に付着している（**図9A**）[8]．前方腱性中隔を外側に翻転して観察すると，上腕骨内側上顆前面と鉤状突起結節を連結し，浅指屈筋の深層腱膜として腕尺関節を被覆している（**図9B**）．さらに，浅指屈筋と尺側手根屈筋との間には後方腱性中隔を認め，尺骨神経がそれを貫いている．後方腱性中隔も外側へ翻転すると，上腕骨内側上顆後面と鉤状突起結節を連結し，尺側手根屈筋の深層腱膜や腕尺関節の関節包へと移行している（**図9C**）．これらのように，腱性中隔が内側上顆と鉤

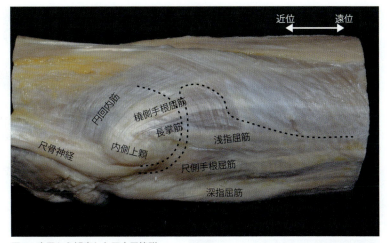

図7：表層から観察した回内屈筋群
皮膚と皮下組織を除去した左肘．回内屈筋群に属する各筋の配列や尺骨神経の走行を大まかに示す．

(文献8より)

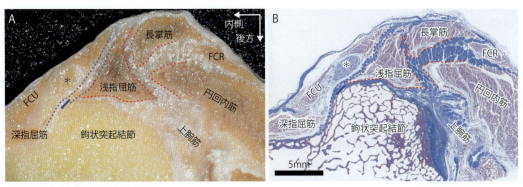

図8：鉤状突起結節における軸位断面
A：浅層には，橈側手根屈筋（flexor carpi radialis：FCR）と長掌筋腱が被覆，外側から上腕筋，円回内筋，浅指屈筋，そして尺側手根屈筋（flexor carpi ulnaris：FCU）が配列する．
FCRと長掌筋の深層，円回内筋と浅指屈筋の間に線維性の腱性中隔が存在する（赤点線領域）．また，浅指屈筋とFCUの間にも腱性中隔が存在する（青点線領域）．尺骨神経（*）は後者の腱性中隔に接している．
B：Aにおけるマッソントリクロム染色を示す．

(文献8より)

状突起結節を連結しており，一般的に呼ばれている内側側副靱帯の前方線維とは，円回内筋，浅指屈筋，上腕筋によって形成された線維性構造の一部を，あたかも腕尺関節をバンド状に結合しているかのごとく，人為的に区別した構造であると解釈することができる．

③前方関節包

肘関節の安定性においては，外側・内側の筋腱・関節包に加え，前方要素も重要な役割を果たす．尺骨鉤状突起による骨性の適合性のみならず，付着する軟部構造である上腕筋や関節包が安定化に寄与している．尺骨鉤状突起においては，上腕筋が上腕骨前面から起始し，鉤状突起の内側へと停止している．そのため，必然的に腕尺関節の関節包は鉤状突起の外側で幅広く，内側ではそれと比較して狭く付着している（図10）[9]．

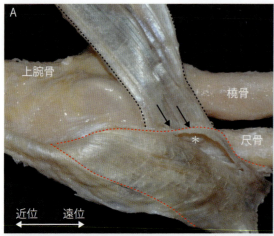
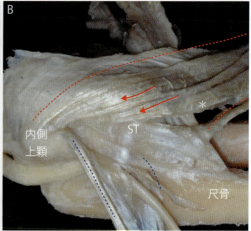
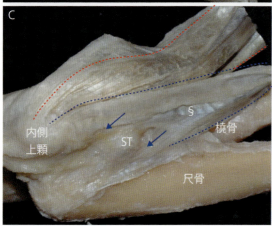

図9：回内屈筋群内腱性中隔

A：肘関節内側において筋成分を除去し，腱成分のみを残している．円回内筋と浅指屈筋との間に存在する前方の腱性中隔（赤点線領域）は，内側上顆の前面から起始し，尺骨鉤状突起結節（sublime tubercle：ST）に付着する．その外側基部にはさらに上腕筋腱が結合する．正中神経が通過していた部分は穴が空いている（＊）．

B：Aの腱性中隔を外側に翻転して，内側から観察している．前方腱性中隔は，内側上顆前面の基部とST外側面を連結し，浅指屈筋の深層腱膜に移行する．さらに後方には，浅指屈筋と尺側手根屈筋との間の後方の腱性中隔（青点線領域）を認め，尺骨神経がそれを貫いている．

C：後方腱性中隔を外側に翻転し，内側から観察している．後方腱性中隔は，内側上顆後面とST内側面を連結し，尺側手根屈筋の深層腱膜や腕尺関節の関節包へと移行する．尺骨神経が通過していた部分は穴が空いている（§）．

（文献8より）

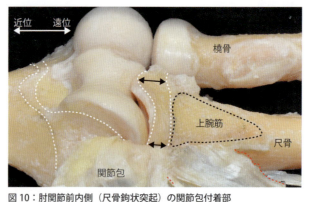

図10：肘関節前内側（尺骨鉤状突起）の関節包付着部

円回内筋と浅指屈筋との間の前方腱性中隔（赤点線領域）と関節包を外側から内側方向へ剥離，翻転している．白点線領域は関節包の骨付着部を示す．上腕筋は上腕骨前面から起始し，鉤状突起の内側へと停止しているため，関節包は鉤状突起の外側で幅広く，内側で幅狭く付着している（黒両矢印）．

（文献9より）

おわりに

上腕骨外側・内側上顆に付着する筋腱と関節包を中心に肘関節の機能解剖について述べた．肘関節の内側と外側では，起始する筋腱同士の関係や深層の関節包との関係は大きく異なっている．いずれも，既存の「靱帯」というひも状構造を想定しているのみでは理解できず，腱・腱膜，腱性中隔や関節包の一部の線維性組織であり，肘関節はそれらにより動的に安定化されている構造と理解すべきである．肘関節疾患の病態把握，治療に際し，やや複雑ではあるが，上記のような解剖学的知見が役に立てば幸いである．

1) Zhao W, Guo Y, Xu C et al：Distal humerus morphological analysis of chinese individuals：a statistical shape modeling approach. Orthop Surg 14：2730, 2022

2) Boileau P, Bicknell RT, Mazzoleni N et al：CT scan method accurately assesses humeral head retroversion. Clin Orthop Relat Res 466：661-669, 2008

3) Windisch G, Clement H, Grechenig W et al：The anatomy of the proximal ulna. J Shoulder Elbow Surg 16：661-666, 2007

4) Beşer CG, Demiryürek D, Özsoy H et al：Redefining the proximal ulna anatomy. Surg Radiol Anat 36：1023-1031, 2014

5) Ross MH, Pawlina W：Connective tissue. Histology：a text and atlas with correlated cell and molecular biology 7th edition. Wolters Kluwer, pp156-187, 2016

6) Fukai A, Nimura A, Tsutsumi M et al：Lateral ulnar collateral ligament of the elbow joint：reconsideration of anatomy in terms of connection with surrounding fibrous structures. J Bone Joint Surg Am 104：1370-1379, 2022

7) Nimura A, Fujishiro H, Wakabayashi Y et al：Joint capsule attachment to the extensor carpi radialis brevis origin：an anatomical study with possible implications regarding the etiology of lateral epicondylitis. J Hand Surg Am 39：219-225, 2014

8) Hoshika S, Nimura A, Yamaguchi R et al：Medial elbow anatomy：a paradigm shift for UCL injury prevention and management. Clin Anat 32：379-389, 2019

9) Shimura H, Nimura A, Nasu H et al：Joint capsule attachment to the coronoid process of the ulna：an anatomic study with implications regarding the type 1 fracture of the coronoid process of the O'Driscoll classification. J Shoulder Elbow Surg 25：1517-1522, 2016

（佐々木亨，二村昭元）

2. 問診・身体所見

肘関節の特徴

　肘関節は，上腕骨，尺骨，橈骨の３つの骨からなり，腕尺関節，腕頭関節，橈尺関節と３つの関節で構成される．それぞれが蝶番関節，球状関節，車軸関節と異なる関節構造をとることで，複雑な形態を呈している．主に腕尺関節と腕頭関節は，肘の屈曲，伸展動作にかかわり，橈尺関節は前腕の回内，回外運動にかかわる．一方で，肘関節は内反，外反の動きに制限があるため，肘関節へ過度な内外反の負荷がかかると障害が生じやすい．成人であれば関節の安定性に寄与する側副靱帯や関節包，筋肉への障害が生じるが，成長期の子供であれば骨軟骨への障害が生じる．例えば，野球の投球動作においては，肘への外反強制が起こるため，肘内側に牽引力，肘外側に圧迫力がはたらくため，肘へ負荷がかかりやすい．特に成長期では，過度な投球動作による骨軟骨障害に注意が必要となる．

　また肘関節は，肩関節の障害による二次的な発症や手関節，手指関節など隣接関節への影響もみられることがあり，肘の診察では，できるだけ隣接関節の痛みや機能障害の有無を評価する．

問　診

　問診では，発症時期，発症機序（外傷性，非外傷性），疼痛部位，利き手，疼痛が誘発される動作，安静時痛の有無，既往歴（幼少期の肘周辺の骨折など），生活歴，仕事歴（仕事内容の詳細），スポーツ歴，これまでの治療歴や通院歴など幅広く聴取することが大切になる．外傷などを契機とした急性の痛みなのか，経過の長い慢性の痛みなのかは，診断のための重要な情報となる．また，患者にとって何が最も困っている動作なのか，患者さんの診療，治療に対する希望も聞いておくと，治療方針を立てるうえで役に立つ．スポーツ歴に関しては，成長期に野球などのオーバーヘッドスポーツを行っていると肘の変形が遺残していることもあるので，過去に経験したスポーツの種目，経験年数，経験当時の年齢なども聴取する．

　野球選手の肘痛に関する問診であれば，野球歴（何歳から野球を始めたか），過去の肘痛の経験の有無，練習時間，練習日数，ポジション，投手であれば週に何球投げるのか，投球時の痛みの有無，バッティング時の痛みの有無，投球動作のどこで痛みが誘発されるかなどを細かく問診する．

視　診

　肘の視診においては，必ず両肘を比較して行う．腫脹，発赤，皮膚色，皮下出血，内反変形，外反変形の有無，肘の屈曲制限，伸展制限も確認する．肘の屈曲，伸展は左右同時に評価すると左右差がわかりやすい（図1）．また，肘の伸展動作では，全身弛緩性の指標の１つとなる過伸展がないことを評価する．前腕の回内外を評価する際は，手に長めの棒を握ってもらうことで可動制限がわかりやすくなる（図2）．

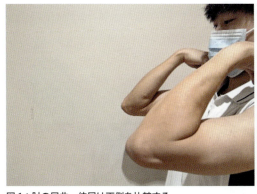
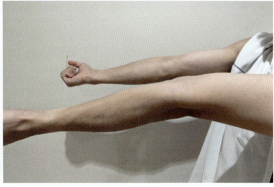

図1：肘の屈曲，伸展は両側を比較する

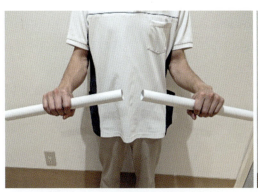
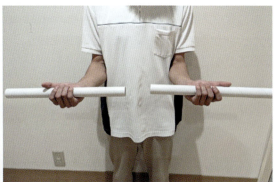

図2：前腕の回内，回外は手に棒を持つと左右差がわかりやすい

触診，徒手検査

①圧 痛

　肘の触診では，患者さんの顔をみながら丁寧に圧痛部位を探すことが重要となる．触診した際に，痛みによる患者の表情の変化を見逃さないようにする．特に痛みの強い部位は最後に圧痛を確認するようにする（最初に痛みを誘発すると痛みの箇所がわかりにくくなる）．

　肘の圧痛部位は狭い範囲に多数あるため，解剖学的構造を十分に理解する．肘内側では，内側上顆，内側上顆下端，鉤状結節，尺骨神経，前腕屈筋群，肘外側では，外側上顆，腕橈関節，橈骨頭，前腕伸筋群，肘後方では，肘頭，肘頭窩，上腕三頭筋遠位，前方では，上腕二頭筋，上腕二頭筋腱（橈骨粗面に付着），腕橈骨筋などを確認する（図3，図4）．また，尺骨神経の Tinel like sign の有無を観察する．Tinel like sign がみられた際は，肘近位より遠位に徐々に移動しながらさらにその絞扼部位を推察する．絞扼部位としては，近位より Struthers' arcade，筋間中隔，上腕骨内側上顆，肘部管，尺側二頭屈筋の二頭の間の5ヵ所がある．

②肘可動域検査，肘のストレステスト

　肘関節の可動域検査では，自動運動，他動運動を行い，筋力の評価に合わせて，疼痛や筋緊張が関節運動に伴って誘発されるか観察する．肘の屈曲伸展では，過伸展，過屈曲時の疼痛の有無を確認する．また，肘の可動時に腕頭関節のクリック音の有無も確認する．クリック音は，腕頭関節に母指腹側を当てながら肘の屈曲伸展，回内外を行うとわかりやすい．

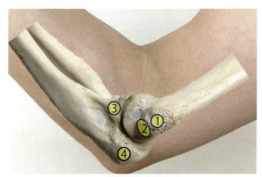
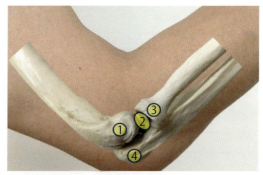

図3：肘内側（右肘）の骨性のメルクマール
①内側上顆，②内側上顆下端，③鉤状結節，④肘頭．

図4：肘外側（右肘）の骨性のメルクマール
①外側上顆，②腕橈関節，③橈骨頭，④肘頭．

　肘に外反ストレスをかけて，肘内側の靱帯の痛みや緩さを観察する．肘伸展，0°，30°，60°，90°と，肘の屈曲角度を変えながら評価を行う．内反ストレスでは，肘，外側の靱帯の痛みや緩みを評価する．

（飯島裕生）

3. 画像診断（エコー含む）

肘関節の特徴

　肘関節傷害の診断に，画像診断は欠かせない．単純 X 線は変形した関節や骨折を観察が可能であり，MRI や超音波診断装置（以下エコー）は，悩ましい骨折や軟部組織損傷，末梢神経傷害の診断に有用である．ただ，画像所見＝診断病名ではなく，身体所見と併せて画像診断があることを忘れてはならない．それぞれの画像の使い分けを説明し，特に一発診断で有用なエコーについて詳しく解説する．

単純 X 線

　単純 X 線は，現在のところゴールドスタンダードの検査法である．骨の形態や構造を視覚化でき，骨折や脱臼，関節の変形，腫瘍などを診断が可能である．初期のスクリーニングや外傷評価において特に重要であり，その低被曝性，簡便性から，広く利用されている．画像のみるべきポイントは多く，皮質の連続性，骨梁構造，軟部陰影の読影に加え，骨棘形成や変形などを意識して読影を行う．例えば，肘の骨折においては皮質の連続性を特に注目するが，転位が小さい場合は骨梁構造の破綻を確認する．また，fat pad sign のように軟部組織まで読影し，骨折を疑うこともある（**図 1**）[1]．整形外科医が習得すべき古典的な画像診断ツールであり，整形外科医の基本ともいえる．

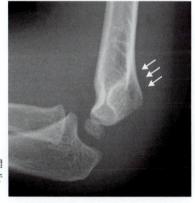

図 1：Fat pad sign
Fat pad sign（矢印）が陽性であり，肘関節内に及ぶ骨折を疑う．骨折線が明らかではない上腕骨顆上骨折である．

CT

　CT は，三次元的な画像を構築できることから，整形外科手術を飛躍的に進歩させた検査法である．また，高い解像度により，骨内部の状態を詳細に評価することが可能である．例えば，上腕骨小頭離断性骨軟骨炎のような軟骨下骨病変の診断と評価において重要である（**図 2**）．

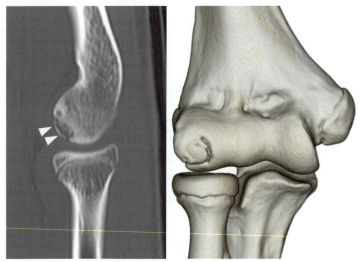

図2：上腕骨小頭離断性骨軟骨炎のCT画像
単純CT画像矢状断で上腕骨小頭の軟骨下骨に，島状の分節像（矢頭）を形成している．
3D画像では，同部位が明確に異常像として描出される．

MRI

MRIは，非侵襲的かつ高い解像度を有し，軟部組織の画像診断に優れている．関節リウマチや靱帯，筋腱などの損傷の診断が可能である．また，CTでも捉えられない骨挫傷を診断することもできる（図3）．

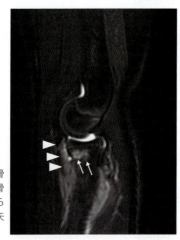

図3：橈骨頭骨端線損傷のMRI画像
単純X線やCTで診断ができなかった橈骨頭骨端線損傷である．MRIでは骨内部に骨折線とその周辺に骨髄浮腫（矢印）がみられる．回外筋内にも出血が及んでいる（矢頭）．

超音波診断装置（エコー）

肘関節傷害の診断とエコーは，親和性が高い．エコーはリアルタイムでの観察が可能であり，骨表面の異常，腱や靱帯の損傷，滑液包，関節内の異常，末梢神経の障害などさまざまな部位を観察できる[2]．当てたらすぐに観察が可能で，回内屈筋群の肉離れなど，今まで見逃されていた障害な

どを即座に診断することができる．痛い部位に当てると異常が見つかることから，極論を言えば診察をしなくとも，問診・症状から一発診断できるときもある．そのため，当然外傷の診断も可能である．関節内や周囲の血腫から骨折を予測することや，単純X線では悩むような骨折も骨折部を直接確認し，診断可能である．また，小児の裂離損傷のように，受傷時には診断に悩む症例も即座に診断できる（図4）．修練が必要ではあるが，慣れてしまえば有用な診断ツールである．その非侵襲性と簡便性から，次世代の整形外科医にとっては，単純X線に代わるゴールドスタンダードとなる検査であるといえる．

また，エコーは動的な診断が可能であり，病変の不安定性の評価ができる．例えば，上腕骨小頭離断性骨軟骨炎の病変が動くかどうかは，後方からプローブを当て回内外を行うことで，橈骨頭の動きに伴い不安定性があるかどうかの評価ができる（図5）．

また，ドプラモードにより血流の評価も可能であり，組織の修復や炎症などさまざまな診断が可能である．外側上顆炎などの腱付着部障害など，痛い部位をドプラモードで観察することで診断ができる（図6）．

また，筋・腱・骨にとどまらない．末梢神経障害の診断にも優れている．肘部管症候群を代表する神経障害だけでなく，急に指が動かなくなったといったような麻痺の診断も可能である．頸部由来ではない麻痺のなかでも，前骨間神経・後骨間神経麻痺の診断はMRIを用いても診断が難しく，エコーを用いれば神経のくびれ（砂時計サイン）を一発診断可能である（図7）[3]．

エコーの最大の欠点は，全体像を把握しにくいことである．当てた部位以外は観察できず，症状

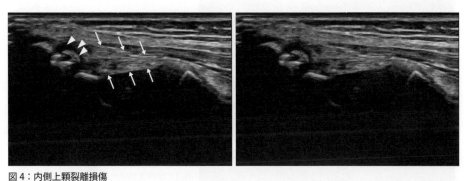

図4：内側上顆裂離損傷
肘関節内側走査，MCL（矢印）に対して長軸像で観察すると，内側上顆下端に分離・分節した骨片（矢頭）がみられる．

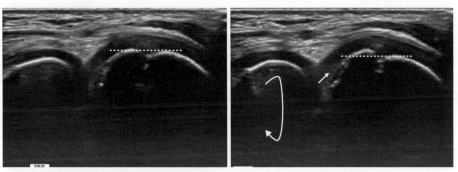

図5：上腕骨小頭離断性骨軟骨炎に対する動的観察
上腕骨小頭の病変部が回内外することで橈骨頭に押され，動いているのがわかる．

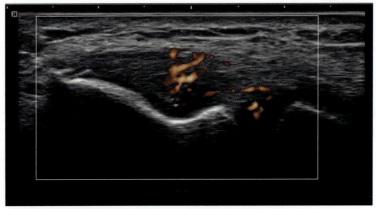

図6：外側上顆炎の血流シグナル
ドプラモードにより，外側上顆に付着する短橈側手根伸筋と総指伸筋内に新生血管が観察できる．

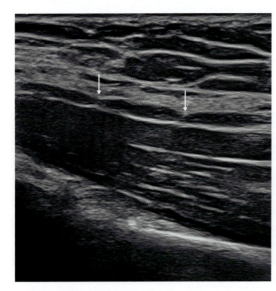

図7：前骨間神経麻痺の砂時計サイン
正中神経を前肘窩よりやや近位で長軸像を観察する．前骨間神経がくびれており，くびれ周辺では神経が腫大している．

が明らかではない部位の診断は見逃すことがある．そのため，身体所見やその他の画像検査と組み合わせることが重要である．

1) Goswami GK：The fat pad sign. Radiology 222：419-420, 2002
2) 宮武和馬，藤澤隆弘，大歳晃生 他：筋・腱のエコー．関節外科 40 Suppl 2：8-15, 2021
3) 中島祐子，砂川　融，四宮陸雄 他：超音波検査による特発性前骨間神経麻痺における「砂時計様くびれ」の診断と経過観察．末梢神経 26：88-92, 2015

（宮武和馬）

Ⅱ. 肘

case 19 肘の外側が痛む

その他の愁訴：物を握る動作で痛みが強くなる．

Snap Diagnosis 一発診断！　上腕骨外側上顆炎　Lateral epicondylitis（Tennis elbow）

疾患概要
- 上腕骨外側上顆炎は，短橈側手根伸筋腱（ECRB 腱）の腱付着部症である．
- ECRB 腱の変性，部分断裂によって腱起始部の上腕骨外側上顆に疼痛を生じる病態である．

診断へのアプローチ
- 中年以降に多く発症する．
- 肘の外側に圧痛がある．
- 物を掴む動作など，力を入れる動作で疼痛が増強する．
- 手関節や中指を抵抗下に伸展すると，疼痛が誘発される．
- 滑膜ヒダ障害で，腕橈関節の後外側に痛みを認めることもある．

> **POINT**　肘の外側（上腕骨外側上顆）に疼痛，圧痛を認めたら，上腕骨外側上顆炎を疑う．

鑑別すべき疾患
- **外側側副靱帯損傷**：外側上顆よりやや遠位に疼痛を認めたり，内反ストレスで疼痛が誘発されることで鑑別する．上腕骨外側上顆炎に対する頻回のステロイド注射で，靱帯が断裂することもあるので注意を要する．
- **変形性関節症，関節リウマチ**：X 線や CT で橈骨頭の変形や腕橈関節の関節裂隙の狭小化，遊離体を認めることで鑑別する．

検　査
X 線：X 線では異常を認めないことが多いが，外側上顆に一致して石灰化を認めることがある．
MRI：T2 強調脂肪抑制像の冠状断像で，外側上顆の ECRB 腱の付着部が損傷の程度に応じて高輝度変化を認める（図 1）．客観的に病態を把握するうえで有用な検査である．
エコー：非侵襲的な検査である．ECRB 腱の低輝度像，肥厚，石灰化が認められることがあるが，検者の技量に依存するため客観性にはやや欠ける．

治　療
保存治療を行ううえでのポイント
- **理学療法**：ストレッチや物理療法といった理学療法は，ガイドラインでも推奨され，まず行うべき治療である．疼痛を誘発するような動作を避けるよう，生活指導も行う．

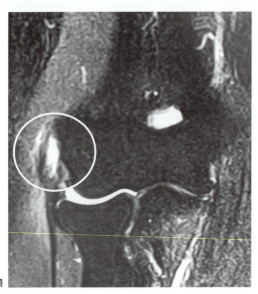

図1：外側上顆

- **薬物療法**：内服や外用は，疼痛が強い場合には考慮してもよい．外用は，比較的合併症も少なく，使用しやすい治療法である．
- **ステロイド注射**：即効性があり，短期的には有効であるため，疼痛が強い場合に行ってもよい．一方，中〜長期的には再発率も高く，頻回の投与は腱や靱帯の断裂も報告されているため，期間を空け，投与回数は2〜3回までにとどめる必要がある．
- **装具療法**：外側上顆の遠位に装着してECRB腱の動きを抑制するテニスバンドや手関節の動きを抑制する手関節固定装具がある．疼痛の軽減効果は高くはないが，侵襲の点からは考慮してもよい治療法である．

近年では多血小板血漿（PRP），や体外衝撃波といった新しい保存治療もあるが，その多くは自費診療であり，効果も一定ではないため，費用対効果の説明の点からも専門医での治療が望ましい．

手外科医へのコンサルテーションと手術療法

上記の保存療法で改善がなく疼痛が持続する場合は，手外医に紹介する．保存療法に抵抗性の症例では，手術が行われることがある．手術では，直視下ないし鏡視下手術を用いたECRB腱の腱膜切除が有用である．鏡視下手術は神経損傷の合併症も報告されているため，熟練した手外科医のもとで行うことが望ましい．

患者・家族への説明

　肘に付着する腱が変性, 断裂を起こすことで痛みが生じています. 痛みに対しては, ステロイド注射, 湿布, 装具療法などを施行します. 日常生活で手関節に負担をかけないよう重量物の保持を避けて, ストレッチなどを行います. ほかにも新しい治療もありますが, 自費診療になることも多いので, 痛みが続くときは手術も含めて専門の先生を紹介します.

1) 日本整形外科学会, 日本肘関節学会 監：上腕骨外側上顆炎診療ガイドライン 2019 改訂第 2 版. 南江堂, 2019

2) Suzuki T, Hayakawa K, Nakane T et al：Repeated magnetic resonance imaging at 6 follow-up visits over a 2-year period after platelet-rich plasma injection in patients with lateral epicondylitis. J Shoulder Elbow Surg 31：1581-1587, 2022

（鈴木　拓, 早川克彦）

Ⅱ. 肘

case 20 肘の内側が痛む

その他の愁訴：物を握る動作で痛みが強くなる．

Snap Diagnosis 一発診断！ 上腕骨内側上顆炎　Medial epicondylitis（Golf elbow）

疾患概要
- 上腕骨内側上顆炎は，屈筋回内共同筋腱の腱付着部症である．
- 屈筋回内共同筋腱の変性，部分断裂によって，腱起始部の上腕骨内側上顆に疼痛を生じる病態である．

診断へのアプローチ
- 中年以降に多く発症する．
- 肘の内側に圧痛がある．
- 物を掴む動作など，力を入れる動作で疼痛が増強する．
- 手関節を抵抗下に屈曲すると，疼痛が誘発されることがある．
- 尺骨神経障害を伴う場合，尺骨神経を叩打すると放散痛（tinel 様徴候）を認めることもある．

POINT　肘の内側（上腕骨内側上顆）に疼痛，圧痛を認めたら，上腕骨内側上顆炎を疑う．

鑑別すべき疾患
- **肘部管症候群** case 32：内側上顆よりやや背側に疼痛，違和感を認めたり，環指小指のしびれを認める．上腕骨内側上顆炎においても尺骨神経障害を伴うこともあるので，内側上顆の疼痛の有無で鑑別する．
- **変形性関節症，関節リウマチ**：X 線や CT で腕尺関節の関節裂隙の狭小化，骨棘，遊離体を認めることで鑑別する．

検　査

通常，身体所見で診断がつくので，画像所見はあくまで補助的な検査である．

X 線：X 線では異常を認めないことが多いが，内側上顆に一致して石灰化を認めることがある．

MRI：T2 強調脂肪抑制像の冠状断像で，内側上顆の屈筋回内共同筋腱の付着部が損傷の程度に応じて高輝度変化を認めることがある（図 1）．外側上顆炎と比較して，輝度変化は少ないことが多い．

エコー：非侵襲的な検査である．屈筋回内共同筋腱の低輝度像，肥厚，石灰化が認められることがあるが，検者の技量に依存するため客観性にはやや欠ける．

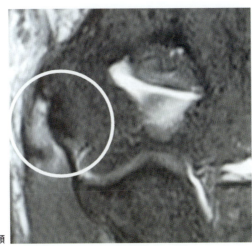

図1：内側上顆

治療

保存治療を行ううえでのポイント

- **理学療法**：ストレッチや物理療法といった理学療法は，行うべき治療である．疼痛を誘発するような動作を避けるよう，生活指導も行う．
- **薬物療法**：内服や外用は，疼痛が強い場合には考慮してもよい．外用は，比較的合併症も少なく，使用しやすい治療法である．
- **ステロイド注射**：即効性があり，短期的には有効であるため，疼痛が強い場合に行ってもよい．一方，中〜長期的には再発率も高く，頻回の投与は腱や靱帯の断裂も報告されているため，期間を空け，投与回数は数回にとどめる必要がある．
- **装具療法**：内側上顆の遠位に装着して屈筋回内共同筋腱の動きを抑制するテニスバンドや，手関節の動きを抑制する手関節固定装具がある．疼痛の軽減効果は高くはないが，侵襲の点からは考慮してもよい治療法である．

近年では多血小板血漿（PRP）や，体外衝撃波といった新しい保存治療もあるが，その多くは自費診療であり，効果も一定ではないため，費用対効果の説明の点からも専門医での治療が望ましい．

手外科医へのコンサルテーションと手術療法

上記の保存療法で改善がなく疼痛が持続する場合は，手外医に紹介する．保存療法に抵抗性の症例では，手術が行われることがある．手術では，直視下ないし鏡視下手術を用いた屈筋回内共同筋腱の腱膜切除が有用である．

患者・家族への説明

　肘に付着する腱が変性，断裂を起こすことで痛みが生じています．痛みに対しては，ステロイド注射，湿布，装具療法などを施行します．日常生活で手関節に負担をかけないよう重量物の保持を避けて，ストレッチなどを行います．他にも新しい治療もありますが，自費診療になることも多いので，痛みが続くときは手術も含めて専門の先生を紹介します．

1) Amin NH, Kumar NS, Schickendantz MS：Medial epicondylitis：evaluation and management. J Am Acad Orthop Surg 23：348-355, 2015

2) 鈴木　拓，早川克彦，中根高志 他：上腕骨内側上顆炎に対する PRP 療法の治療および MRI 画像成績. 日本肘学会誌 29：222-224, 2022

（鈴木　拓，早川克彦）

II. 肘

case 21 ボールを投げるとき肘の内側が痛い

その他の愁訴：肘を強く伸ばすと肘の内側が痛い．

| 一発診断！ | リトルリーグ肘　LLE（Little leaguer's elbow） |

疾患概要
- 成長期に生じる肘内側に痛みを生じる障害の総称である．
- 多くは投球動作による肘外反ストレスに起因する牽引性の障害である．
- 大きく分けて肘内側上顆骨端裂離損傷と内側上顆骨端線離開とに分けられる．
- シーネ固定を行うなどの局所安静を経て，2～3ヵ月で復帰可能なことが多い．
- 保存的に治癒することがほとんどであるが，治療機会を逸することで遊離骨片となり慢性的な投球時肘内側部痛に進展することがある．

診断へのアプローチ
- 健側と比較して，わずかな可動域制限を見逃さない．
- 肘関節の伸展・屈曲強制することでも痛みを訴える．
- 肘関節外反ストレステスト（moving valgus stress test など）で痛みが増強する．
- 主訴では肘「周囲」の痛みを訴えるが，丁寧に触診を行うことで圧痛点は限局される．
- 単純X線では屈曲位（tangental）撮影が必須である．エコーも有用．
- 年齢により損傷部位が変わってくる（図1）．

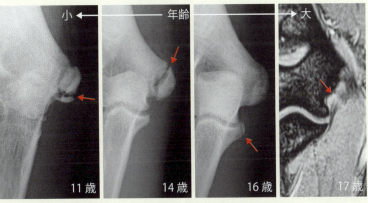

図1：年齢による損傷部位
年齢とともに損傷形態が変化していく．最初は内側上顆下端の裂離，次に内顆骨端離開となり，さらに尺骨側の裂離，最後には靱帯そのものが障害される．

POINT　丁寧に身体所見をとることで，痛みの部位を限局する．

鑑別すべき疾患

- **肘頭骨端線閉鎖不全**：LLEと同様に，投球動作により生じる肘頭近位骨端線の損傷である．解剖学的には肘後方痛を生じるはずであるが，肘内側部痛を主訴として来院することを多く経験する．肘屈曲位の状態から抵抗下に肘伸展させると，肘頭骨端線障害の選手は痛みを訴える特徴がある．ただし合併障害も稀ではなく，注意を要する．
- **肘関節内遊離体（関節ネズミ）**：LLEが生じるような低年齢では稀であるが，ときに軟骨損傷が生じ，それが遊離体となってインピンジメントを生ずることがある．エコーやMRIが鑑別に有用である．

検　査

単純X線：通常の肘関節2方向に加えて屈曲位撮影を行う．LLEの損傷部位は内側上顆の遠位端からやや腹側・近位にあるため，通常の正面像では損傷部位がはっきりせず見逃してしまう可能性がある（図2）．患側の画像だけではっきりしない場合，健側も同様の撮像を行い，左右比較することでより以上部位がはっきりする．

エコー：非侵襲的で簡便であり，有用な検査である．内側上顆の不整・膨隆として検出される．検査手技・読影の習得に多少の習熟が必要である．

MRI：上記の検査でも描出されない，確信がもてないような場合に行うことがある．近年では，専用のコイルを使用した高解像度画像も登場しさらに見やすくなったが，まだ限られた施設での検査法といえる．

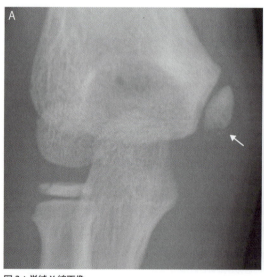 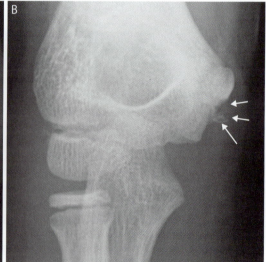

図2：単純X線画像
A：正面像
　病巣は不明瞭．
B：屈曲位撮影
　内上顆下端の裂離がはっきりする．

治療

保存治療が有効である．治療目標は遊離骨片を残さないことであり，ギプス・シーネ固定を推奨している．約1ヵ月程度で剥離骨片が周囲と癒合（融合）されはじめ，そのころには痛みなど自覚症状も軽減していることが多いので，外固定は除去する．ただし，ここで安心して復帰させてしまうと再発することが多いため，さらに1ヵ月程度は慎重に経過を観察する必要がある．身体所見ならびに画像所見が改善した時点で投球再開するが，最初は距離・強度ともに極めて軽い送球から開始し，1ヵ月程度かけて徐々に全力投球にもっていく（図3）．

なお，LLEを生じる選手の多くは身体，特に股関節や体幹などが固い傾向にあるため，介入当初よりリハビリテーションを行い，全身のコンディションを上げていく．

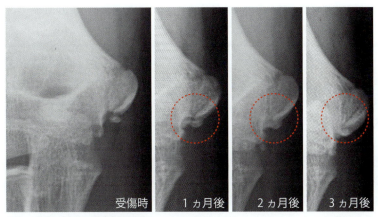

図3：12歳，捕手，保存治癒症例

専門医へのコンサルテーション

剥離した骨片がなかなか癒合してこない場合や，どの時点で投球を再開するか判断に迷う場合は，経過の画像とともにスポーツ専門医へのコンサルテーションを行うとよい．また若年スポーツ選手のリハビリテーションが困難な施設でも，同様に専門施設を紹介するとよい．

患者・家族への説明

投球障害で最も多くみられる肘内側の損傷です．安静にすることでほとんどの場合は骨癒合が得られ，症状も消失します．このような障害は，全身が固いなどのコンディション不良が原因の1つであり，患部の安静と同時にリハビリテーションをお勧めします．最初の1ヵ月程度はノースロー，定期的に画像検査を行い，痛みの消失とともに軽めの送球から開始し，ゆっくり距離・強度を上げます．概ね2～3ヵ月で復帰可能なことが多いです．

（島村安則）

II. 肘

case 22 腕を振ると（投球動作など）肘の外側が痛い

その他の愁訴：特に誘因なく肘の可動域が悪化している（完全に伸びない・曲がらない）．

Snap Diagnosis 一発診断！　肘離断性骨軟骨炎　Osteochondritis dissecans（OCD）

疾患概要
- 「外側型」野球肘の代表格であり，上腕骨小頭の障害である．
- 初期は自覚症状に乏しく発見が遅れやすい．進行すると手術を要することがある．
- 骨年齢が若いほど，保存治療が奏効する．
- 手術は，関節鏡下病巣掻爬，膝からの骨軟骨柱移植，肋骨肋軟骨移植などがある．
- オフシーズンに行われる野球肘検診などでの早期発見が重要である．

診断へのアプローチ
- 10〜13歳に好発する．
- 病初期には，痛みはないことがほとんどで可動域制限も軽微なため，健側と比較することが重要である．
- 肘を屈曲させることで，好発部位である小頭遠位前方の病巣部の圧痛をチェックする．
- 通常外側に初発した病巣が内方へ拡大し，治癒も外側から内側に向かって進行する．
- 明らかな痛みや可動域制限がみられる場合，病期が進行していることもあり，分離・遊離期となれば手術が必要となる．
- さらに放置された場合，変形性関節症へ進行し，日常生活に支障が出る．

POINT　病初期は無症状のことが多く，わずかな可動域制限などを見逃さないようにする．

鑑別すべき疾患

- **Panner（パンナー）病**：単純X線画像で小頭全域に及ぶまだら状の骨透亮像が出現し，OCDに比較して痛みや可動域制限などの自覚症状が強い印象がある．ほとんどの場合，保存治療で軽快する．
- **肘頭骨端線閉鎖不全**：肘頭の外側に痛みを訴えることがあり，症状が似ていることがある．丁寧に圧痛点を探ると，小頭が痛いのか尺骨が痛いのかで判断可能なことが多い．
- **輪状滑膜ヒダ障害**：腕橈関節に痛みを訴え，痛みの部位では判断に迷うことがある．MRIや単純X線などの画像所見で上腕骨小頭に異常がないことを確認することが重要である．

検　査

- **単純X線**：多くの場合，病巣は上腕骨小頭の遠位前方に位置するため，通常の肘関節正面像では不明瞭なことが多い．OCDを疑う場合は，必ず45°屈曲位撮影を行う（図1）．また外旋斜位像も有用である．

- **CT**：再構成を行うことで，初期病変がはっきりすることがある．また進行した OCD の場合，単純 X 線では捉えきれない遊離体を描出する際にも有用である．3D 画像を作成することで患者側によりわかりやすく説明することも可能となる．
- **MRI**：軟骨や軟骨下骨の状態，特に軟骨の連続性の評価が描出できるため，手術治療の要否など治療方針の決定に有用である．
- **エコー**：非侵襲的で簡便であり，超早期の OCD も描出可能である．軟骨下骨表層やその下層に当たる海綿骨まで観察でき，医療機関内のみならず「野球肘検診」として場所を選ばない検査としても重宝される．

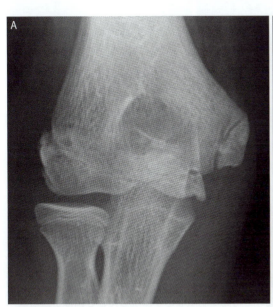 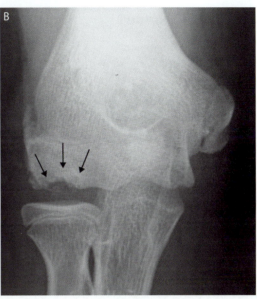

図 1：単純 X 線画像
A：正面像
　病巣は不明瞭．
B：屈曲位撮影
　上腕骨小頭に OCD が判明．

治 療

　治療の基本は，保存治療である．骨端線が残存すればするほど有効である．患肢の完全安静を指示し，投球はもちろんのこと素振りを含むバット動作も控えさせる．患者のコンプライアンスによってはギプスシーネなどの外固定を行うこともある．1 ヵ月おきに身体所見をチェックし，画像検査により病巣部の修復を確認する．投球再開までは長期間を要し，6～9 ヵ月以上かかることをあらかじめ説明しておく．

　一方で，初診時に病期が進行していて，かつ骨端線が閉鎖している場合は保存治療に反応に乏しいこともある．そのような場合は，手術治療が推奨される．手術は，病巣が比較的小さい場合（φ10mm 未満）は関節鏡を使用しての病巣掻爬術，上腕骨小頭の外側壁を含む広範な病巣の場合は骨軟骨移植や肋骨肋軟骨移植術が選択される（図 2）．近年，自家培養軟骨を使用した治療法も開発されており，今後の発展が期待される．

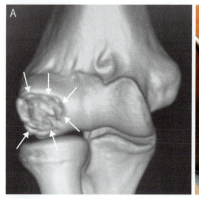 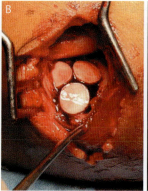 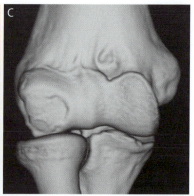

図2：13歳，投手，骨軟骨移植術
A：外側壁を含む広範型 OCD
B：膝関節より3本の骨軟骨移植
C：術後4ヵ月で完全復帰

専門医へのコンサルテーション

骨端線が残存しているような症例では，上記のごとく保存治療を開始するが，可動域制限・痛みが強く画像上も病期が進行している症例は，スポーツ専門の整形外科に紹介するとよい．また，保存治療を行ううえでも患部（肘）の完全安静のみならず全身のリコンディショニングを要する場合は，しかるべきリハビリテーションが可能な施設に紹介することをお勧めする．

患者・家族への説明

上腕骨小頭の軟骨が障害されている状態です．現在は症状がごく軽微かもしれませんが，このまま使い続けることで無症候性に悪化していき，いざ痛みや可動域制限などが出現したときには手術治療が必要になるほど病期が進んでいることが多いです．病初期であれば安静にすることで自然治癒することが多いので，運動制限を徹底しましょう．ただし，治療期間は6ヵ月程度かかることがあります．その間，患肢を使わない練習などはやってよいですよ．

（島村安則）

Ⅱ. 肘

case 23 投球時に肘の内側が痛い

その他の愁訴：投げれないことはないが，強い送球ができずパフォーマンスが上がらない．

Snap Diagnosis 一発診断！　肘尺側側副靱帯損傷　UCL（Ulnar Collateral Ligament）injury

疾患概要
- 肘内側に繰り返しかかる牽引ストレスが原因の肘尺側側副靱帯（UCL）の慢性障害である．
- 多くの場合，小児期にリトルリーグ肘の既往があり，完治していないことも多い．
- 一定期間の安静で痛みは軽減しやすいが，投球再開してしばらくすると再燃することが多い．
- 多くは全身のコンディションが不良なため，局所安静に加え全身のリハビリテーションが必要である．
- 保存治療が奏効しない場合，手術治療（靱帯再建手術，インターナルブレース手術）が適応となるが，復帰まで比較的長期間を要する．

診断へのアプローチ
- 投球頻度・強度の高い，骨端線閉鎖後の野球選手に多くみられる．
- 全く投げられないといった強い痛みではないことが多く，長期経過後に受診することが多い．
- 肘の外反ストレステスト（moving vulgus stress test など）で容易に疼痛誘発される．
- 肘尺側側副靱帯肘にはっきりとした圧痛点があり，上腕骨側と尺骨側の場合がある．
- 重症度が高い症例には，尺骨神経障害を併発しており，自覚していない場合が多い．
- 本障害では，日常生活レベルで支障をきたすことが少ないため，競技を離れるならば治療不要なことが多い．

POINT　繰り返す投球時肘内側痛の多くは本障害であり，ハイアスリートは専門外来受診が望ましい．

鑑別すべき疾患

- **肘頭（尺骨）疲労骨折**：同じく投球時に肘内側部痛を有する．身体所見も類似しているが，本障害はボールリリース後に痛みを訴えることが多いのに対して，UCL損傷では加速期に痛みを訴える．
- **肘頭骨棘障害**：肘頭先端，特に尺側優位に骨棘が生じ，それらが肘伸展時に上腕骨側に衝突することで痛みの原因となる．本障害は，肘を伸展強制すると疼痛誘発されやすい．
- **尺骨神経障害**：肘部管出口がUCL付近に位置するため，同部での絞扼などによる神経障害も同様に肘内側部痛を生じる．なお，胸郭出口症候群でも同部に痛みを訴えることがあるため，全身の検索が必要である．
- **回内屈筋群筋損傷**：UCL表層には各種筋群が起始しており，それら筋群の筋損傷いわゆる肉離れでも同様の痛みを呈する．筋損傷の場合は，比較的急性発症することが多いので鑑別点の1つとなるが，最終的にはMRIなどの画像検査が必要となる．

検　査

- **単純X線**：通常の肘2方向に加え，屈曲位撮像を行う．多くの症例で内側上顆に遊離骨片もしくは不整を認め，尺骨鈎状突起側の場合もある．稀ではあるが，骨性異常は認めず靱帯単独の損傷であることもあり，下記のMRIを追加する．
- **MRI**：靱帯成分の不連続性，緩みなどを確認する．上腕骨側ではびまん性の変性断裂像が（図1A），尺骨側では"T sign"と呼ばれる断裂形態（図1B）を確認することができる．
- **エコー**：非侵襲的で簡便である．長軸方向にプローベをあてて外反ストレスをかけることで，内側関節裂隙の開大をチェックする（図2）．

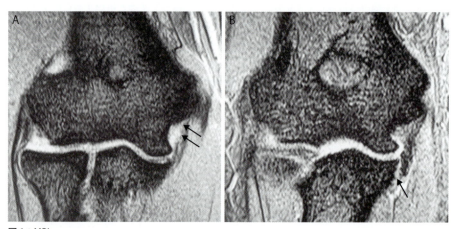

図1：MRI
A：上腕骨側の断裂
B：尺骨側の断裂（T sign）

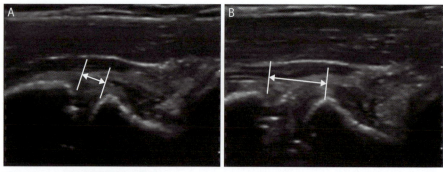

図2：エコー（肘内側関節裂隙の開大）
A：正常時の関節裂隙距離
B：外反ストレステストで大きく開大

治　療

　本障害も，まず徹底した肘関節の安静と全身のコンディション向上につとめる．概ね1ヵ月のノースロー期間で痛みは軽減することが多い．疼痛誘発テストの陰性化を確認し，スロー再開とする．1ヵ月程度かけてゆっくり投球距離・強度を上げていく．これで痛みが再燃するようであれば専門医へのコンサルテーションが必要で，下記の各種治療が検討される．

● **手術治療**：いわゆる「トミー・ジョン手術」である．長掌筋腱などの自家腱を移植し，肘関節内側の安定性を再獲得する．術後リハビリテーション期間も長期を要するため，復帰まで1年以上かかる場合もある．相当のレベルならびにモチベーションを持ち合わせた選手にのみ適応される．なお近年では，人工靱帯を用いたインターナルブレース手術も開発されており，復帰までの期間が短縮される傾向にある．

専門医へのコンサルテーション

　本障害は，診断ならびに治療方針に苦慮することも多く，親切心から患者を抱え込んでしまい，結果として治療介入時期を逸することも少なくない．しっかりとしたリハビリテーションが可能な施設であれば1〜2ヵ月程度の保存治療を行った後に，再発もしくは改善傾向がみられないようならば早期に，スポーツ専門医へ紹介することをお勧めする．少なくとも，安易に上記の手術を行うことは推奨しない．

患者・家族への説明

　投球動作に重要な肘内側靱帯が破綻しています．これは急に生じたわけではなく，幼少期からの積み重ねで次第に症状が顕在化したと思われます．まずは徹底した局所安静，すなわち投球中止ならびに患側上肢を使用したトレーニングも行わないようにして，同時にリハビリテーションなどの全身のコンディション改善が必要となります．概ね1ヵ月程度で症状や痛みが改善するようならば，徐々に投球を再開します．順調であれば，2ヵ月程度で復帰可能です．もし痛みが再発するようであれば，手術を含め専門的な治療も視野に入れる必要があります．

（島村安則）

Ⅱ. 肘

case 24　肘を動かすと痛い

その他の愁訴：肘が曲がらない，伸びない．

| Snap Diagnosis 一発診断！ | **変形性肘関節症**　Osteoarthritis of the elbow |

疾患概要
- 変形性肘関節症は，肘関節の変形により痛みをきたす．
- 変形の著明な部位に痛みの首座がある（肘頭の骨棘が著明であれば後方が痛みの首座）．
- 以前の骨折や障害の後に発生することもあるが，多くは加齢性の変形により発症する．

診断へのアプローチ
- 50歳以上，男性に多い傾向．肉体労働や清掃業など肘を酷使する職業に多い．
- 肘関節の動作時痛．
- 肘関節の可動域制限．病期が進むと屈曲・伸展ともに制限されることが多く，尺骨神経を障害し肘部管症候群を併発することが多い．
- 外見上，肘の内反・外反変形どちらかが合併することもある．
- 関節水腫を認める場合，肘関節全体が腫れることがあるが熱感はない．

鑑別すべき疾患
- **関節リウマチ**：肘関節全体が腫れて，滑膜炎や全身性の関節炎として鑑別できる．
- **肘部管症候群** case 32：併発障害として多く，手指のしびれや握力の低下などで鑑別できる．
- **肘頭滑液包炎** case 36：肘関節後方に限局した腫脹を認めることで鑑別できる．

> **POINT**　関節リウマチは，肘関節全体に安静時にも痛みを自覚し全身性の疾患であり，変形性肘関節症は動作時痛が主である．

検査

通常，身体所見とX線により診断が可能であり，骨棘の部位や三次元的な把握にCTが有用で，滑膜炎などの有無についてはMRIにて精査を行う．

- **X線**：肘関節正面像と側面像に加え，肘部管症候群の併発を疑った場合，尺骨神経溝撮影を追加する．変形性肘関節症では腕橈関節あるいは腕尺関節の関節裂隙の狭小化と軟骨下骨の骨硬化があり（図1），側面像で肘頭や鉤状突起の骨棘（図2）を認める．
- **CT**：腕橈関節・腕尺関節・肘頭先端・肘頭窩・鉤状突起・鉤突窩などの骨棘や関節症性変化がより詳細に評価できる（図3）．
- **MRI**：関節周囲の滑膜の増生や関節液の有無を評価できる（図4）．
- **エコー**：関節液の貯留や滑膜増生が評価可能であり，尺骨神経の評価も可能である．

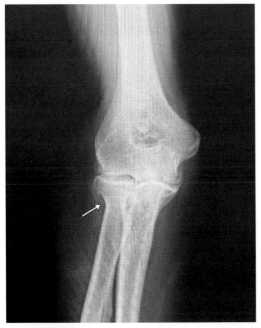

図1：X線正面像
腕橈関節および腕尺関節の関節裂隙の狭小化と軟骨仮骨の骨硬化像を認め，橈骨頭周囲や滑車に骨棘（⇨）の形成を認める．

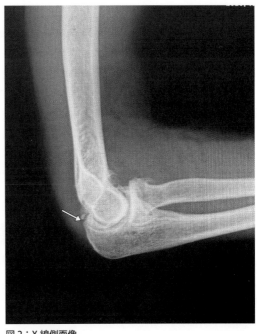

図2：X線側面像
鉤状突起および鉤突窩や，肘頭および肘頭窩に骨棘（⇨）の形成を認める．

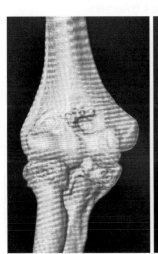

図3：3DCT
骨棘の大きさや部位など詳細な情報が得られる．また，遊離体の有無や部位に関しても三次元的に把握することが可能である．

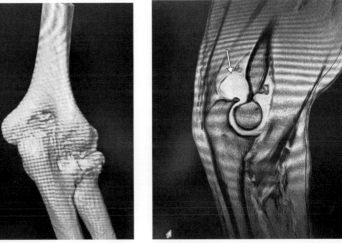

図4：MRI
関節液の貯留（⇨）や滑膜炎の有無の評価が可能となる．

治　療

保存治療を行ううえでのポイント

● **関節の炎症があるか**：腫脹が強い場合，関節液の貯留や炎症が起きていると考えられる．外用薬や抗炎症薬などの薬物療法と局所の安静を行う．

● **可動域制限**：屈曲・伸展の可動域制限の程度を評価し，日常生活動作の評価を行う．骨棘や疼痛が少ない場合，肘関節のストレッチなど可動域訓練を指導する．

● **上記で効果がない場合**：関節穿刺やヒアルロン酸の注射・ステロイドの関節内注射も有効である．複数回注射する場合は，関節症を悪化させる可能性もあるため，ステロイド投与は期間を空け，数回にとどめておく必要がある．

専門医へのコンサルテーション

　上記の保存的治療で改善がない，もしくは痛みが強ければ，肘関節外科医に紹介する．

　手術では軽症～中等度までは，関節鏡による骨棘切除や滑膜切除を行い，進行期では人工関節置換術などが適応となる．

患者・家族への説明

　肘関節の軟骨がすり減っている病気です．症状が軽いうちは動かすと痛みを自覚しますが，重症化すると常に痛くなり，肘の曲げ伸ばしができないことで洗顔や洗髪などの日常生活がしづらくなってしまいます．局所の安静を行い，内服や外用薬による治療を行います．効果がない場合は，ヒアルロン酸やステロイド注射を行い，それでも痛みがとれない場合は手術を検討しましょう．

（門間太輔）

Ⅱ．肘

case 25　肘が腫れて痛い

その他の愁訴：肘が熱っぽい，全身の関節が痛い．

Snap Diagnosis 一発診断！　リウマチ性肘関節症　Rheumatoid arthritis of the elbow
疾患概要 ● リウマチによる滑膜炎により，肘関節に痛みをきたす． ● 滑膜炎により肘関節全体が腫脹し，熱感も有することが多い． ● 全身性の炎症性疾患であり，肘以外の関節にも痛みを有することが多い． ● 血清リウマチ因子やマトリックスメタプロテイナーゼ（MMP-3）などの蛋白分解酵素により軟骨を構成するコラーゲンなどを分解することで，関節破壊をきたす．

診断へのアプローチ
- 40歳以上，女性に多い傾向．
- 肘関節の腫脹，安静時痛．
- 肘関節の可動域制限．病期が進むと屈曲・伸展ともに制限されるが，さらに関節破壊が進行した場合，可動域制限を認めないこともある．
- 外見上は初期には関節の腫脹を認め，関節破壊が進行した場合は肘の内反・外反変形となることもある．
- 関節水腫や滑膜炎により肘関節全体が腫れることがあり，熱感を伴う．

鑑別すべき疾患　Point 肘関節の腫脹

- 変形性肘関節症　case 24：肘関節の動作時痛であり，関節炎に乏しいことで鑑別できる．
- 肘部管症候群　case 32：併発障害として多く，手指のしびれや握力の低下などで鑑別できる．
- 肘頭滑液包炎　case 36：肘関節後方に限局した腫脹を認めることで鑑別できる．

> **POINT**　変形性肘関節症は，動作時痛が主であり，関節リウマチは肘関節全体に安静時にも痛みを自覚する全身性の疾患である．

検　査

通常，身体所見とX線および血液検査により診断が可能であり，骨破壊の部位や3次元的な把握にCTが有用で，滑膜炎などの有無についてはMRIにて精査を行う．

- **X線**：肘関節正面像と側面像に加え，肘部管症候群の併発を疑った場合，尺骨神経溝撮影を追加する．リウマチ性肘関節症では，初期には関節裂隙の狭小化や軟骨下骨の骨硬化はなく，進行した場合関節破壊が著明になる（図1，2）．
- **血液検査**：血清リウマチ因子や抗環状シトルリン化ペプチド（CCP）抗体の陽性などで診断され，病勢としてMMP-3などの蛋白分解酵素の上昇などを評価する．

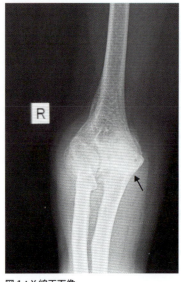 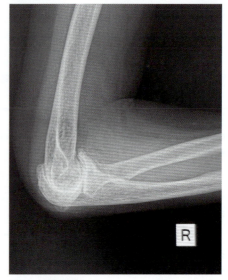

図1：X線正面像
骨は全体的に委縮しており，進行した症例では，関節裂隙が消失し高度な骨破壊により関節の変形をきたす（➡）．

図2：X線側面像
進行した症例では，橈骨頭は消失することがあり，肘頭の骨破壊により骨量の減少をきたしていることがある．

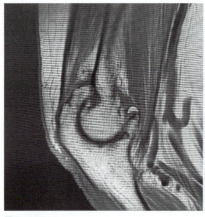 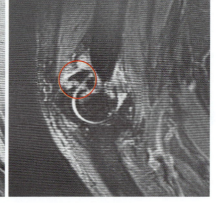

図3：MRI
進行した症例では，関節裂隙は消失し，骨内にパンヌス（○）を認め骨破壊が進んでいることがある．また，関節液の貯留や滑膜炎の有無の評価が可能である．

- **CT**：腕橈関節・腕尺関節などの骨破壊がより詳細に評価できる．
- **MRI**：関節周囲の滑膜の増生や関節液の有無を評価できる（図3）．
- **エコー**：関節液の貯留や滑膜増生が評価可能であり，尺骨神経の評価も可能である．

治　療

保存治療を行ううえでのポイント

● 関節の炎症があるか：腫脹が強い場合，関節液の貯留や炎症が起きていると考えられる．リウマチ専門医による内科的治療介入が行われていない場合は，専門医へのコンサルトを優先する．

● すでにリウマチに対する加療が行われている場合は，外用薬や抗炎症薬などの薬物療法と局所の安静の追加を行う．

● 可動域制限：屈曲・伸展の可動域制限の程度を評価し，日常生活動作の評価を行う．関節破壊や疼痛が少ない場合，肘関節のストレッチなど可動域訓練を指導する．

● 上記で効果がない場合：関節穿刺やヒアルロン酸の注射・ステロイドの関節内注射も有効である．複数回注射する場合は，関節症を悪化させる可能性もあるため，ステロイド投与は期間を空け，数回にとどめておく必要がある．

専門医へのコンサルテーション

　上記の保存的治療で改善がない，もしくは関節破壊が強ければ肘関節外科医に紹介する．
手術では，関節破壊が軽症～中等度までは関節鏡や直視下による滑膜切除を行い，進行期では人工関節置換術などが適応となる．

患者・家族への説明

　関節滑膜の自己免疫性疾患です．内科治療によるリウマチの加療が優先され，重症化すると肘の腫脹や痛みが増し，肘の曲げ伸ばしができないことで洗顔や洗髪などの日常生活がしづらくなってしまいます．局所の安静を行い，内服や外用薬による治療を行います．効果がない場合は，ヒアルロン酸やステロイド注射を行い，それでも痛みが取れない場合は手術を検討しましょう．

（門間太輔）

Ⅱ. 肘

case 26 手を使わなくなった

その他の愁訴：手首が痛い，肘が痛い．

Snap Diagnosis 一発診断！　肘内障　Pulled elbow

疾患概要
- 肘を動かさない，手を痛がるという主訴で来院することが多い．
- 輪状靱帯の脱臼であり，腕橈関節の間に輪状靱帯が嵌頓する傷害である．
- 全人口の 1.2％に発症し，2 歳での発生が多く，7 歳以上はほとんどないが[1]，ごく稀に 7 歳以上でも生じる．

診断へのアプローチ
- 多くの症例において，問診で「手を引っ張られた」という訴えをすると，教科書的に教えられてきたが，原因不明のことも多い．
- 大規模な調査では，1 歳以下では 27％，1 歳以上の 53％のみが手を引っ張っての受傷であった[2]．特に，転倒などの外傷がきっかけになることも多く，骨端線損傷との鑑別が非常に重要である．

鑑別すべき疾患

- **顆上骨折，外側上顆骨端線損傷など**：転落して手をついたなど，明らかな外傷のエピソードがある場合は，まず疑う．骨折にもかかわらず輪状靱帯の整復操作を行われた症例も多く，注意が必要である．
- **鎖骨骨折** case 14：意外にも動かさない原因が鎖骨骨折ということもあり，特に説明がうまくできない小児の場合は，注意深い診察が重要である．

> **POINT** 骨端線損傷との鑑別のために，エコーは必須である．

検　査

通常は，身体所見と超音波診断装置で診断がつく．

X線：輪状靱帯脱臼は同定できないが，関節内骨折を疑う fat pad sign は同定可能である．ただし，fat pad sign の正診率は熟練医師でも 76.9％と，見逃しが多く注意が必要である[3]．その理由として，fat pad sign が確認できるには，関節内に 5〜10mL の血腫が必要な点が挙げられる．また，橈骨頭の骨端線損傷などは関節内に血腫が溜まらず，回外筋に出血がみられることもあり，単純 X 線像だけでは骨端線損傷の除外ができない．

超音波診断装置：回外筋，輪状靱帯が，腕橈関節に挟まれる J サイン，hock sign が特徴的であり，挟まっている瞬間が確認できる（図 1）[4]．外来にきたときには自然整復されている症例もあるが，その場合は，回外筋全体の高エコー像がみられる．

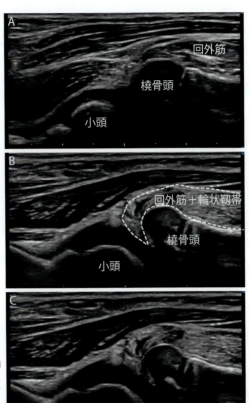

図1：正常（A），輪状靱帯脱臼（B，C）
橈骨頭の表層に回外筋がみられる．輪状靱帯脱臼の症例では，腕橈関節内に輪状靱帯と回外筋の複合体が嵌頓している．回外筋は通常より全体的に白くなっており，出血が疑われる．

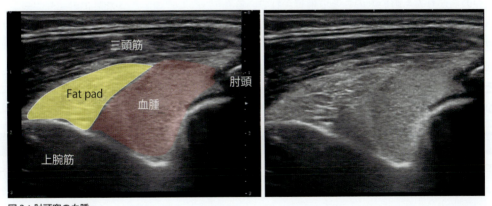

図2：肘頭窩の血腫
いわゆる単純X線像でみられるfat pad signの位置である．肘頭窩に血腫が溜まり，fat padが肘頭窩から押し出されているのがわかる．

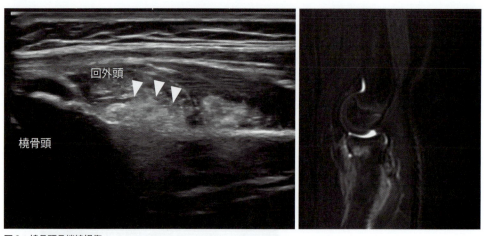

図3：橈骨頭骨端線損傷
Fat pad sign 陰性であったが，圧痛部にエコーを当てると回外筋内に血腫が疑われた．MRI を撮像すると，橈骨頭の骨端線損傷であった．

　また，骨折や骨端線損傷の診断も可能である．直接損傷部のエコーをみるだけでなく，損傷があるかもしれないことを，関節内に血腫があるかどうかを確認することで予想できる．単純 X 線と比較して，1～3mL の血腫でも血腫の同定が可能である（**図2**）[5]．また，関節内血腫がみられない，骨端線損傷に伴う筋内への血腫も診断できる（**図3**）．

治　療

- 非観血的に整復可能である．整復方法には回内法と回外法があるが，回内法がやや整復率が高く患児の痛がり方も軽いとのことで推奨されている[6]．
- 整復されると多くはクリックを感じるが，若年では感じにくいこともある．
- 整復後には，必ずエコーで確認を行う．
- 回外法で整復できない場合は，回内法を試みるなど，1つの方法にこだわる必要はない．
- それでも入らない場合は，三角巾などで経過をみると，次の外来のときには整復されていることが多い．

専門医へのコンサルテーション

　手術の報告はあるが，筆者は手術が必要になったことはない．骨折などが明らかにある場合は，コンサルテーションが必要である．また，近位橈尺関節癒合症など，その他の疾患がある場合もあり，長く続く場合は相談する必要がある．

患者・家族への説明

　肘内障は，一般的には後遺症を残すことは少ない疾患です．予後良好ではありますが，繰り返すことも少なくありません．手を引っ張って発症することも多いため，遊びのなかでもあまり手を引っ張らないようにしてください．改善がみられない場合は，骨折が隠れていることもありますので，治らない場合は必ず受診してください．

1) Beaty JH, Kasser JR editors：Pulled elbow syndrome. Rockwood and Wilkins' Fractures in Children 7th edition. Lippincott, pp614-617, 2009

2) J E Schunk. Radial head subluxation：epidemiology and treatment of 87 episodes. Ann Emerg Med 19：1019-1023, 1990

3) Fouad D, Oyoun NA：Inter-observer accuracy of "fat pad sign" in determining radiological elbow joint effusion with different levels of experience. Med J Cairo Univ 87：4985-4992, 2019

4) 皆川洋至：整形外科超音波画像の基礎と臨床応用―見えるから分かる，分かるからできる―. 日整会誌 86：1057-1064, 2012

5) De Maeseneer M, Jacobson JA, Jaovisidha S et al：Elbow effusions：distribution of joint fluid with flexion and extension and imaging implications. Invest Radiol 33：117-125, 1998

6) Macias CG, Bothner J, Wiebe R：A comparison of supination/flexion to hyperpronation in the reduction of radial head subluxations. Pediatrics 102：e10, 1998

（宮武和馬）

Ⅱ．肘

高所から転落して肘が曲がって痛い

その他の愁訴：腕が腫れている，手指が思うように動かない

Snap Diagnosis 一発診断！ 上腕骨顆上骨折　Supracondylar fracture of the humerus

疾患概要
- 小児肘関節周辺骨折のうち，最も高頻度に発生する骨折である．
- 手術時期，鋼線刺入方法，手術体位などの初期対応，初期治療の方法には，さまざまな主張がある．
- 神経血管損傷，コンパートメント症候群，内反肘[1]，無腐性壊死[2]などの合併症も多く，重篤な後遺症を残さないために適切な対応が必要となる．

診断へのアプローチ
- 小児期（特に5～7歳頃）の男児，左（非利き手）に多くみられる．
- 転位の強い骨折は，あたかも肘が脱臼したかのように見える．骨片が皮下を貫こうとする pucker sign がみられる．
- 転位ほぼない骨折は，単純X線画像やエコー画像の関節血腫に伴う関節包の膨らみを描出した fat pad sign が診断の決め手となる．
- 神経血管損傷を見逃さないために手指の屈伸，脈の触知の確認のほか，骨折部位でのエコー画像も有用である．

POINT　さまざまな合併症を起こしうるため，重篤な後遺症を残さないために適切な対応が必要である．
神経血管損傷が疑われる場合は，早めにこれを解除する．これを見逃さないために，手指の屈伸，脈の触知のほか，エコー画像も有用である．

鑑別すべき疾患

- **肘関節脱臼**：年長例で発生しやすく，関節面の対向，特に上腕骨小頭と橈骨頭の対向が絶たれているものが脱臼所見であり，特に転位の強い上腕骨顆上骨折との鑑別が必要である．
- **上腕骨遠位骨端離開**：年少例で発生しやすく，上腕骨小頭と橈骨頭の対向は保たれているので，肘関節脱臼との鑑別はそこでつける必要がある．

検　査

通常，身体所見と単純X線画像で診断がつく．

X線：転位がほとんどない場合，肘関節周囲の疼痛，腫脹が主な臨床症状となるが，単純X線画像上骨折線が明らかでなくても関節血腫に伴う関節包の膨らみを描出した fat pad sign が診断の決め手となる．エコー画像でも骨折線や関節包の膨らみを描出ができるので，エコー診断も有用なツールとなりうる．転位の強い場合，骨折端が突出して前方の皮膚を貫こうして皮膚がすぼまっ

た状態となる（pucker sign）．転位が強いと外観上のずれもかなり目立つ（**図1，2**）ため，「肘が脱臼した」とみられ，救急要請される場合も少なくない．

CT：骨折の転位の状態の立体的把握に重要である．手術となった場合の整復方向の確認などにも用いる．

エコー：骨折線や関節包の膨らみを描出できるほか，転位が強く神経血管損傷が疑われる場合，神経や血管の牽引ならびに圧迫状態を確認できる（**図3**）．

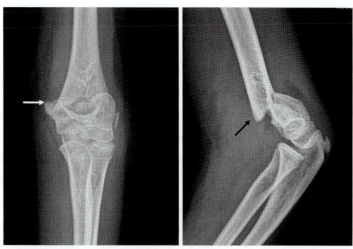

図1（左）：上腕骨顆上骨折（正面像）
内側皮質の粉砕例や内側転位例（白矢印）は，外固定中にも転位を生じやすく，のちのち内反肘変形をきたしやすくなるので注意が必要である．

図2（右）：上腕骨顆上骨折（側面像）
骨片が内旋転位をきたすと，上腕骨遠位の内側前方が突出して（anterior spike，黒矢印），この骨折端が前方の皮膚を貫こうして皮膚がすぼまった状態となる（pucker sign）ことがある．

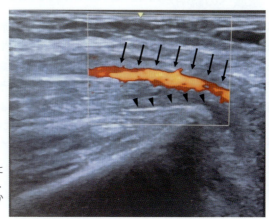

図3：上腕骨顆上骨折のエコー画像
前方に突出する上腕骨遠位骨片（矢頭）に圧迫されようとしている上腕動脈（矢印）．ドプラ画像で確認すると途絶像などもわかりやすい．

治　療

- 一般的に回旋転位がほぼない場合，外固定による保存治療で十分であるが，特に内側皮質の粉砕例，内側転位例は外固定中にも転位を生じやすく，のちのち内反肘変形などもきたしやすくなり[3]，しばしば手術の適応となる．
- 手術体位や固定方法を含めた手術の詳細については議論の多い点もあり，このような変形治癒を回避するために回旋転位の整復ならびに適切な固定を念頭におくことが重要である．
- 神経血管損傷が疑われる場合は，早期の牽引や，圧迫を取り除いて経過をみることはいうまでもないが，それ以外の場合，待期手術でも結果に差は出ていないとされており，コンパートメント症候群の回避のために可能な限り入院管理で挙上させたうえで腫脹の有無をみていく必要がある．
- 手術は，仰臥位で行う方法と側臥位・腹臥位で行う方法があるが，血管神経損傷対策で前方展開のためには仰臥位を選択するほうがよいと考えている．
- 固定のためのピンニング方法にも，外側のみで固定する方法と内側と外側とクロスで固定する方法がある．外側のみで固定する場合は，放射状に（divergent に）鋼線を挿入して外側がヒンジとなり内旋内反転位をきたさないような工夫が必要であるし，内側と外側とクロスで固定する場合は内側に鋼線を入れる際に医原性尺骨神経障害の発生を防ぐために，小皮切で尺骨神経が保護されていることを確認して挿入する必要がある．

専門医へのコンサルテーション

　保存治療を選択する場合でも外固定中に骨折部が転位してくることは上腕骨外側顆骨折ではしばしばある[4]が，同様に上腕骨顆上骨折でも起こりうる．そのため，転位して変形治癒をきたす場合に備え，常に手・肘関節外科医と連携をとれる体制にしておくことが重要である．

　手術では，血管神経束への対応やのちのちコンパートメント症候群あるいは内反肘変形などをきたす場合があるため，その段階で可能な範囲で手・肘関節外科医に紹介する必要がある．

患者・家族への説明

　遊具などで高いところから転落して手をついて強い力が肘にかかって起きた骨折です．ずれが強い場合は，周りを走っている神経や血管を傷つけてしびれを生じたり指の動きが思わしくないこともあるため，しっかり確認しながら骨折を元の位置に戻して固定する治療が必要になります．またこれだけのずれが強い骨折ですので，手術後に腫れが生じないように，手術後も腕をなるべく上に挙げ，よく手指を動かして循環をよくしてください．また，経過によって骨折が内側に変形して治る場合もあるので，骨折が治ってからでも定期的に成長の経過とともに腕の様子もみていく必要があります．

120　Ⅱ．肘

1) Takagi T, Takayama S, Nakamura T et al：Supracondylar osteotomy of the humerus to correct cubitus varus：do both internal rotation and extension deformities need to be corrected? J Bone Joint Surg Am 92：1619-1626, 2010

2) Takagi T, Seki A：Delayed avascular necrosis after non-displaced distal humerus fracture. BMJ Case Rep 17：e260607, 2024

3) Takagi T, Aibara N, Yamaguchi S et al：The initial characteristics of paediatric SCHF led to cubitus varus deformity and delayed displacement. J Hand Surg Asian Pac Vol doi：10.1142/S2424835525500237, 2025［online ahead of print］

4) Aibara N, Takagi T, Seki A：Late displacement after lateral condylar fractures of the humerus. J Shoulder Elbow Surg 31：2164-2168, 2022

（高木岳彦）

II. 肘

case 28 肘の疼痛，可動域障害がある

その他の愁訴：なし．

Snap Diagnosis 一発診断！ 小児上腕骨外側顆・内側上顆骨折
Pediatric lateral condyle fracture of the humerus / Pediatric medial epicondyle fracture of the humerus

疾患概要
- 体育の授業やスポーツなどで，骨端線閉鎖前の小児が肘関節伸展位で手をついて受傷する．
- 内顆骨折は投球動作からの慢性の緊張によって生じることもあり，Little leager's elbow と呼ばれる．
- 小児肘関節周囲骨折では，顆上骨折＞外顆骨折＞内顆骨折の順で発生頻度が高い．
- 外顆骨折は 5〜6 歳に多く，内顆骨折は 10 歳前後に多い．

診断へのアプローチ
- 小児の肘痛，肘周囲の腫脹，肘可動域制限では，疑って治療にあたる．
- 手関節や肩関節周囲の骨折を合併していることがあるため，触って疼痛の有無を確認する．
- 前腕コンパートメント症候群を合併することがあるため，前腕の緊張や手指の運動・感覚は確認しておくのがよい．

POINT 手関節や肩関節の疼痛を訴えることもある．

鑑別すべき疾患

・**上腕骨遠位骨端離開**：稀ではあるが，上腕骨遠位骨端離開が外顆骨折と間違えられることがある（図1）．外顆骨折と診断した場合，遠位骨端離開ではないかという視点から，上腕骨と前腕骨の位置関係に注目してもう一度画像を見直してほしい．健側と比較し，本来の上腕-前腕の位置関

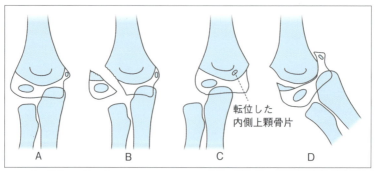

図1：他の損傷との鑑別点
A：正常
B：外側顆骨折．外側顆は外側に移動し，橈骨の長軸の延長が外側顆の中心を通らない．
C：脱臼．外側顆の位置は骨幹端部に対して正常で，橈骨長軸の延長が外側顆中心を通らない内側上顆骨折を伴うことが多い．
D：骨端離開

係とは違うと少しでも思ったら，遠位骨端離解の可能性を考えて早期に手術可能な病院へ紹介をするのがよい．

- **骨化核**：骨端線を骨折と見間違えて紹介されることが稀ではない．小児骨折のなかでも肘外傷の場合は，特に骨端線閉鎖時期が重要になる．骨化中心の出現順は「CRITOE」と覚えるとよい（Capitellum（小頭），Radial head（橈骨頭），Internal epicondyle（内側上顆），Trochlea（滑車），Olecranon（肘頭），External epicondyle（外側上顆））（**図2**）．健側との比較が大切である．

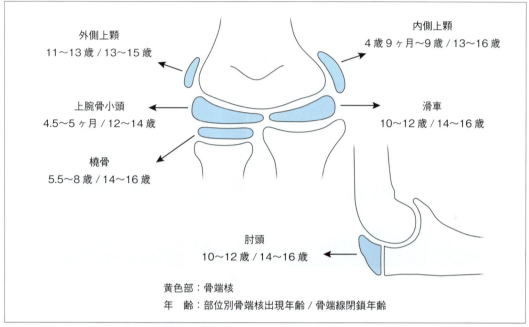

図2：肘関節の骨化過程（骨化中心の出現から閉鎖まで）

検　査

肘関節正面，側面の2方向のX線撮影が必要．

骨折なのか骨端線なのかの評価を行うためにも，健側の肘関節正面，側面のX線写真を必ず撮るようにする．

上腕骨顆上骨折と同様にX線でわからないような骨折がエコーでわかることもある．エコーで関節内血腫があれば，X線で骨折線がわからなくとも骨折があると思って対応する．

CTは，多くの場合で不要である．

治療

外側顆骨折，内側上顆骨折ともに脱臼している場合は，早期に整復が必要である．新鮮例であれば，軽度屈曲位で末梢方向に牽引することで容易に整復できる（**図3**）．

以下は，整復操作後または整復操作が不要な場合のそれぞれの骨折の治療方針について説明する．

外側顆骨折

Wadsworth 分類，Jakob 分類，Milch 分類などがよく使用され（**図4，5**），転位量2～3mmをcut off 値として手術適応を判断していることが多いが，小児の患側のX線で2mmを評価することは難しい．また，外側顆骨折は関節内骨折であり，骨癒合が得られにくく転位しやすいため，手術になることが多い．筆者は12ヵ月の小児で家族希望もあり保存治療で経過をみたが，変形癒合（魚

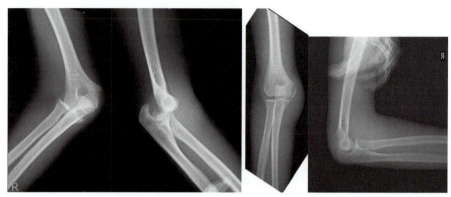

図3：脱臼症例（受傷時X線正面/側面，整復後X線正面/側面）

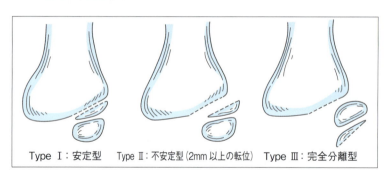

Type Ⅰ：安定型　　Type Ⅱ：不安定型（2mm以上の転位）　　Type Ⅲ：完全分離型

図4：Wadsworth 分類

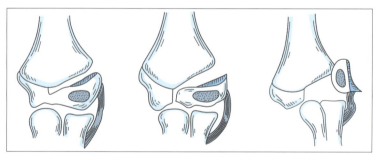

図5：Jacob の stage 分類
左：損傷されていない関節軟骨は hinge となる
中：完全骨折
右：骨片転位と脱臼

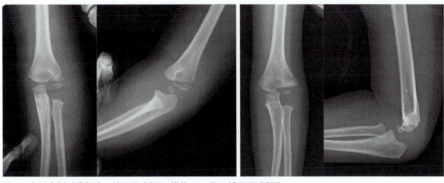

図6：変形症例（受傷時X線正面/側面，術後6ヵ月X線正面/側面）

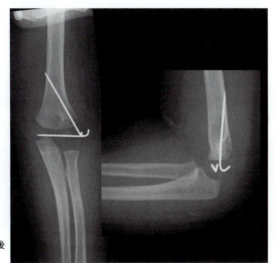

図7：外側上顆骨折（骨接合後正面/側面単純X線）

尾変形：fish tail deformity）してしまった症例を外来でみている（図6）．

保存治療

2〜3mm未満の症例が適応となる．肘屈曲90°，前腕中間位で上腕から手関節まで4〜6週固定を行う．受傷1週以内に必ずフォローアップのX線を撮影し，少しでも転位を疑えば手術を検討するのがよい．

手術治療

骨折部を開けずに皮膚上から鋼線を挿入し手術を行う経皮的鋼線刺入と，骨折部を展開して直視下に整復し鋼線固定を行う観血的手術がある．Jacob分類Ⅱ型やⅢ型はなかなか経皮的では良好な整復位の獲得が難しいため，観血的手術を行うことが多い（図7）．

内側上顆骨折

Watson-Jones分類が広く使用されている（図8）．外顆骨折同様に2〜3mmの転位をcut off値として手術適応を決めることもあるが，外顆骨折と異なり偽関節となってもほとんど愁訴がない（図9）．患者の多くは比較的年長児であるので，今後のスポーツ活動などを考慮して治療方針を決めるのがよい．

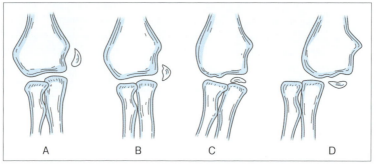

図8 Watson-Jones 分類
A：1度（軽い転位），B：2度（関節レベルまで骨片転移）
C：3度（関節内に嵌入），D：4度（肘関節脱臼を伴う骨折）

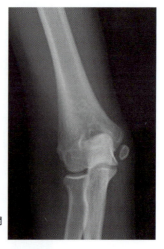

図9：偽関節症例：受傷2年経過した偽関節症例（愁訴は全くなし）

● 保存治療

2～3mm の転位であれば，肘関節屈曲90°，前腕回内～中間位で腕から手関節まで4～6週固定を行う．Little League elbow であれば固定解除後も投球開始は慎重に行い，可能であればスポーツドクターに投球フォームが問題ないかみてもらうのがよい．

● 手術治療

多くは保存的に治療しているが，高度転位例，不安定性の強い症例，早期スポーツ復帰を希望するような症例には手術を行う．骨折部を展開して直視下に整復し鋼線固定を行う観血的手術が行われることが多い（図10）．

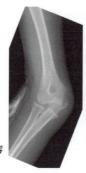
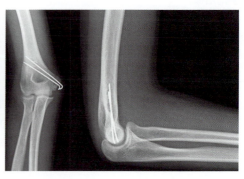

図10：図3の脱臼症例（整復後も内反で容易に再脱臼，術後X線正面/側面）

専門医へのコンサルテーション

・外顆骨折であれば，受傷時は転位が小さくとも後に転位することも少なくなく，手術が選択されることが多いため，手術ができる病院に紹介するのがよい．ちなみにちゃんと整復固定するのは結構難しい（術後X線では簡単そうにみえるが……）．

・内顆骨折の場合，偽関節のリスクが理解できれば専門病院に紹介せずに保存的にみてもよい．早期のスポーツ復帰を希望する場合や little league elbow であれば手術を行うこともあるので，手術ができる病院に紹介するのがよい．

患者・家族への説明

1. 外顆骨折

　保存治療より手術が選択されることが多い骨折です．保存治療を行っても転位する可能性があります．

　しっかりとした治療を行わないと，偽関節→外反肘変形→可動域障害や遅発性尺骨神経麻痺となるリスクがあります．

2. 内顆骨折

　保存治療が選択されることが多い骨折ですが，偽関節になる可能性があります．しかし，偽関節となっても問題ないことが多いです．ただ，非常に稀ですが，遅発性の尺骨神経麻痺の可能性があります．

（村岡辰彦）

Ⅱ. 肘

case 29 子供が転倒・転落し，肘関節・前腕が痛む

その他の愁訴：肘関節前面の突出，前腕の変形，手関節周囲の痛み

一発診断！ 小児モンテジア脱臼骨折　Pediatric Monteggia fracture-dislocation

疾患概要
- 1814 年，Monteggia は橈骨頭脱臼を伴う尺骨近位 1/3 の骨折の症例を報告した．
- 現在では，尺骨骨折に橈骨頭脱臼を伴う損傷をモンテジア脱臼骨折という．
- 小児に好発し，橈骨頭前方脱臼を伴うものが多い（Bado 分類 Type Ⅰ）．
- 小児では，尺骨急性塑性変形や若木骨折など軽微な外傷でも生じうる（Letts 分類 Type A, B）．
- 成人では，交通外傷や高所転落など高エネルギー外傷で生じることが多い．

診断へのアプローチ
- 小児の転倒・転落により受傷する．
- 肘関節前面の突出と圧痛を確認する．
- 前腕の変形と圧痛を確認する．
- 手関節周囲の痛みが主訴のこともある．
- 尺骨急性塑性変形や若木骨折でも生じ，痛み，腫れが軽微なことがある．
- 経過とともに橈骨頭が脱臼してくることがある．
- 神経麻痺（橈骨神経麻痺），後骨間神経麻痺，遅発性尺骨神経麻痺を合併することがある．
- 小児期に見逃され，成人になり発覚することもある．

POINT　単純 X 腺像の正確な読影が必要である．

鑑別すべき疾患

- 小児肘関節周囲骨折（上腕骨顆上骨折，上腕骨外側顆骨折，上腕骨内側上顆骨折，橈骨頸部骨折，前腕骨骨折，ガレアッチ（Galeazzi）脱臼骨折，エセックス・ロプレスティ（Essex-Lopresti）脱臼骨折など）：小児に生じうる骨折はすべて鑑別に挙がる．腫脹や皮下出血の位置，愛護的な触診，単純 X 線像により骨折部位を特定することが可能である．恐怖心を与えないため，疼痛のないところからの触診を行う配慮が必要である．コンパートメント症候群，神経血管損傷の有無を必ず確認する．
- 肘内障　case 26：前腕を牽引することにより発生することが多いため，問診や目撃情報が大切である．疼痛の範囲は類似しているが，骨折に比較し腫脹や皮下出血は軽微であるため鑑別できる．

検　査

単純 X 線検査：前腕全長を健側とともに撮影する必要がある．年長児は，肘関節，前腕，手関節の条件で分けて撮影する必要がある．骨折型の分類として Bado 分類（図 1），Letts 分類（図 2）

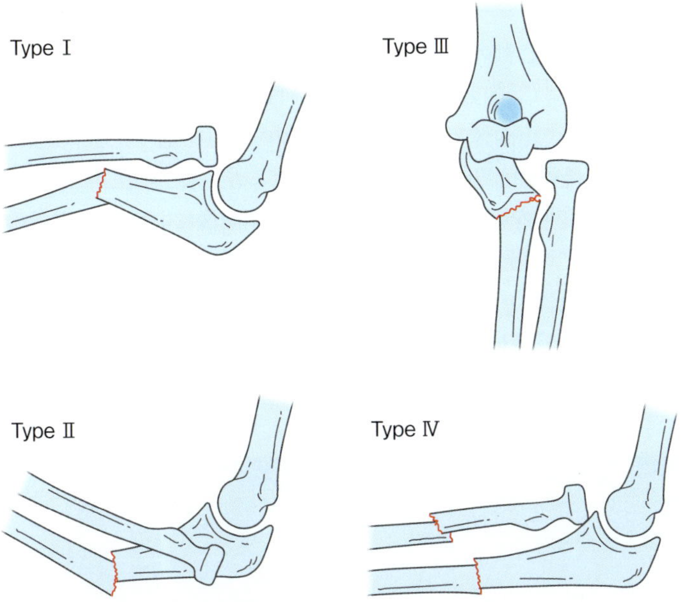

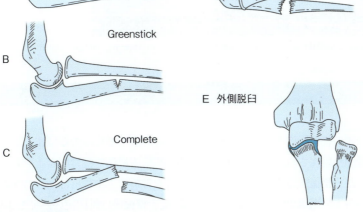

図1：Bado 分類
TypeⅠ：尺骨骨折前方凸変形＋橈骨頭前方脱臼
TypeⅡ：尺骨骨折後方凸変形＋橈骨頭後方脱臼
TypeⅢ：尺骨骨折外側凸変形＋橈骨頭外側脱臼
TypeⅣ：TypeⅠに橈骨近位部骨折を合併

図2：Letts 分類
TypeA：尺骨塑性変形＋橈骨頭前方脱臼
TypeB：尺骨若木骨折＋橈骨頭前方脱臼
TypeC：尺骨完全骨折＋橈骨頭前方脱臼
TypeD：尺骨完全骨折＋橈骨頭後方脱臼
TypeE：尺骨近位部外側凸変形＋橈骨頭側方脱臼

が有用である．

　通常，肘関節側面像で橈骨中心軸の延長線（radiocapitellar line）は，上腕骨小頭の中心を通るが，これが上腕骨小頭の前方にあれば前方脱臼，後方にあれば後方脱臼，さらに正面像で側方にあれば側方脱臼を意味する（図3A）．正面像で上腕骨外側上顆の頂点を通り上腕骨長軸に平行な線（lateral humeral line）は，遠位で橈骨頚部外側骨皮質縁と重なるが，側方脱臼では橈骨頭の内側に位置する（図3B）．尺骨急性塑性変形を疑う場合は，前腕全長側面像において，尺骨の近位・遠位端を結ぶ直線から尺骨背側皮質までの最大距離（maximum ulnar bow：MUB）を測定する．MUBの正常値は1mm以下であるが，尺骨の塑性変形が生じると1mmを超え，橈骨頭が前方に脱臼もしくは亜脱臼してくる（図3C）．初診時に橈骨頭脱臼を認めなくても，経過とともに脱臼してくる例もあるので注意を要する．MUBは生理的弯曲を除外するため，健常側との比較が重要である．

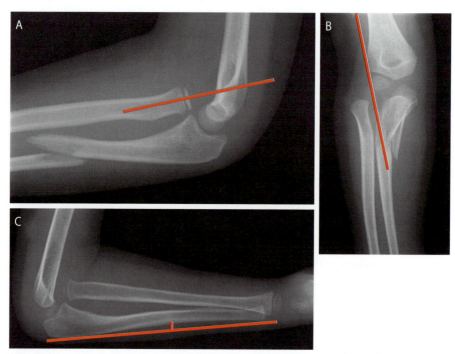

図3：Radiocapitellar line（A），lateral humeral line（B），maximum ulnar bow（MUB）（C）

治療

新鮮例

- 速やかに橈骨頭の整復操作を行う．手術室にて全身麻酔下で行うのが望ましい．尺骨の整復をすると必ず橈骨頭が整復されるわけではないため，X線透視像で橈骨頭と上腕骨小頭の位置関係を必ず確認しながら整復することが大切である．若木骨折や不全骨折は，尺骨を直線状に整復するのではなくの若干の過矯正が有効なこともある．徒手整復後は外固定のみでもよい場合もあるが，肘頭からの鋼線による髄内釘固定を行うとより安定する（図4A）．高エネルギー外傷により尺骨が粉砕骨折し解剖学的な整復の維持が鋼線による髄内釘固定では困難な場合は，創外固定，プレートを選択する．橈骨頭が整復されない場合や，整復後も肘関節屈曲位，前腕回外位で脱臼する場合（偽整復位の状態）は，輪状靱帯，関節包，橈骨神経，上腕二頭筋腱などが関節に介在してい

ることがあるので，迷わずに観血的整復を行う．

陳旧例

- Judet らにより考案され，本邦では西尾らにより報告された尺骨矯正骨切り術が最も安定した成績の得られる方法として普及している．尺骨を骨切りし，橈骨頭の整復操作を行い，尺骨を延長・屈曲しながら動態で橈骨頭が最も安定する位置で尺骨の固定を行う（図4B）．前腕骨間膜の緊張により整復位を維持する．整復されない場合や偽整復位の状態にある場合は，迷わずに観血的整復を行う．骨切りの位置については，元の骨折部にかかわらず，尺骨の近位 1/3 程度で骨切りをしたほうが骨間膜を介して橈骨への牽引力が強く整復位を得やすいという報告がある一方で，骨折部位，骨幹部中央，MUB での骨切りのほうが，骨間膜に均一な緊張がかかるため，無理のない整復位が維持できるという報告もある．

- 見逃され成人になり発覚した場合は，橈骨頭はドーム状に肥大化をきたし，空虚になった近位橈尺関節は低形成となる．橈骨頭の脱臼により肘関節の外反に対する安定性を失うために，成長とともに肘関節の外反変形が進行し，遅発性尺骨神経麻痺を発症することがある．橈骨頭の脱臼による可動域制限，筋や神経への刺激による疼痛，後骨間神経麻痺などが遅発性に発症する．手術適応は慎重に判断する．無症状で可動域制限を呈していない場合は，将来的な肘関節不安定症や神経麻痺のリスクを考慮したうえで手術適応を判断する．

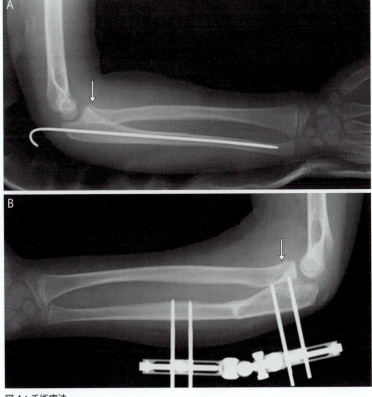

図4：手術療法
A：鋼線による髄内釘固定例（術後 1 週）
B：創外固定器を用いた尺骨矯正骨切り例（術後 7 週）
橈骨頭が整復されている（⇨）．

専門医へのコンサルテーション

1. 尺骨急性塑性変形や不全骨折・若木骨折

　時間の経過ともに徒手整復が困難になるので，受傷当日遅くとも翌日まで整復操作を行う必要がある．緊急で対応できる施設や専門医へ紹介する必要がある．初診時に橈骨頭脱臼を認めなくても経過とともに脱臼してくる例もあるので，経過観察を怠らない．のちに橈骨頭脱臼してきた例や尺骨塑性変形と橈骨頭脱臼が数日経過している例は，尺骨矯正骨切り術が必要となるため，手外科専門医，肘関節外科専門医に相談する．

2. 陳旧性小児モンテジア脱臼骨折

　数ヵ月経過した陳旧例では，尺骨矯正骨切り術や観血的脱臼整復術が必要となる可能性がある．数年から十数年経過し成人になり発覚した遺残例や合併症が出現している例では，手術適応を含め手外科専門医，肘関節外科専門医に相談する．

患者・家族への説明

　尺骨の骨折と橈骨頭の脱臼を認めます．可及的速やかに橈骨頭の整復と尺骨の固定を行う必要があります．手術室での整復，固定をお勧めします．橈骨頭が脱臼している状態が続くと，成長とともに肘関節の変形が進行し，神経麻痺，関節可動域の制限，痛みの原因になります．橈骨頭を整復し，安定した位置で尺骨を固定します．整復しきれずに脱臼が残る場合には，肘関節の外側部を切開し，靭帯や関節包などの介在物がないか確認し，整復します．尺骨の固定は，ギプス，鋼線による髄内釘固定，創外固定，プレート固定から選択して行います．

（助川浩士）

Ⅱ. 肘

case 30 転倒後から肘が痛い，伸ばせない

その他の愁訴：なし．

一発診断！ 橈骨頭・頸部・肘頭骨折　Radial head / radial neck / olecranon fracture

疾患概要
- 肘関節を構成する上腕骨，橈骨，尺骨のうち，前腕骨といわれる橈骨と尺骨の近位部骨折である．
- 小児から高齢者まで幅広い年齢層で生じる可能性がある．
- 腕橈関節，腕尺関節，近位橈尺関節において関節内骨折となる可能性がある．
- 神経血管損傷を合併することは少ないが，開放骨折や脱臼骨折となる可能性があるため，創の有無や整復感の自覚は必ず確認する．
- ADL 制限に直結するため，利き手や職業が治療方針に影響することがある．

診断へのアプローチ
- 転倒などのエピソード：橈骨近位部骨折は伸展位で手をついた際に外反力が働き発生する．肘頭骨折は，直達外力でも三頭筋の牽引による介達外力でも起こりうる．
- 肘関節周囲の腫脹や皮下出血：骨性のランドマークを参考に，視診・触診で損傷部位を絞り込むことが可能．
- 疼痛による可動域制限：橈骨近位部骨折では伸展や回内外が制限され，肘頭骨折では屈曲で疼痛が増強する．
  ⇒ この段階で，これらの骨折を想起する．

POINT 出血が筋肉，関節内にとどまる場合，皮下血腫は確認できないこともある．

鑑別すべき疾患

- **その他の骨折**：上腕骨遠位端骨折（case 27, 28），尺骨鉤状突起骨折，軟骨損傷やそれに伴う遊離体症状．
- **靱帯損傷**：内側/外側側副靱帯損傷．
  周辺関節の脱臼や靱帯損傷を伴った複合損傷となることがあり，注意が必要である（case 29, 31）．
- **小児肘内障**（case 26）：伸ばせないというより動かさない．安静時痛に乏しい．
  ⇒すべて触診や疼痛部位から鑑別し，画像で確認する．

検査

　前述した身体診察が基本となり，画像で確認して確定診断とする．最も頻用されるのは単純X線である．皮質の連続性を評価し，骨折の有無を読影する．転位の少ない場合や皮質の少ない小児では，健側比較や2方向以上の撮像が必要となる場合があるが，被曝の問題や疼痛による肢位の制限などから十分な情報を得られないことも少なくない．我々は靱帯の評価を目的としてエコーを

用いることがあるが，血腫の有無や皮質の不連続を観察できる場合があり，観察範囲は限られるものの骨折の診断に有用な場合がある（図1，2）．関節内骨折を含め，より詳細に骨折の状況を評価することを目的としてCTを行うこともある．特に橈骨頭，頸部骨折では，初診時に必ずしも骨折線がはっきりしないこともあるため注意が必要である．自信をもって確定診断できない場合には，症状の変化に注意しながら，時間をおいて再度画像検査を行う．その場合も，一時的（1週間以内を目安）な外固定で局所の安静を保つことは害にはならない．軟骨損傷や靱帯損傷の詳細把握には，MRIが必要である．

治療

- いずれの骨折に対しても，骨折型や骨折の転位量だけでなく，患者背景やゴール，合併損傷などを総合的に加味したうえで治療方法が決定される．急性期の治療では，消炎鎮痛薬の使用やシーネ・ギプスによる局所の固定，手術などが状況に応じて選択される．多くの場合は完全伸展でき

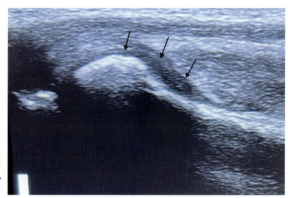

図1：橈骨頭遠位での皮質の不連続性と，輪状靱帯下の血腫が低エコー域として確認できる

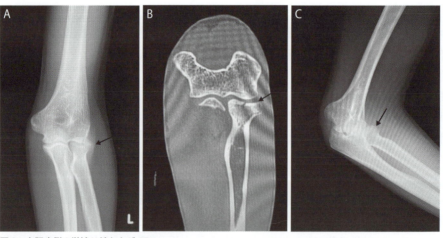

図2：上記症例の単純X線およびCT
伸展できず正しい正面像が得られないことも多い．
斜位で骨折線を確認しやすい場合がある．
もちろん，CTは骨折線の把握に有用である．

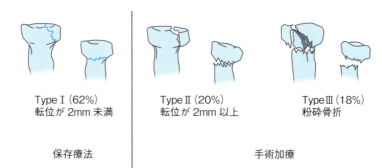

図3：Mason-Morrey 分類
（画像診断まとめ. https://xn--o1qq22cjlllou16giuj.jp/archives/38938y より引用）

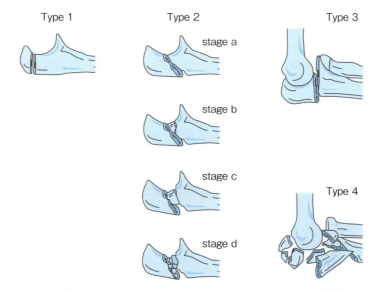

図4：Colton 分類
Type 1：剥離骨折で骨折線は横走する，転位2mm以内で肘関節90°屈曲にても転位がなく，重力に抗して肘伸展可能なもの．
Type 2：滑車切痕より背側に向かう斜骨折で転位・粉砕の程度によって4つの亜分類がある．Stage a：単純な斜骨折，転位の有無は問わない，stage b：stage a に第三骨片を伴い，転位が2mm未満の無転位骨折，stage c：stage b に転位があるもの，stage d：stage c の第三骨片が粉砕したもの．
Type 3：脱臼骨折．
Type 4：分類不能型，骨折部の粉砕が著明で，前腕近位骨幹部や上腕骨遠位部の骨折を合併することが多い．
（福井次矢，高木　誠，小室一成 編：今日の治療指針2024年版. 医学書院, 2024 より引用）

ない状態での単純X線となることに注意しなければならない．橈骨頭・頸部骨折に関しては，Mason-Morrey 分類（**図3**）を用いて，治療方針を決定している．Mason-Morrey 分類 type Ⅰ は，転位が2mm以下の橈骨頭骨折または橈骨頭傾斜角＜10°の橈骨頸部骨折であり，保存療法が可能である．Type Ⅱ は，転位が2mm以上ある橈骨頭骨折，または橈骨頭傾斜角≧10°の橈骨頸部骨折である．Type Ⅲ は粉砕あるいは高度に転位した橈骨頭骨折または橈骨頸部骨折で，type Ⅳ は肘関節脱臼を合併した橈骨頭骨折または橈骨頸部骨折である．なお，橈骨頭骨折と橈骨頸部骨折はしばしば合併しており，厳密に両骨折を区別できない場合は，どちらか骨折の転位量が大き

いほうを分類している．また，type Ⅳは脱臼を整復した後に改めて同分類での評価を行うが，靱帯損傷を伴う可能性があり，関節不安定性を評価するためにストレス撮影が必要である．急性期治療後の運動療法も重要で，外固定中から手指運動は積極的に行う．2週間以内に装具に切り替え，不要な拘縮を作らないようにリハビリテーションを開始するが，肘周囲は二関節筋が多いため，皮膚から深層筋や関節包までリラクゼーションを行う必要がある．

- 肘頭骨折に関しては，多くが不安定な関節内骨折であり手術加療が選択されることが多いが，疼痛のない偽関節も実臨床では散見される．もちろん可動域制限（特に伸展）は残存しているが患者さんは不自由なく生活していることも多い．とはいえ，軟部組織の薄い肘頭部では開放骨折にもなりやすく，関節内骨折であることがほとんどであるので，まずは適切な長上肢シーネ固定を行い，手術加療が可能な施設での意思決定が望ましい．Colton分類（図4）を参考にしているが，経過中に転位が増大することもあるため，転位が少ない場合でも短期間での再診，再評価が大切である．保存加療を選択する場合，ギプスは良肢位である肘関節屈曲90°，前腕中間位，手関節伸展位で，範囲はできるだけ近位から手指MP関節近位までとする．ギプスシーネは，上腕後方から，肘関節後方，前腕尺側，手尺側を通り，MP関節の近位までを当てて，弾性包帯で固定する．複合靱帯損傷を伴う可能性があるため，損傷部位から禁止する運動を決定するが，装具を用いて可能な限り早期から可動域訓練を開始する．不要な外固定は拘縮の原因となる．

専門医へのコンサルテーション

関節内骨折の一般的な手術適応は，2mmの転位である．これを超えるものは専門診の受診を勧めるのがよい．転位が2mm以下であったとしても，前述のように肘頭骨折は基本的に不安定な骨折である．適切な外固定がなされなければ転位が増大することもあり，適切な手術タイミングを逃すことにつながりかねない．専門医は患者のコンプライアンスや日常生活への影響なども含めて手術適応を決定していることを踏まえ，コンサルテーションのタイミングを判断いただきたい．

患者・家族への説明

（保存加療を選択する場合）

　関節内骨折であり，一般的に骨癒合までの時間がかかりやすいこと，外固定による関節拘縮のリスク，転位が増大する可能性，将来的な変形性関節症などを十分に説明する必要があります．外固定期間は短くても4週間であり，外固定をしている間から通院リハビリテーションを開始することが望ましいです．外固定期間短縮目的に手術を施行する場合もあります．

（永井洋輔，中原綾香）

Ⅱ. 肘

case 31 肘が変形し痛い

その他の愁訴：肘が外れた．

Snap Diagnosis 一発診断！　単純性肘関節脱臼　Simple elbow dislocation

疾患概要
- 肘関節の脱臼のことで，主に上腕骨と橈骨，尺骨の複合体の脱臼のことを示す．関節周囲の骨折を伴うこともある．
- 手をついて肘が過伸展することで，受傷することが多い．
- 肘関節脱臼は，肩関節脱臼に次いで多い脱臼である[1]．
- 肘の内側側副靱帯，外側側副靱帯，関節包の損傷が，肘関節脱臼に関与している．
- 脱臼は，可及的早期に整復が必要である．整復後に，肘の不安定性を評価し，不安定である場合は手術加療を行う．

診断へのアプローチ
- 外傷後の肘周囲の疼痛を伴う著明な肘周囲の変形は，本脱臼を疑う（図1）．
- 転倒やスポーツで受傷する．手をついて肘が過伸展し，受傷することが多い[1,2]．
- 幅広い年齢層で受傷し，特に10歳代男性に多い[2]．
- 受診時には自然整復されていることもある．
- 正常では，肘屈曲90°で上腕骨内側上顆，外側上顆，肘頭で構成される二等辺三角形（Huter三角）が，同脱臼では位置関係がくずれる．
- 神経損傷，血管損傷，コンパートメント症候群を伴うこともあるため，肘以遠の神経診察，血流評価，疼痛や腫脹の変化を確認する．

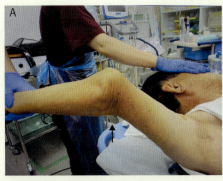
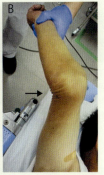

図1：右肘関節脱臼の患者の外観写真
A：肘外側から，B：肘背側から
肘を中心とした変形と疼痛がある．脱臼している状態では診断は難しくない．

> **POINT** 外傷後の疼痛を伴う著明な肘の変形があれば，肘関節脱臼を疑う．

鑑別すべき疾患

- **肘関節周囲の骨折（脱臼に伴う骨折を含む）**：上腕骨，尺骨，橈骨に骨折を伴う脱臼骨折の場合，骨折を伴わない脱臼と治療戦略が異なるため，鑑別が必要．
  橈骨頭骨折，尺骨鉤状突起骨折と合併する脱臼骨折は，terrible triad injury と言われており，治療成績の悪い脱臼骨折のため注意が必要である（図2）[1]．
- **同側上肢（肩関節，上腕，前腕，手関節）の外傷合併**：肘関節の変形ということで肘関節周囲に注目してしまうが，隣接関節である肩や手関節，肘関節を構成する上腕，前腕の骨折などの外傷を合併していることもある．同側上肢に外傷がある場合には，肘関節脱臼が手術適応となる可能性があるため，注意が必要である．

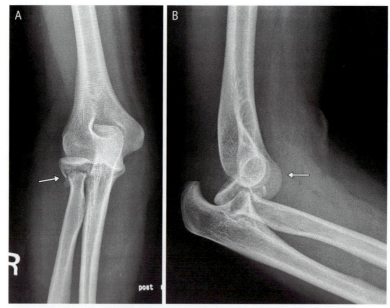

図2：Terrible triad injury の X 線写真
A：正面像，B：側面像
橈骨頭骨折，尺骨鉤状突起骨折を合併する肘関節脱臼骨折は terrible triad injury と言われ，難治の骨折と言われており，早期に専門医に紹介することを勧める．

検 査

- **X 線，CT 検査**：診断と治療方針決定に必要な検査である．骨折を伴う肘関節脱臼の場合，骨折治療と軟部組織修復の治療をどちらも行う必要がある（図3）．
- **MRI**：脱臼整復後に行う．肘周囲の軟部組織の損傷，上腕骨，尺骨，橈骨の骨損傷を評価できる．理学所見の補助として用いる．

治療

- 救急外来などで肘関節脱臼と診断した場合，可能な限り早く脱臼を整復する必要がある．早期脱臼整復の目的は患者の疼痛緩和，変形による神経血管の圧迫による神経血管障害の予防，肘周囲の軟部組織の状態悪化を防ぐことである．筆者のグループでは，脱臼を整復する場合には腕神経叢ブロックを行い，徐痛をしっかりとしてから整復をしている．ブロックをすれば，前腕を牽引して，上腕骨と尺骨の位置関係を揃えた状態で肘を屈曲する整復できる[1]．徒手整復後に肘関節の易脱臼性，肘関節内側，外側の不安定性を評価し，保存治療で治療をするか手術を行うかを決

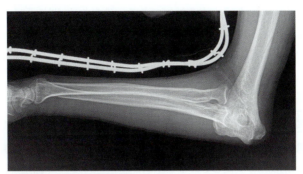

図3：図1の患者のX線写真
上腕骨遠位と尺骨近位，橈骨近位の位置関係が正常と異なる．画像検査で脱臼自体の診断は難しくない．

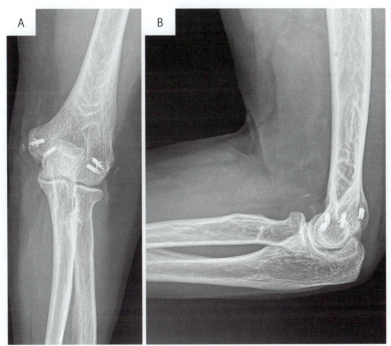

図4：手術後のX線写真
A：正面像，B：側面像
脱臼整復後に肘関節が不安定な患者には，手術加療を行う．本症例ではアンカーを上腕骨に打ち込み，アンカーと損傷した靱帯を縫合し，内側と外側の靱帯を修復する手術を行った．

定する．不安定性がないと判断した場合は，2週間程度の肘屈曲90°でシーネなどの外固定を行い，その後リハビリテーションを行う．肘関節が不安定と判断した場合は，損傷した内側側副靱帯，外側側副靱帯に対して靱帯修復手術，骨折が合併する場合は骨折に対して骨接合手術を行う（図4）．上記の手術後に不安定性が残る場合は，肘関節前方関節包の修復や創外固定手術を追加で行う[3,4]．

専門医へのコンサルテーション

脱臼を整復できない場合は，早急に脱臼を整復できる医師がいる病院に転院が必要である．また，本脱臼は整復後に肘の易脱臼性，肘関節内外側の不安定性を評価し，手術適応を含めた治療方針を決定する外傷である．治療方針を決定する外傷である．そのため，理学所見を評価できない場合は，評価ができる専門医に速やかにコンサルトをするべきである．

保存治療を行っている患者で脱臼を繰り返す場合は，手術が必要となるためコンサルトが必要である．

患者・家族への説明

上腕骨と尺骨，橈骨で構成される肘の関節が脱臼をしています．脱臼は，早期に整復をする必要があります．脱臼整復後に肘関節が安定している場合は，2週間程度のシーネ固定をした後にリハビリテーションを行い，機能回復を目指します．脱臼整復後に肘関節が容易に再脱臼する場合や，肘関節が不安定で機能障害を起こす可能性がある場合は，壊れている骨，靱帯，関節包をそれぞれ修復する手術加療が必要となります．

1) Tornetta P, Ricci W, Ostrum RF et al editors：Rockwood and Green's Fractures in Adults 9th edition. Wolters Kluwer Health, pp1414-1468, 2019
2) Stoneback JW, Owens BD, Sykes J et al：Incidence of elbow dislocations in the United States population. J Bone Joint Surg Am 94：240-245, 2012
3) 今谷潤也：新鮮外傷性肘関節靱帯損傷の診断と治療．日臨スポーツ医会誌 26：523-531, 2009
4) 今谷潤也：複合型肘関節不安定症の最新知見―機能解剖と臨床―．日整会誌 93：387-399, 2019

（安藤治朗）

II. 肘

case 32 手の小指側がしびれる

その他の愁訴：夜間，手・肘の置き場がなく，ビリビリして寝れない．箸が使えない．ボタン，チャックが不自由．手がやせこけた．

一発診断！ 肘部管症候群　Cubital tunnel syndrome

疾患概要
- 肘内側で尺骨神経が圧迫されることによる神経障害．
- 手に麻痺としびれが出現する（前腕レベルに症状は出ない）．
- 小児期の外傷や変形性肘関節症，ガングリオンが原因であることが多いが，原因は多岐にわたる．

診断へのアプローチ

- 変形性肘関節症の進行に伴って，骨棘とosbone靱帯が神経を圧迫する．小児期の肘外傷が原因で遅発性尺骨神経障害が出現することもある．
- 環指尺側と小指のしびれ感を主訴とする．環指の橈側は正常（ring finger split）．
- 麻痺を呈すると特徴的な肢位をとる．Claw hand（鷲手，かぎ爪変形）は，環指・小指のMP関節の過伸展，すべての指間が閉じられない，厚みのない手（骨間筋の萎縮）になる．
- 肘の曲げ伸ばしで症状が増悪する．
- 神経圧迫部の近位に偽神経腫が形成される．偽神経腫が大きいときは，触診にて触知可能である（図1）．

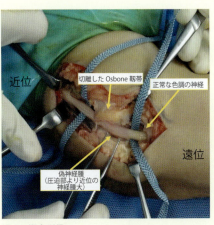

図1　術中所見

| POINT | 変性疾患にもかかわらず，急速に麻痺が進行することがある．
尺骨神経の走行に沿って，近位から遠位まで広く診察することが重要である．
訴えと症状や診察所見の解離があるときは，知覚検査や神経伝導速度を予定する． |

鑑別すべき疾患

主に整形外科と神経内科疾患である．
- Guyon管症候群，小指球ハンマー症候群
- 胸郭出口症候群 case 11 ，Pancoast腫瘍，胸骨正中切開後C8 plexopathy
- 頸髄症，頸椎症性神経根症
- 神経内科疾患（ALS，神経痛性筋萎縮症，頸椎症性筋萎縮症，平山病，単/多発神経炎）
- 過換気症候群に伴う低Ca血症
- 手内筋拘縮，コンパートメント症候群，化膿性屈筋腱炎

POINT 肘部管症候群は，
環指の尺側だけ知覚障害がある（ring finger split）．
肘内側の Tinel を認める．
特徴的な肢位（Claw hand，Froment 徴候）を呈する（図2，3）．
重症度は，赤堀分類（表1）[1]や Mc-Gowan and Dellon 分類を用いる．

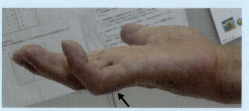

図2：Claw hand

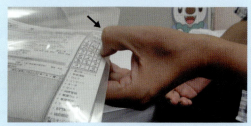

図3：Froment 徴候

表1：赤堀分類

	伝導速度		臨床症状		
	運動神経	知覚神経	知覚神経症状	運動神経症状		
				筋萎縮	筋力低下	指変形
第Ⅰ期	正常	正常	肘関節屈曲テスト（+） 知覚鈍麻（±）	第1骨間筋のみ（±）	(±)	(−)
第Ⅱ期	正常	正常または低下	知覚鈍麻（+） 一般的に痛覚先行	第1骨間筋（+） 他は（±）〜（+）	(±)	(±)
第Ⅲ期	正常下限または低下	低下 ときに消失	知覚鈍麻（+）	(+)	(+)	(±)〜(+)
第Ⅳ期	低下	消失	知覚鈍麻（++） ときに痛覚脱失	(++)	(++)	(++)
第Ⅴ期	低下 ときに消失	消失	知覚鈍麻（++） 多くは痛覚脱失	(++)	(++)	(++)

（文献1を参照して作成）

検　査

問診・視診：小指は内転できず閉じれないため，ものに引っかかりやすいと訴える（小指外転筋や骨間筋の麻痺）．スムーズな握り動作ができずペットボトルなどの太さのあるものが特に握りづらい（環指，小指の深指屈筋腱（FDP）の麻痺）．ピンチ力が低下し，日常生活では新聞や本のページをめくれなかったり，箸が使えない，キャップが開けられないことが多い（Froment 徴候は，患者に紙をピンチして保持してもらうが，検者が紙を引き抜く力に対抗できない，もしくは IP 関節屈曲による代償にて保持しようとする状態．正中神経の破格により必ずしも生じるわけではない）．

視診：診察時に患者が差し出すのが手なのか肘なのかをみて，問診や症状と一致するかを確かめる．肘を差し出す場合は，伸ばして出すのか，曲げて出すのか，肘内側を出すのかをみて，医療者との距離感，患者の理解度，患者が通常どういう肘の使い方をしているかを想起する．患者の腕の太さ，筋肉がついている部位，日焼けの程度などをみて，職業・スポーツにあった治療法を提案

できるか考える.

特に野球部の場合はポジションが重要で,ピッチャーは投球時に尺骨神経領域のしびれだけでなく,肘痛で受診することがある.

触診:Tinel sign が最も信用度が高く,手まで放散痛があるかを確認する.偽神経腫を形成している部分は Tinel sign 著明である.尺骨神経の亜脱臼は元来小児期には一般的で成長とともに安定するが,遺残する場合がある.亜脱臼の診察は,肘伸展時に上腕骨内側上顆に検者の母指を置き,肘屈曲とともに尺骨神経が前方に乗り上げてくることで click を触知する.スポーツ選手では肥大した三頭筋によって屈曲時に圧迫される.神経走行の破格や滑車上肘筋などの筋破格があった場合は,触診ではわかりづらいことがある.

X 線,CT:変形性関節症や外傷後変化の有無[2].
MRI:ガングリオンの有無,偽神経腫の確認,神経周囲の炎症.
エコー:ガングリオンの有無,偽神経腫の確認,神経滑走の確認.
神経伝導速度検査:小指球筋もしくは第 1 背側骨間筋に電極を貼り,肘上,肘下,手関節で電気刺激を加えることで,病変部の局在と運動神経伝導速度(motor nerve conduction velocity:MCV)の遅延を評価する.MCV が 40m/s 以下もしくは健側より 10m/s 以上低下すると異常値である.

インチング法(1 インチずつ電気刺激部位をずらしながら病変部を特定する方法):病変部の近位と遠位で急に MCV の遅延が確認できる[3].

知覚検査(Semmes-Weinstein Test など)(図 4)

知覚障害を可視化することは重要である.

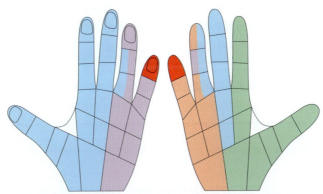

図4 知覚検査(Semmes Weistein monofilamemt test)
緑:触覚正常,青:触覚低下,紫:防御知覚低下,赤:防御知覚脱失,赤+
黒斜線:測定不能.

治 療

保存治療
- 安静もしくは外固定が有用.肘関節の屈曲 40°程度が安静肢位である.深屈曲は行わないように指導する.必要なら外固定を行う.
- 内服薬を併用する.非ステロイド性抗炎症薬(NSAIDs),ノイロトロピン,ビタミン B_{12},プレ

ガバリン製剤（リリカ，タリージェ），トラマドール製剤（トラムセット，ワントラム，ツートラム，トラマール）など，適宜調整可能な薬剤が有用である．

治療の経過

●不良例の特徴

初診時に麻痺を有する症例，変形性肘関節症を認める症例は，経過不良なことが多い．また，高齢者，糖尿病，関節リウマチ，透析では，一般的に神経の回復が遅いため，経過不良例と見分けがつかない．処方しかされない，痛みをわかってくれない，どうしてよいかわからないなどを訴える不安が強い患者は，次の一手に進む．

●次の一手

局所の注射は，Hydro-release による効果と抗炎症作用を期待して，ステロイドを注入する．エコー下に液性ステロイドを使用するのが望ましい．最初は保存治療が奏効していても症状繰り返す場合は，神経伝導速度や知覚検査を繰り返し行う．

手外科専門医へのコンサルテーションと手術療法

保存治療に抵抗もしくは ADL 障害を認めれば，手外科専門医へ紹介する．すべての所見がそろわないことも多いため，受診や紹介が遅れがちとなる．術前の重症度が術後成績を決定すること，手術しても回復までに 2～3 年は要することから，より早期の治療介入が望ましい．手術療法は，単純除圧術，尺骨神経前方移所術もしくは内視鏡を併用する手技がある．

患者・家族への説明

肘部管症候群という病名です．神経の病気でしびれを生じており「しびれ」は知覚低下，神経痛，麻痺に分けられます．知覚低下のみであれば経過観察にて改善が見込めます（増悪する場合もあります）．神経痛があれば積極的に保存的治療を行います．麻痺が出現すれば，手術のほうが予後良好です．

病態は，神経が圧迫されたことで神経の機能が低下しています．圧迫した状態が続くと神経にとってよくないので，安静が望ましいです．安静を含む保存治療で改善しない場合は，専門の先生に追加検査をしてもらったり，早期社会復帰の希望について話し合っていただき，手術を行ったほうがよいかみてもらいましょう．

1)　赤堀　治：肘部管症候群：麻痺の程度と予後，ならびに手術法の選択．整・災外 29：1745-1751，1986
2)　松田匡弘：肘関節周囲外傷術後の遅発性尺骨神経障害．日肘会誌 29：245-247，2022
3)　園生雅弘：肘部尺骨神経障害の電気生理学的診断．関節外科 35：794-799，2016

（松田匡弘）

Ⅱ．肘

case 33 手首が動かない

その他の愁訴：指が伸ばせない，手や腕が痺れる．

Snap Diagnosis 一発診断！ 橈骨神経麻痺　Radial nerve palsy

疾患概要
- 橈骨神経は，上腕三頭筋や前腕伸筋群の運動，手背や前腕外側の知覚を支配する（図1）．
- 橈骨神経は，肘関節前方で感覚神経である浅枝と運動神経である深枝に分かれ，深枝は後骨間神経となる．
- 損傷高位によって臨床症状が異なる（後骨間神経麻痺に関してはcase 34 を参照）．
- 長時間の腕の圧迫や上腕骨骨折によって橈骨神経が圧迫，損傷されることで麻痺を生じる．
- 手関節と手指の伸展ができない「下垂手（drop hand）」が典型的な症状である．

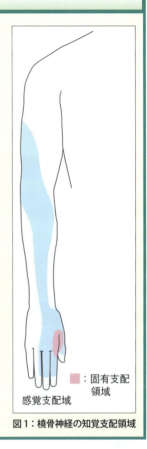

■：固有支配領域
感覚支配域

図1：橈骨神経の知覚支配領域

POINT　「朝起きてから手首が動かない」と聞いたら，橈骨神経麻痺を疑う．

診断へのアプローチ
- 下垂指や下垂手といった運動障害，手背や前腕橈側の痺れといった感覚障害がみられる．
- 運動障害のため物が掴めない，腕の力が入らないなどの症状で受診する場合もある．
- PIP関節，DIP関節は，手内筋の作用で伸展できるため，下垂指に関しては手関節背屈位でMP関節が伸展できるかどうかを確認する．
- 圧迫性損傷（飲酒後の睡眠や腕枕，ギプスなど），外傷性損傷（上腕骨骨幹部骨折など），腫瘍や嚢胞などによる神経圧迫が原因として挙げられる．
- 発症の原因で最も多いのは，睡眠時の腕の圧迫であり，Saturday night palsyとも呼ばれる．

> **POINT** 上腕骨骨幹部骨折を診察する際，骨折に目を奪われて末梢の神経診察を忘れてはならない．必ず，手指伸展や手関節背屈が可能か確認する．

鑑別すべき疾患

- **後骨間神経麻痺** case 34 ：手指（MP関節）の伸展はできないが，手関節背屈は可能である．後骨間神経は運動神経であるため感覚障害は生じない．
- **脳梗塞**：運動障害や感覚障害は，手指手関節だけでなく，下肢や顔面にも生じることが多い．発症状況や総合的な身体所見（下垂手，下垂指以外の症状）から鑑別する．
- **頸椎神経根障害**：特にC6神経根障害では，前腕橈側から母指の疼痛や痺れ，手関節背屈筋力低下を生じ，橈骨神経麻痺と鑑別を要する．頸椎神経根障害では上肢の強い疼痛や痺れ，頸椎運動に伴う疼痛の増強，深部腱反射の異常など，橈骨神経麻痺とは異なる症状がみられる．頸椎MRIなどの画像検査が有用である．

検査

身体所見や問診によって診断に至ることが多い．

神経伝導検査・筋電図検査：橈骨神経の伝導速度低下を確認する．障害高位の特定も可能である．
MRI：ガングリオンなどの腫瘤性病変による神経圧迫を疑う場合に有用である．
エコー：MRIと同様に，腫瘤性病変の検出に使用する．外傷症例の場合，橈骨神経の状態を確認することで治療方針の決定に役立つ可能性が示唆されている．

治療

- 非外傷例の場合，まずは保存療法を選択する．手関節の良肢位保持のためにカックアップスプリントを装着する．また，麻痺筋を刺激するためのリハビリテーションも重要であり，手指や手関節の他動可動域訓練を行う．投薬治療としては活性型ビタミン製剤の投与，疼痛や痺れが強い場合にはNSAIDsやプレガバリンを処方する．一般的に予後は良好で発症後3ヵ月程度での自然回復が見込めるが，症状が改善しない場合は手術を選択する場合がある．

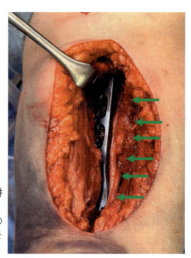

図2：上腕骨遠位骨幹部骨折に橈骨神経麻痺を合併した症例
手術時に橈骨神経（緑矢印）を展開し，骨折部での神経の状態を直視下に確認してからプレート固定を行っている．

● 外傷例の場合は，上腕骨骨幹部骨折に合併するものが多い．ほとんどの症例が自然回復するため保存療法でよいとする報告が多いが，一方で，骨折部に神経が挟まり込む場合や神経断裂を生じる症例もあるため直視下に確認すべきとの意見もある（**図2**）．早急に専門家へ紹介するのがよい．

手外科医へのコンサルテーションと手術療法

　約3ヵ月間の保存治療を施行しても橈骨神経麻痺が改善しない場合，神経剥離術や腱移行術などの手術適応となるため，手外科医へ紹介する．

患者・家族への説明

　神経が圧迫されて麻痺を起こし，指や手首が伸ばせなくなっています．多くの場合，症状は数ヵ月かけて自然に回復しますので，まずは様子をみます．その間，指や手首が硬くならないように装具を作成し，リハビリテーションを行いましょう．発症からおよそ3ヵ月経過しても症状が改善しない場合は，神経剥離術や腱移行術などの手術を検討します．

（髙田大輔）

Ⅱ. 肘

case 34 指が急に伸びなくなった

その他の愁訴：下垂指．

> **Snap Diagnosis 一発診断！　後骨間神経麻痺　Posterior interosseous nerve palsy**
>
> **疾患概要**
> - 橈骨神経が肘関節レベルで，橈骨神経浅枝と後骨間神経に分岐する．
> - 後骨間神経は，前腕の伸筋群を支配する．この神経が障害されると，前腕や手の特定の筋肉が麻痺し，手指の伸展が困難になる．
> - 原因はさまざまで，ガングリオンによる圧迫や，Frohse のアーケードでの圧迫，砂時計様の神経くびれを認める特発性などが考えられる．
> - 特発性後骨間神経麻痺の場合は，前駆症状として上肢の疼痛の訴えを認めることが多い．
> - 後骨間神経は純粋な運動枝であり，感覚障害は認めない．

> **診断へのアプローチ**
> - 疫学，性別，年齢の好発などは，いまだはっきりしていない．
> - 砂時計様くびれを生じる特発性後骨間神経麻痺前駆症状として，上腕〜前腕の疼痛が数日から数週間持続し，その後疼痛が消失後に麻痺が生じる場合がほとんどである．
> - 手指の伸展が困難となる（母指〜小指）一方で，手関節の背屈動作は保たれている．
> - 感覚障害はない．

> **POINT　後骨間神経麻痺で麻痺が生じる筋の一覧**
>
> 後骨間神経麻痺では，以下の筋肉が麻痺する．
> 短橈側手根伸筋（extensor carpi radialis brevis）：手関節の背屈
> 長母指伸筋（extensor pollicis longus）：母指末節部の伸展
> 短母指伸筋（extensor pollicis brevis）：母指基節部の伸展
> 総指伸筋（extensor digitorum communis）：手指の伸展
> 示指伸筋（extensor indicis proprius）：示指の伸展
> 小指伸筋（extensor digiti minimi）：小指の伸展
> 尺側手根伸筋（extensor carpi ulnaris）：手関節の背屈
>
> **麻痺を生じない筋**
>
> 後骨間神経麻痺では，以下の筋肉は麻痺を生じない．
> 上腕三頭筋（triceps brachii）：肘関節の伸展
> 肘筋（anconeus）：肘関節の伸展
> 腕橈骨筋（brachioradialis）：肘関節の屈曲
> 長橈側手根伸筋（extensor carpi radialis longus）：手関節の伸展および橈屈

前腕屈筋群などの橈骨神経支配以外の筋
　　長橈側手根伸筋が高位橈骨神経支配であるため，手関節の背屈動作が保たれる．ただ尺側
手根伸筋が麻痺するため橈屈となる．

鑑別すべき疾患

・高位橈骨神経麻痺（radial nerve palsy）　case 33
【症状】手指および手関節の伸展障害に加え，腕橈骨筋の麻痺を生じるため，肘の屈曲力も障害
される．ほとんどの場合，感覚障害を伴う．
【鑑別方法】感覚検査（皮膚の感覚をチェック），上腕および前腕の筋力評価．橈骨神経の支配領
域全体を評価する．

・頸椎症性神経根症（cervical spondylotic radiculopathy）
【症状】首から腕にかけての痛みやしびれ，筋力低下．特定の指に感覚障害があることが多い．
【鑑別方法】頸椎 MRI，神経根ブロックテスト，Spurling テストなどで評価する．

・神経痛性筋萎縮症（neuralgic amyotrophy）
【症状】突然の肩や上腕の激しい痛みで始まり，その後に筋力低下や筋萎縮が続く．片側の腕に
症状が現れることが多いが，非対称性に両側発症する場合もある．複数の神経が影響を受けるこ
とがあり，上肢のさまざまな筋肉群に症状が現れる．
【鑑別方法】臨床診断で，急性の痛みと筋力低下の経過，非対称性，誘因（感染や外傷）などか
ら診断する．また，電気生理学的検査で，神経伝導速度や筋電図（EMG）により，複数の神経
の障害を確認する．

・橈骨管症候群（radial tunnel syndrome）
【症状】前腕外側の痛み．手指や手首の伸展障害は少ないかない．
【鑑別方法】圧痛点の確認（橈骨管周囲），抵抗をかけた前腕回外テストでの痛みの増悪を確認す
る．

・筋委縮性側索硬化症（ALS）
【症状】進行性の筋力低下および筋萎縮．全身の筋肉が影響を受けることがある．
【鑑別方法】電気生理学的検査（EMG），上位および下位運動ニューロン徴候の評価を行う．

・腕神経叢障害（brachial plexus Injury）
【症状】広範な筋力低下および感覚障害．肩から手にかけての痛み．
【鑑別方法】腕神経叢の MRI，電気生理学的検査（EMG）で診断する．

・伸筋腱断裂（extensor tendon rupture）　case 50
【症状】断裂した腱に限局した指の伸展が完全に不可能になる．痛みを伴うことがあり，急性の
外傷後に発生することが多い．
【鑑別方法】手指や前腕の圧痛や腫脹の有無を確認する．MRI やエコーで断裂腱を確認する．

検　査

身体診察：手指および手首の伸展機能を評価する（図 1）.

前腕橈側に筋萎縮あり

BR	5
ECRL	3
ECRB	0
EDC	0
ECU	0
EPL	0
APL	0
EPB	0

感覚障害なし
肘屈曲皺遠位 2cm に圧痛あり

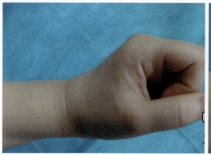
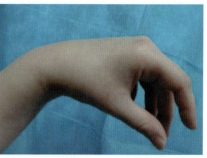

図1：後骨間神経麻痺の理学所見
左：手関節の背屈は保たれている．
右：テノデーシスで一見手指は伸展してみえるが，手指の伸展筋力は MMT0 であった．

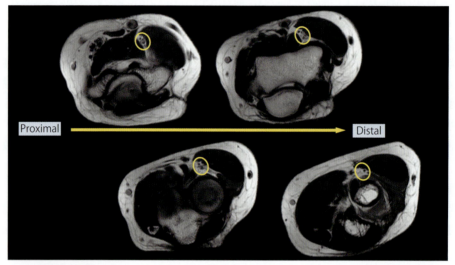

図2：肘関節 Axial 像
後骨間神経の走行（丸印）を確認．回外筋の信号変化がみられる．後骨間神経を圧迫する占拠性病変の所見はなかった．

神経伝導速度検査（NCV）：神経の伝導速度を測定し，障害の有無を確認する．
電気生理学的検査（EMG）：筋肉の電気活動を測定し，麻痺の程度を評価する．
画像検査：MRI や CT を用いて，神経圧迫の原因となる構造的異常を確認する（図2）．

治療

- **初期には保存加療を行い，症状の改善がみられない場合は手術加療を考慮**

特発性後骨間神経麻痺の手術適応は，6 か月以上の保存療法で改善がみられない場合としている報告が多い．一方で，ガングリオンなどの圧迫の原因が明らかである場合は，早期神経剝離およびガングリオン切除が望ましいと考えられている．

- **保存療法**：炎症を抑えるための非ステロイド性抗炎症薬（NSAIDs）の使用，理学療法，安静な

どを行う.

● **手術：神経剥離術（神経束間剥離術）**

　特発性後骨間神経麻痺の場合，神経の砂時計様くびれを呈することが多く，ほぼ全例で神経束が線維組織により神経束がねじれ，神経束にくびれを生じている．そのため，顕微鏡下に砂時計様くびれの部位に存在する線維組織を切除することにより，ねじれを解除する神経束間剥離術を行う．また後骨間神経がガングリオンなどで圧迫されている場合，圧迫を引き起こしている組織を除去または切開する（図3～5）.

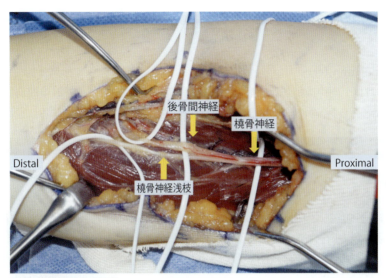

図3：肘関節掌側の展開後
橈骨神経から橈骨神経浅枝，後骨間神経に分岐する部位を展開．

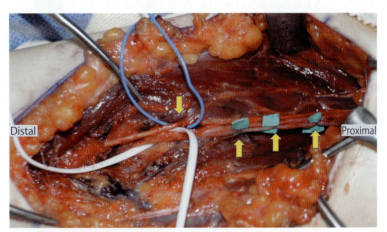

図4：矢印部の後骨間神経に砂時計様くびれを認める

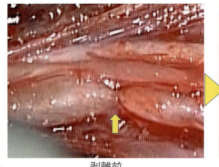 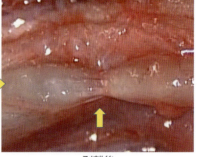

剥離前　　　　　　　　　　　　　剥離後

図5：砂時計様くびれに対し顕微鏡下で神経束間剥離術を行った．施行後くびれの膨隆を認める

腱移行術（tendon transfer）：
　発症後 12 ヵ月以上回復徴候がない症例あるいは高齢者の症例では，神経束間剥離術の効果不十分であることが考えられ，神経束間剥離術と腱移行術の一期的施行も考慮する．

専門医へのコンサルテーション

　後骨間神経麻痺と診断するも明確な原因が不明な場合，保存療法を 6〜12 週程度行っても改善がみられない場合，症状が進行し筋力低下などが進む場合，外傷や骨折が関与している場合，およびガングリオンや腫瘍などの器質的原因が疑われる場合は，手術加療を含む専門治療の適応となるため，早期に手外科専門医への紹介が望ましい．

患者・家族への説明

　指や手首の伸展させる神経が麻痺する病気です．神経を圧迫する原因があれば，それを取り除く手術が必要となります．圧迫する原因がない場合は，安静や鎮痛薬で経過をみますが，半年しても改善に乏しい場合は，神経がくびれてしまっている場合があり，手術加療が必要となります．

（小川高志）

II. 肘

case 35 母指と示指が曲がらない

その他の愁訴：物をうまくつまめない．

Snap Diagnosis 一発診断！ 前骨間神経麻痺　Anterior interosseous nerve palsy（AIN）

疾患概要
- 前骨間神経は正中神経の分枝で，主に深層屈筋群（長母指屈筋，示指/中指深指屈筋）を支配し，感覚神経を含まない．
- 親指と示指の曲げにくさ（ピンチ力の低下）が主症状で，物をつかむ際に「OKサイン」ができなくなる特徴がある．
- 原因は外傷や過剰な運動，圧迫などと言われているが，特発性の場合も存在する．
- 前骨間神経は感覚神経を含まないため，しびれや感覚の鈍麻は伴わない．

診断へのアプローチ
- 誘引なく突然発症することが多い．
- 前駆症状として肩甲帯～肘周囲の疼痛が数日から数週間持続し，その後に麻痺が生じる場合がある．
- 母指IP関節，示指DIP関節の屈曲ができないため，物が上手くつかめない．不全型も存在し，母指IP関節または示指DIP関節のどちらかが屈曲できないと訴えることがある．
- 感覚障害は，一般的にはない．

POINT　前骨間神経麻痺の長野分類
Ⅰ型をAIN支配筋のみが麻痺するもの，Ⅱ型をAIN以外の正中神経支配筋麻痺を合併するものと分類している．つまり，典型的な筋力低下を呈さない症例も多い．

鑑別すべき疾患

- 高位正中神経麻痺（median nerve palsy）
  【症状】全体的な手指の屈曲障害や母指対立障害に加えて，感覚障害（母指から環指橈側までの手掌側のしびれや感覚鈍麻）を認める．
  【鑑別方法】神経伝導速度検査などで，肘周囲での障害を確認する．
- 頸椎疾患（頸椎症，椎間板ヘルニア）（cervical disc herniation）
  【症状】頸部から肩，腕にかけての痛みやしびれが伴う．上肢全体の筋力低下や感覚障害がみられる．局所的な筋肉の萎縮や，上肢の複数の神経領域にわたる症状が現れることがある．
  【鑑別方法】頸椎MRIで，狭窄やヘルニアの有無を評価する．
- 屈筋腱断裂（flexor tendon rupture）　case 50
  【症状】断裂した腱に限局した指の屈曲が完全に不可能になる．痛みを伴うことがあり，急性の外傷後に発生することが多い．
  【鑑別方法】手指や前腕の圧痛や腫脹の有無を確認する．MRIやエコーで断裂腱を確認する．ま

た通常手関節を背屈させると，腱固定効果で神経麻痺の有無にかかわらず母指IP関節が自然と屈曲するが，腱断裂では手関節背屈位でもIP関節が進展位をとる．

・円回内筋症候群（pronator syndrome）

【症状】肘から前腕近位部の鈍痛と正中神経領域の感覚障害が中心で運動麻痺を呈することは稀である．

【鑑別方法】以下のSpinnerの誘発テスト（前腕回内で手関節屈曲，前腕回外で肘屈曲，中指PIP関節屈曲）が有効とされている．

検 査

1. 身体診察

Tear drop sign：母指と示指で円を作らせるが，屈曲できず尖った形になる（図1）．

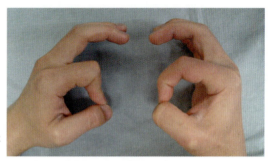

図1：Tear drop sign
左母指IP，示指DIPの屈曲ができず尖った形となっている．

2. 画像検査

MRI：占拠性病変や支配筋の信号変化，腱断裂などを確認する．
エコー：神経の走行や圧迫部位を可視化する．
神経伝導速度検査（NCV）：神経の伝導速度を測定し，神経障害の部位や程度を評価する．
筋電図（EMG）：長母指屈筋，方形回内筋の脱神経所見を確認する．

治 療

- 発症早期は，保存加療を選択する．報告では，発症から3～6ヵ月で約80％程度自然回復するとされている．経過しても自然回復しない場合は，手術加療を検討する．保存的治療として，安静や薬物療法（NSAIDsやビタミンB_{12}など）を使用することがある．
  手術：神経剥離術（神経束間剥離）
- 特発性前骨間神経麻痺の場合神経の砂時計様くびれを呈することが多く，顕微鏡下に砂時計様くびれを解除する神経束間剥離術を行う（図2）．くびれは通常前骨間神経が正中神経より分岐した肘遠位に存在せず，肘近位の正中神経本幹内の前骨間神経線維束に存在するので，注意を要する（図3）．後骨間神経同様，くびれの本体は神経のねじれであり，ねじれを構成する線維組織を切除する必要がある．また前骨間神経がガングリオンなどで圧迫されている場合，圧迫を引き起こしている組織を除去または切開する．

専門医へのコンサルテーション

手指の麻痺があると診断するも明確な原因が不明な場合，典型的な症状以外の症状を呈する場合，

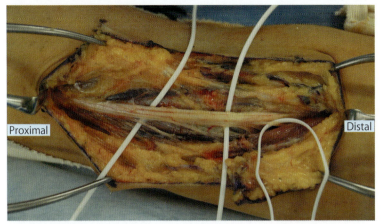

図2：肘関節掌側で正中神経を剥離し，前骨間神経麻痺の分岐部以遠まで展開

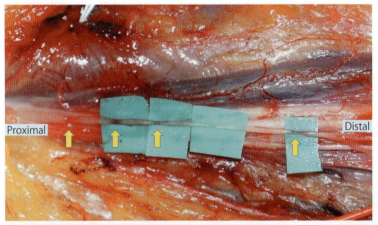

図3：前骨間神経の複数箇所にくびれを認める（矢印）

　保存療法を6～12週程度行っても改善がみられない場合，症状が進行し筋力低下などが進む場合，外傷や骨折が関与している場合，ガングリオンや腫瘍などの器質的原因が疑われる場合は手術加療を含む専門治療の適応となるため早期に手外科専門医への紹介が望ましい．

患者・家族への説明

　母指と示指を曲げる神経が麻痺する病気です．神経を圧迫する原因があれば，それを取り除く手術が必要となります．圧迫する原因がない場合は，安静や鎮痛薬で経過をみますが，半年しても改善に乏しい場合は神経がくびれてしまっている場合があり，手術加療が必要となります．

（小川高志）

Ⅱ. 肘

case 36 肘が腫れた

その他の愁訴：肘が腫れて痛い，肘に膨らみができた．

一発診断！ 肘頭滑液包炎　Olecranon bursitis

疾患概要
- 滑液包は，軟部組織に隣接する潤滑液で満たされた袋（囊）である．
- 滑液包は，骨や関節，腱，皮膚などの構造間の摩擦を軽減し，スムーズな関節運動を可能にしている．
- 滑液包炎は，外傷（軽微な外傷も含む）や感染を契機に発症する滑液包の炎症性疾患である．滑液包を中心に腫脹，発赤を起こす．
- 肘頭部は，膝蓋骨周囲，大腿骨転子部，踵骨アキレス腱付着部と並んで，滑液包炎の発生頻度が高い．
- 炎症の原因に対する治療を行うことで症状は改善するが，難治の場合は手術加療をすることもある．

診断へのアプローチ
- 肘頭（尺骨の近位側）に発生する皮下腫瘤（図1）．
- 外傷（軽微な外傷も含む）や傷や擦過傷からの感染を契機に発症する．
- 境界明瞭な液体貯留をした柔らかい腫瘤で，疼痛を伴うこともある．
- 感染を伴う場合は，腫瘤周囲の発赤，熱感，疼痛を伴い，血液検査で赤血球沈下速度，CRPなどの炎症マーカーが上昇する．

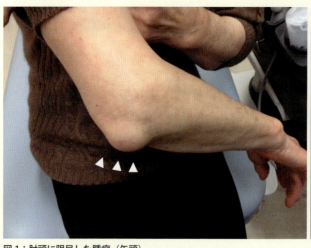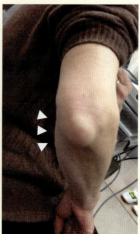

図1：肘頭に限局した腫瘤（矢頭）
本症例は非感染性の滑液包炎であった．

> **POINT** 肘頭にできた柔らかい腫瘤があれば，肘頭滑液包炎を疑う．

鑑別すべき疾患

- 肘外傷：転倒などの外傷機転がある場合は，肘周りの外傷が原因で滑液包以外の組織が損傷をして腫れることがある．外傷が関与している場合は，画像検査（X線，CT）を追加することで鑑別ができる．
- 軟部腫瘍：腫瘤が固く，内容物が液体以外のものが想定される身体所見があれば，腫瘍性病変を鑑別に挙げて，追加で MRI を行う．

検　査

穿刺液検査：腫瘤を穿刺し，内容液を採取して検査する．液の性質検査，培養検査を行うことで，滑液包炎が感染しているかの判断に役立つ．感染を疑う症例では，穿刺して培養を提出する[1]．同疾患を強く疑う場合に穿刺検査を先行できるが，その他の疾患を疑う場合は，穿刺の前に他の画像検査での精査を検討する．

エコー：腫瘤表面や組織の構造を知ることができ，腫瘤の鑑別に役立つ．単胞性嚢胞性疾患の場合本疾患を疑い，充実成分が多い場合，軟部腫瘍を考慮し，他の画像検査を検討する．

X線，CT：滑液包炎自体の評価と周囲の腫脹，炎症の波及を評価することができる．滑液包炎の発生要因とも言われる骨棘形成，関節リウマチの既往の可能性などを評価できる[2]．また，肘周囲の外傷の鑑別に役立つ．

MRI：腫瘤の精査に役立つ．また，感染の場合に骨髄炎を発症しているかの判断に役立つ[2]．

治　療

滑液包炎の治療は，感染しているかどうかで治療方針が変わる．感染している滑液包炎の症例では，感染の制御を優先して行う[1]．

- 🔴 **感染性滑液包炎**：溜まっている液体の切開排膿，抗生剤治療を行う[1]．感染が制御できない，瘻孔を形成する症例，他組織に感染が波及した症例など難治の場合は，感染部の切除手術を検討する[3]．
- 🔴 **非感染性滑液包炎**：非感染性滑液包炎は，局所安静で自然に縮小することが多い[2]．穿刺は滑液包炎の感染の有無の診断に有用であるが，穿刺と内容物吸引のみでは腫瘤の縮小効果は乏しい[4]．不用意な穿刺は，瘻孔を形成し難治となるため注意が必要である[2]．包帯で物理的に圧迫，NSAIDs 内服，穿刺後にステロイド局注といった治療法が行われており，多くの場合 1 ヵ月以内に縮小する[4]．切除目的に手術療法も行われているが[1]，創部の問題や再発が少なくなく，慎重に手術適応を選ぶ必要がある[2]．

専門医へのコンサルテーション

　感染が疑わしい場合は，整形外科などの軟部組織を評価できる医師にコンサルトが必要である．また，感染性滑液包炎を疑い，感染の治療を行っても感染が制御できない場合は，他の疾患や他の病態が関与しているかもしれないため，専門医に相談をするべきである．

　腫瘤の大きさに変化がなく，手術での切除を希望している患者の場合は，専門医にコンサルトしてもよい．上記のように手術合併症も少なくない疾患であるため，手術を行うかどうかは患者と専門医が十分と相談したうえで決定する．

患者・家族への説明

　肘の動きをスムーズにさせる滑液包という皮下の組織が炎症を起こしている病気です．細菌による感染が影響している場合は，腫れている場所の切開と抗生剤治療を行います．感染をしていない場合は，局所安静と包帯圧迫，鎮痛薬で治療を行います．多くは腫瘤が1ヵ月程度で小さくなりますが，改善して小さくなるまでに時間を有することがあります．改善が乏しい場合は，ステロイドの注射や切除手術をすることもあります．

1）　Aaron DL, Patel A, Kayiaros S et al：Four common types of bursitis：diagnosis and management. J Am Acad Orthop Surg 19：359-367, 2011
2）　Nchinda NN, Wolf JM：Clinical management of olecranon bursitis：a review. J Hand Surg Am 46：501-506, 2021
3）　根本信太郎，石垣大介，渋谷純一郎 他：化膿性肘頭滑液包炎の治療成績．日肘関節会誌 20：376-380, 2023
4）　Kim JY, Chung SW, Kim JH et al：A randomized trial among compression plus nonsteroidal antiinflammatory drugs, aspiration, and aspiration with steroid injection for nonseptic olecranon bursitis. Clin Orthop Relat Res 474：776-783, 2016

（安藤治朗）

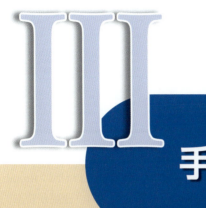

III 手

1. 機能解剖

　手は人間の生活において，つまむ，つかむ，下げる，押す，触れるといった基本的な機能から，ジェスチャーや手話を通じた社会的役割まで，多様な働きを担っている重要な器官である．その高い精密性と柔軟性は，骨，関節，筋，腱，神経，血管といった解剖学的構造が巧みに連携することで実現されている．

　手と手関節の解剖学的知識を理解することは，診療や治療計画を立案するうえで不可欠である．本稿では，手と手関節の構造を概説するとともに，それぞれの機能との関連性について述べる．

手指の機能解剖

　母指と他の手指（示指，中指，環指，小指）は大きく機能が異なり，英語では母指は thumb であり，手指は finger で，呼び名も異なる．母指の機能は，他の指と向き合う対立運動が特徴的であり，これによりつまみ，つかみ，握りなどの動作が可能となる．示指と中指は，主に母指とのつまみ動作で重要な役目を果たす．環指と小指は，握り動作で重要となる．

手指（示指から小指）

①骨・関節

　分離した指である固有指部は，末節骨，中節骨，基節骨からなり，それぞれの間には，遠位（distal inter-phalangeal joint：DIP 関節）と近位（proximal inter-phalangeal joint：PIP 関節）の指節間関節（inter-phalangeal joint：IP 関節）がある（図1）．IP 関節は橈・尺側側副靱帯により内外転がきつく制動され，伸展屈曲方向にしか動かない．手掌にある中手骨と基節骨間は，中手指節間関節（metacarpo-phalangeal joint：MP 関節）で接続されている．MP 関節は伸展位では側副靱帯が弛緩し内外転ができるため，指を伸ばすと指を開いたり閉じたりすることができる（内転・外転）（図2, 3）．屈曲位では側副靱帯が緊張し，基節骨は骨頭にしっかり固定される（図2）．指を屈曲する

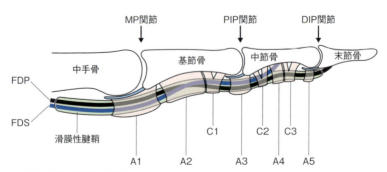

図1：指の骨・関節と屈筋腱
　腱鞘の裏打ちは滑膜性腱鞘で，腱の滑走を担っている．靱帯性腱鞘（A1〜A5，C1〜C3）はプーリーの役目を担っている．A2 と A4 が重要である．

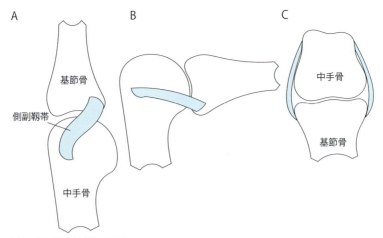

図2：MP関節の形態と靭帯
A：側面伸展位
B：側面屈曲位
C：遠位から屈曲位
MP関節の側副靭帯は，中手骨背側から基節骨掌側に向かって走行する．中手骨頭は掌側が幅が広い．靭帯の付着部と中手骨頭の形態により，靭帯は伸展位で弛緩し，屈曲位では緊張する．

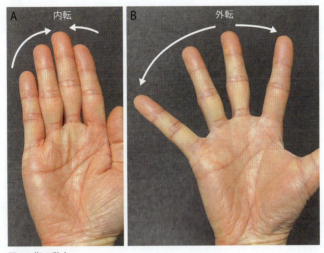

図3：指の動き
A：指の内転，中指に近づく動き．掌側骨間筋の作用．
B：指の外転，中指から離れる動き．中指は母指側へ橈側外転と小指側へ尺側外転となる．背側骨間筋の作用．

と示指はやや回内位に，環指と小指はやや回外位となり指が重ならない程度に指先が収束する（図4A）．指をしっかり握るとそれぞれの指が寄り添い，またMP関節が固定されることから，指が手掌と一体となり動かない硬い拳ができる（図4B）．第2,3中手骨は手根中手関節（carpometacarpal joint：CM関節）で手根骨に固定されているが，第4,5CM関節は伸展・屈曲の動きがある．第4,5中手骨が屈伸するため，手掌を平らにしたり，丸くしたりする（手掌の横アーチを作る）ことができる（図5）．また，細い棒状の物をしっかり握るために必要な動きである．

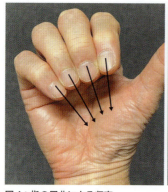
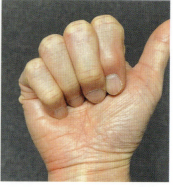

図 4：指の屈曲による収束
示指から小指は屈曲すると指尖が重ならない程度に収束する向きとなる．しっかり握ると指がそれぞれ寄り添い硬い拳となる．

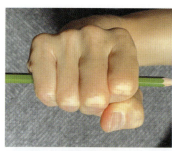
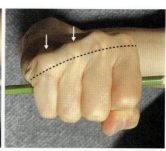

図 5：第 4，5CM 関節の屈曲
第 4，5CM 関節が屈曲することにより，手掌に横アーチが形成される．これにより手掌と指を一体としてものをつかんだり，小指・環指で細いものをしっかり握ったりすることができる．

②筋・腱

　指の運動を行う筋は，上腕と前腕に起始をもつ外在筋と手内に起始をもつ内在筋に分けることができる．外在筋である深指屈筋（flexor digitorum profundus：FDP）と浅指屈筋（flexor digitorum superficialis：FDS）は，それぞれ末節骨と中節骨に停止し，主に DIP 関節と PIP 関節の屈曲を担っている（図 1）．屈筋腱は，中手骨頭から末節骨まで腱鞘と呼ばれるトンネル内を走行する（図 1）．トンネルの内部構造である滑膜性腱鞘は，2 層で袋になった内部に滑液があり，腱の動きを滑らかにする．トンネルの外枠である靱帯性腱鞘は，腱が骨・関節から離れず滑走するためのプーリーの役目を果たす．靱帯性腱鞘が破綻すると，腱が浮き上がり，腱の滑走距離に対する関節の可動域が低下する．特に A2 と A4 プーリーが重要である．

　伸筋腱は，索状と膜状の構造が連結した構造となっている．外在筋である指伸筋と内在筋である骨間筋・虫様筋を絶妙なバランスで連結し，指のスムースな屈伸運動を支えているが，その作用は複雑である（図 6）．伸筋腱の損傷は指の変形や運動障害の原因となるが，指の損傷の把握を難しくしている構造物である．外在筋である総指伸筋，固有示指伸筋，固有小指伸筋は，主に MP 関節の伸展を担っているが，肢位により PIP 関節，DIP 関節の伸展にも関与する．内在筋には，中手骨間にある骨間筋と FDP から起始する虫様筋があり，その収縮は MP 関節の屈曲し，PIP 関節と DIP 関節を伸展する作用がある（図 7）．また，背側骨間筋は指の外転を，掌側骨間筋は指の内転も行う（図 3）．内在筋は主に尺骨神経支配であり，手内筋が麻痺すると MP 関節が伸展し，PIP，DIP

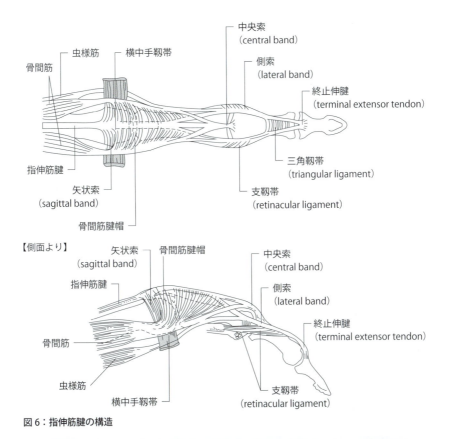

図6：指伸筋腱の構造

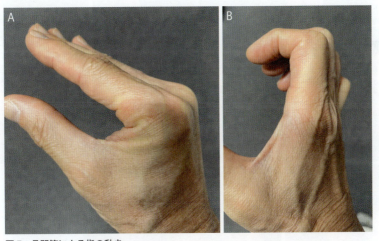

図7：骨間筋による指の動き
A：骨間筋が強く収縮するとMP関節が屈曲し，PIP関節，DIP関節が伸展する．
B：骨間筋が弛緩するとその逆となり，いわゆるclaw fingerとなる．

関節が屈曲する肢位（claw finger）（図7）となり，指の内外転もできなくなるため，細かい動作も大きい把握動作もできなくなる．

163

母　指

　母指は手全体の機能の中心であり，特に対立動作が多様で繊細な動作を可能にして人間の手を特別なものにしている．対立運動は，母指とその他の指を向き合わせる運動で，屈曲，外転，回旋からなる複合的な動きである．母指の運動は，屈曲・伸展，橈側外転・尺側内転，掌側外転・掌側内転，回外・回内に分けることができる（**図8**）．示指に寄り添った位置から橈側外転を経て，掌側外転と回内した位置が対立位となる（**図8F**）．

①骨・関節

　母指の固有指部は，末節骨と基節骨の二指節で，関節は他指のIP関節に似ている．基節骨と第1中手骨間のMP関節は，他指のMP関節に似ている．第1中手骨と大菱形骨間の第1CM関節（母指CM関節）は，馬具の鞍が直行して向き合ったような鞍状関節で，他指のCM関節とは違い大きな可動性を有している．この鞍状構造により，回転を含む複合運動である母指の対立運動が可能となる．つまみや握りによって，母指には常に大きな力が作用しているが，それを支えるCM関節には力が集中し負担が大きい．しかし，大きい可動性を必要としていることから，靱帯構造は比較的脆弱である．不安定性をきたしたり，変形性関節症になるなど，問題を生じることが多い関節である．

②筋・腱

　外在筋は，屈筋である長母指屈筋，伸筋である長母指伸筋と短母指伸筋，長母指外転筋がある．

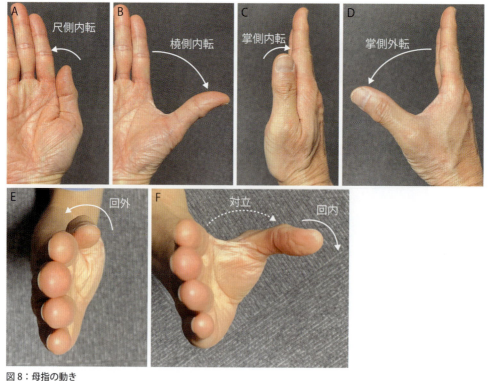

図8：母指の動き
　A：尺側内転，B：橈側外転，C：掌側内転，D：掌側外転，E：回外，F：回内，対立位
　母指はCM関節で回転運動を行う．橈側外転を経て，掌側外転と回内した位置が指と向き合う対立位となる．

伸筋腱も屈筋腱も他指と似ているが，PIP関節がない母指の屈伸機能は比較的単純である．
　内在筋は，母指球筋（対立筋，短母指外転筋，短母指屈筋）と母指内転筋があり，CM関節の運動とMP関節の運動を担っている．示指を外転する第1背側骨間筋も母指CM関節内転筋として作用する．正中神経の障害で母指球筋が麻痺すると，母指の対立運動ができなくなり，大きな機能障害となる．

手関節

　上肢の機能は，出力端子である手指を，肩，肘，前腕，手関節がそれぞれ役割を分担しながら目的物に到達することで成立している．肩関節が最も自由度の高い動きで大まかな方向を決定し，肘関節の屈伸で対象物までの距離を調整する．さらに，前腕の回旋（回内・回外）と手関節の動きで細かい方向の調整を行い，目標に手指を到達させる．

①骨・関節

　手関節は，橈骨と尺骨に手根骨が接続した関節である．前腕は橈骨頭中心と尺骨小窩を結ぶ線を回転軸として，回転する（回内・回外）ことができるため，手の平を返す動きが可能となる（図9）．手関節側からみると，遠位橈尺関節において尺骨小窩を中心に橈骨が尺骨頭の周囲を180°回旋するような動きとなる（図10）．手根骨は，橈骨手根関節で直接橈骨に，三角線維軟骨複合体（triangular fibrocartilage complex T：TFCC）を介して間接的に尺骨に支持されている（図11）．TFCCは橈骨と尺骨，尺骨と手根骨を結合する靱帯組織であるとともに，手根骨と尺骨間のクッションとなっている．
　手根骨は，近位手根列（舟状骨，月状骨，三角骨）と遠位手根列（大菱形骨，小菱形骨，有頭骨，有鉤骨）および尺側手根屈筋の種子骨である豆状骨からなる（図11）．遠位手根列間は靱帯で強固に結合されており，ほとんど可動性がない．近位手根列間は，舟状骨と月状骨間で可動性があるが，手関節の運動を理解する際は「一塊として動く」と考えるとわかりやすい．舟状骨は遠位・近位列

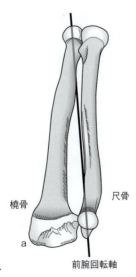

図9：前腕回内・回外の回転軸
近位は橈骨頭の中心，遠位は尺骨頭の小窩を通る．

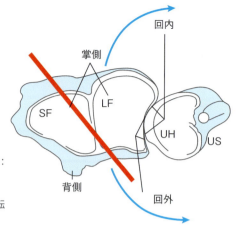

図10：橈骨・尺骨遠位関節面
【橈骨関節面】SF：舟状骨窩, LF：月状骨窩
【尺骨遠位】UH：尺骨頭, US：尺骨茎状突起, ○：尺骨小窩
赤線：ダーツスローモーションの回転軸
橈骨は，尺骨小窩を中心として尺骨頭の周りを回転する．掌側方向が回内，背側方向が回外．

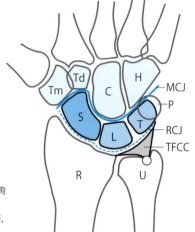

図11：手関節と手根骨
【前腕骨】R：橈骨，U：尺骨
【近位列（色1）】S：舟状骨，L：月状骨　T：三角骨
【遠位列（色2）】Tm：大菱形骨, Td：小菱形骨, C：有頭骨, H：有鉤骨 P：豆状骨
TFCC：三角線維軟骨複合体，○：尺骨小窩, DRUJ：遠位橈尺関節，RCJ：橈骨手根関節, MCJ：手根中央関節

間を連結する役割を果たしている．舟状骨が骨折する遠位骨片は遠位列と近位骨片は近位列と一緒に動くため転位しやすく，偽関節となると手根骨のバランスが崩れ，大きい機能障害に発展する．

手関節は，橈骨と近位列間の橈骨手根関節（radiocarpal joint：RCJ）と近位列と遠位列間の手根中央関節（mid-carpal joint：MCJ）の2段となっており，両者の関節の動きが合算され，手関節の動きとなる．手関節の動きは，背屈・掌屈（伸展・屈曲）と橈屈・尺屈に分けて表現される．RCJが手関節背屈の約60％，掌屈の約40％を担っており，MCJが背屈の約40％，掌屈の約60％を担っているが，近位列と遠位列がそれぞれ同じ方向に動いているわけではない．MCJの回転軸は掌背屈方向に対して約45°傾いており（図10），ダーツの矢を投げるときの手関節の動き（橈背側から尺掌側へ）として「ダーツスローモーション」と呼ばれる動きと一致する（図12）．ダーツスローモーションでは，近位列の動きが最少となる．RCJは，ダーツスローモーションの回転軸に対して約90°の角度の回転軸上で動いている．MCJのダーツスローモーション方向の運動とそれに直行するRCJの逆ダーツスローモーション方向の運動の合算が広角度の円錐状の手関節可動域を可能としている．

②筋・腱

長・短橈側手根伸筋，尺側手根伸筋，橈側手根屈筋，尺側手根屈筋は，中手骨基部に停止してい

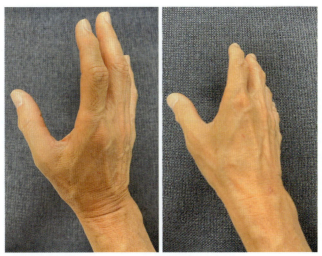

図 12：ダーツスローモーション
ダーツスローモーションは，伸展橈屈から屈曲尺屈方向に動かす運動で，矢状面から約 45°の角度の軸で動かすと近位列の動きが最少となる．

る．中手骨と遠位手根列は一体として機能し，これらの筋肉によって動かされる．一方で，近位手根列を直接動かす外在筋は存在しない．近位手根列は，遠位手根列と橈骨・尺骨に挟まれる形で動き，その動きの仲介役を果たしている．この構造的特徴から，近位手根列は「intercalated segment」と呼ばれている．

（岩部昌平）

2. 問診・身体所見

手の特徴

手には，ときには体を支えたり，重量物を持つなどの負荷の大きな動作から，物を作り，道具を操るなど巧緻な作業までを可能とする機能を有する．そのために，手の構造には骨・関節・靭帯・筋・腱が多く存在し，また支配する神経や脈管の走行に至るまで，それらの解剖を理解することが必要である．

手の診察にあたっては，常に局所解剖を意識したうえで診察を行うことを心がける．

手は体の中でも常に目にすることができ，容易に触れることができる器官の１つである．

日頃から自身の手を観察し，触診しては局所解剖を再確認し，手指を動かして関節や筋・腱の動作・機能を把握することで，理解を深めることができる．

問　診

主訴の部位，発生時期，覚えのある原因の有無，症状，経過の聴取を行う．

部位については，問診にて容易に把握できるが，コミュニケーションが難しい状況下では部位の特定が困難なこともあり，後の触診で探ることとなる．

また，主訴の部位と患部が一致しないこともある．

筆者は中指の痛みの愁訴に対して，診察を進めていると隣接した環指にグロームス腫瘍を見つけて，結局は環指が患部であった経験もある．

発症時期・原因が不明なこともしばしばあるが，ときに本人が意識していないために覚えがないこともある．

日常的に行っている生活習慣動作（家事労働，趣味，スポーツ）や就労などにおける作業の内容・環境なども確認しておくことで，原因らしき背景が浮かび上がることもある．

発症からの症状の経過や，時期・季節などの時節・時間帯・温度差などでの変化，症状のきっかけとなる動作や負荷の有無なども確認する．

怪我や反復作業などの外的要因，基礎疾患（関節リウマチ，乾癬，他）などの内的要因，特徴的な症状（前駆症状，寒冷時痛，夜間痛，NSAIDs の著効，他）なども意識する．

周産期，更年期女性などに手の症状の訴えが多い傾向にある．

小児や受傷直後などでは，問診に固執せずに診察を進めていく．

身体所見

手の診察には，診察用の手台を用意しておくと便利である．

①視　診

手は，他の部位に比べて衣服に隠れることが少なく，容易に観察できる．左右の比較を行うこと

も重要である.

　患部において皮膚の性状や色調,腫脹,発赤,蒼白や挫創の有無,爪においては変形,爪下の変化,内在筋,母指球,小指球などの筋萎縮の有無を確認して,背側では静脈や伸筋腱のレリーフなどを観察する.

　外傷では,挫創の有無を確認し,損傷の範囲や程度を把握する.圧挫を伴うような受傷機転では,予想以上に組織損傷を伴うことがある.一見して組織の性状や色調が保たれているようにみえても,後に創治癒の遷延,瘢痕の形成や組織壊死に至ることも考慮する.

　創の位置や深度も重要で,皮下の解剖(神経・血管・腱・関節)との位置関係などを意識して観察する.

　神経の走行に創が近い場合は,神経障害の有無を意識する.受傷直後は患者の判断も不正確であり,正確な感覚障害の有無の把握が難しいことも念頭において確認しておく.

　指などの盲端部では色調を観察し,挫創や圧挫による抹消循環障害の有無を意識する.

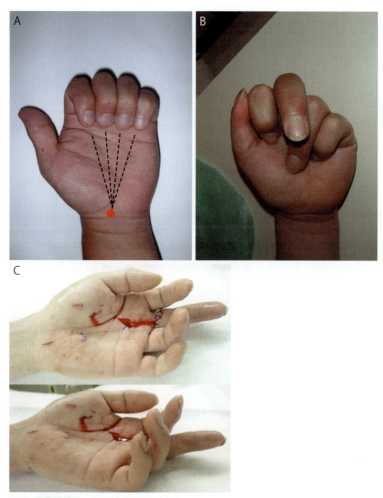

図1：異常肢位
A：正常.指の先が一点に収束する.
B：中指が回旋変形している.
C：屈筋腱断裂.通常は脱力下では指は軽度屈曲しているが,中指が伸展位になっているので,屈筋腱断裂を疑う.

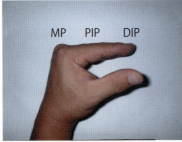
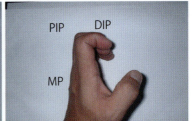

A：intrinsic plus position　　B：intrinsic minus position

MP 屈曲，PIP・DIP 伸展　　　MP 伸展，PIP・DIP 屈曲
手内筋（骨間筋・虫様筋）が緊張　手内筋（骨間筋・虫様筋）が弛緩
した状態　　　　　　　　　　　した状態

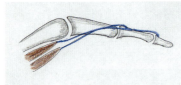
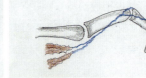

図2：Intrinsic position

　創部からの拍動性の出血では，動脈損傷が示唆されるが，強い出血がなくても組織挫滅や循環障害によって指が壊死に至ることも考慮する．喫煙者や動脈硬化症など末梢循環環境に不利な状況下では，その傾向が強くなる．

　指の肢位を観察する．対側と比較すると気づきやすい．回旋変形や腱断裂では，特徴的な指の肢位をとることがある（図1）．

　関節内まで創が達すると化膿性関節炎に至ることも考慮する．

　特に，動物咬創や土壌などでの汚染創では注意する．なかでも猫の咬み傷などは，牙による創は小さく，ピンホールであっても深部の腱・関節に達していることがあり急速に感染に至るため，警戒が必要であり，対応が遅れて doctor's delay とならないように意識する．

　その他，特徴的な指の変形形態として，関節リウマチや外傷などで見かけるスワンネック変形，ボタン穴変形や内在筋の機能不全を示唆する intrinsic position（図2）がある．

②触　診

　触診によって患部を推定し，患部の熱感，腫脹，圧通，腫瘤などの性状を確認する．

　また，関節の多い手では関節を詳細に診察する．

　手には，体表から解剖を推し測るランドマークがいくつかある（図3）．

　体表解剖を意識してどこを探っているか，所見がどこにあるのかを推測していく．

　また触診では，はじめから患部に触れるのではなく，患部の周囲のから絞りこむように，徐々に患部に近づいていくように行う．特に小児などは（確信部に至るまで）泣かせないことが肝要である．

　患部の膨らみは，腫脹なのか，皮下の貯留なのか，腫瘤なのかを確認する．

　圧痛点などは，患部を推定するのに重要な所見である．ランドマークを意識して詳細な位置を確認する．

　関節の触診では，腫脹・熱感・圧痛などのほか，可動域制限，可動抵抗の有無，関節の不安定性などを診察する．

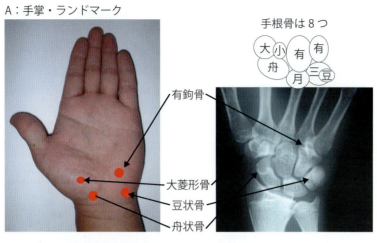

A：手掌・ランドマーク

手根骨は8つ
大 小 有 有
舟 月 三 豆

有鉤骨
大菱形骨
豆状骨
舟状骨

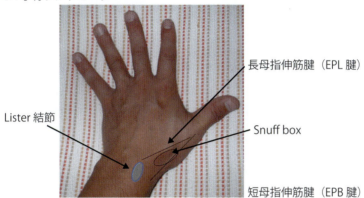

B：手背ランドマーク

Lister 結節
長母指伸筋腱（EPL 腱）
Snuff box
短母指伸筋腱（EPB 腱）

図3：体表ランドマーク

　圧痛点は，関節の掌側・背側・側面のどこにあるのかを確認する．
　手関節周囲では，橈骨手根関節，遠位橈尺関節，橈骨遠位端，舟状骨を始めとする手根骨，尺骨形状突起周囲の暑痛点を確認する．
　関節可動域制限では，自動運動，他動運動それぞれ確認して，障害が関節か関節外かを推定する．
　関節の不安定性は，関節にかけるストレスの方向の違いで関節動揺の有無や痛みの部位に違いがないか確認する．
　指の関節においては，DIP 関節・PIP 関節では蝶番関節として一平面上で可動するのに対して，MP 関節は形状から球関節の要素もあり，屈曲位では側方安定となっているが，伸展位では遊びがあり外転内転運動が可能となっている．よって MP 関節の安定性の評価には，屈曲位で関節の安定性を評価する．
　母指では，IP 関節・MP 関節は可動域に個人差が大きく，IP 関節では過伸展が可能であったり，MP 関節では屈曲制限があることも見受けられる．CM 関節は鞍関節であり，可動面は全方向で自由度がある．
　外傷などでは，関節に不安定性が残ることもあり，亜脱臼などの動揺性がないかを評価する．
　第2・3CM 関節には可動性は乏しいが，第4第5CM 関節には可動性がある．
　遠位橈尺関節では，回旋運動障害や関節における動揺性の有無を確認する．

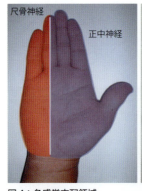
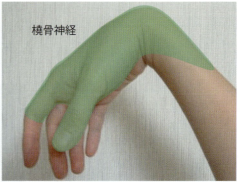

図4：各感覚支配領域

ばね指を疑う弾発現象であっても，ときに背側MP関節上で伸筋腱の脱臼が原因であることもみられるので，伸筋腱も確認しておく．

③神経学的診察

痺れなどの感覚障害や脱力などの麻痺に対する診察では，神経学的診察を行う．

手根管症候群，肘部管症候群，Guyon管症候群，橈骨神経麻痺などが代表的であり　それぞれの特徴的な感覚障害の領域（**図4**），麻痺脱力・筋萎縮の有無　Tinel徴候や代表な所見や検査などがあり，それらを確認する．

診察において感覚障害の範囲を尋ねると「全体が痺れる」と即答されることがしばしばある．

特に手根管症候群などでは多い傾向があるように感じるが，必ず触診にて範囲を確認することが必要である．

感覚障害を伴わない脱力症状では，しばしば腱の皮下断裂として紹介となることがあるが，前骨間神経麻痺，後骨間神経麻痺などが疑われることが多く，前駆症状の有無などを確認する．

他に，頸椎由来や筋原性，神経原性疾患なども鑑別する．

（萩原　秀）

3. 画像診断（エコー含む）

X線検査

　骨折（図1）や関節症（図2A，B）などの描出において最も基本的な画像診断で，骨腫瘍（図3）の描出も可能である．

　疾患，あるいは外傷が手にある場合は手を中心に，手関節にある場合は手関節を中心に正面・側面の2方向，必要に応じて斜位を撮影する．正常手関節には滑らかな4つのアーチがみられる（図4）．最近位の第1アーチは手関節の橈骨関節面であり，第2と第3アーチは近位手根骨，第4アーチは遠位手根骨である．手根骨骨折や手根不安定症では，病変の局在により各アーチが破綻する．

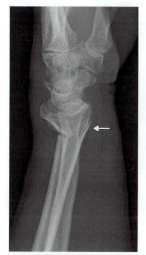

図1：手関節側面像
橈骨遠位端骨折．

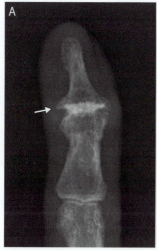
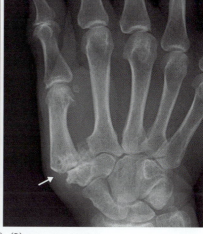

図2：指（正面像）（A），手（正面像）（B）
A：ヘバーデン結節．DIP関節の裂隙狭小，骨棘形成がみられる．
B：CM関節症　CM関節の裂隙狭小，骨棘形成がみられる．

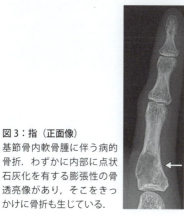

図3：指（正面像）
基節骨内軟骨腫に伴う病的骨折．わずかに内部に点状石灰化を有する膨張性の骨透亮像があり，そこをきっかけに骨折も生じている．

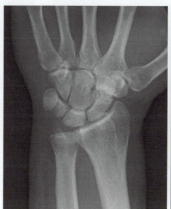
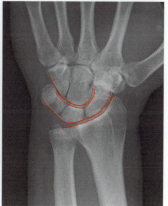

図4：手関節正面像
4つのアーチがみられる．

舟状骨は通常掌屈していること，手関節尺屈位で背屈することから，舟状骨骨折を疑った際には握りこぶしを作った肢位（fist making position）での撮影や尺屈位撮影がよく用いられている（**図5**）．

　手根管症候群の症例では，手根管内への骨突出や石灰化病変の存在を確認するために手根管撮影が用いられる．手根管撮影は前腕回内位で指と手関節を最大背屈位として，手掌面の長軸に対して約30度掌側の遠位方向より照射する．本撮影法は，有鉤骨鉤骨折の描出にも適している（**図6**）．

　さらに靱帯損傷を疑う症例においては，ストレス撮影を行うことでその不安定性を評価することも可能である（**図7**）．

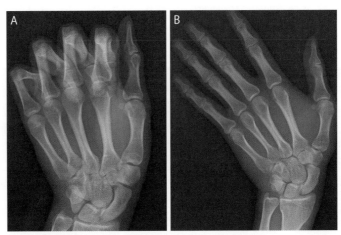

図5：舟状骨撮影
A：握りこぶしを作った肢位（fist making position）
B：尺屈位
舟状骨がきれいに描出されている．

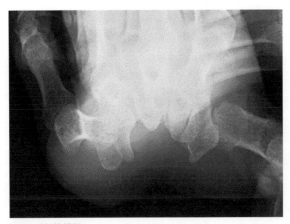

図6：手根管撮影

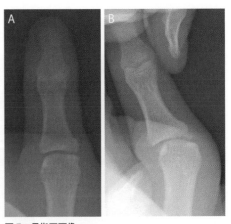

図7：母指正面像
A：通常
B：尺屈ストレス
母指MP関節撓側副靱帯損傷．尺屈ストレスで基節骨の尺側シフト，橈側関節裂隙の開大がみられる．

CT 検査

手部においては，骨折や変形性関節症などに対して骨形態を把握するのに有用な検査である．舟状骨骨折（図8）など，単純X線でわかりにくい微小な骨折を描出することも可能である．水平断面，冠状断面，矢状断面をそれぞれ画像構成し，3D画像も作成することが可能であるため，特に関節内骨折（図9，10）においては骨折型を正しく評価し術前計画を行うにあたり，必須の検査であるといえる．

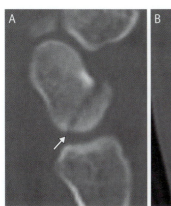

図8：矢状断（A），冠状断（B）
単純X線検査では明らかでなかった舟状骨骨折が明瞭に描出されている．

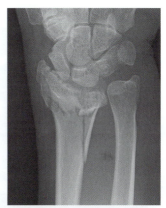

図9：橈骨遠位端骨折の単純X線
関節内骨折があることはわかるが，細かな骨折型の認識はしにくい．

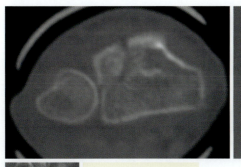
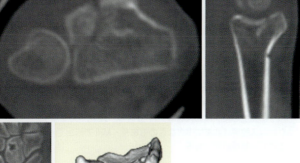
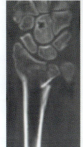
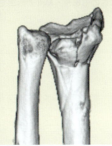

図10：橈骨遠位端骨折の単純CT
左から水平断，矢状断，冠状断，3D（背側から観察）．
上記症例の整復後のCTであるが，骨幹端部まで骨折線が至っていることや，背尺側骨片の転位が残存していることが確認できる．

MRI 検査

　軟部組織の描出に優れるため，TFCC 損傷や指靭帯損傷などの外傷に伴う軟部組織損傷や，腱滑膜炎や関節リウマチなどの炎症性疾患の診断に有用である．

　また，腫瘍性病変の検索には必須の検査であり，ガングリオン（図11）や腱鞘巨細胞腫，類上皮嚢腫，神経鞘腫やグロムス腫瘍（図12）など，手によく生じる腫瘍性病変の鑑別に役立つ．

　そのほか，骨病変においても，単純 X 線でわかりにくい不全骨折の診断や，骨壊死病変であるキーンベック病（図13）の初期病変の描出にも有用である．

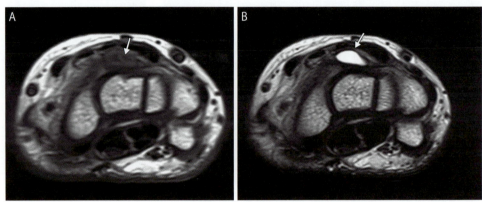

図11：T1 強調像（A），T2 強調像（B）
手背に発生したガングリオン．T1 低信号，T2 高信号を示し，T2 で辺縁が非常に明瞭に描出される．

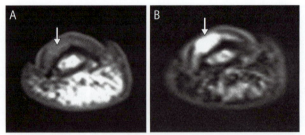

図12：T1 強調像（A），T2 強調像（B）
爪下に発生したグロムス腫瘍　T1 低信号，T2 高信号を示す．
グロムス腫瘍は非常に小さなものもあり，MRI で描出できないこともあるので注意が必要である．

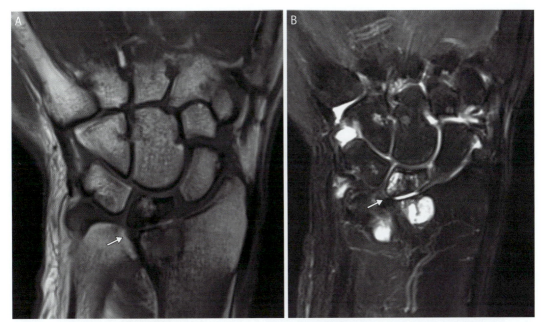

図13：T1強調像（A），T2脂肪抑制像（B）
キーンベック病．月状骨はT1低信号，T2高信号を示す．
本症例は進行期であり，橈骨側に関節症性変形をきたしており，橈骨にも骨嚢腫を生じていることがわかる．

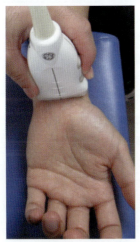

図14：手根管短軸像を確認する様子

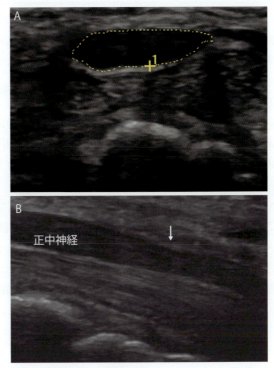

図15：短軸像（A），長軸像（B）
A：正中神経が腫大している．
B：横手根靱帯による正中神経のくびれ（⇨）．

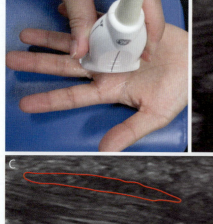
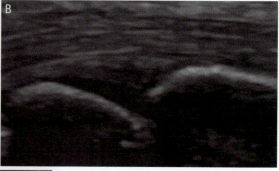
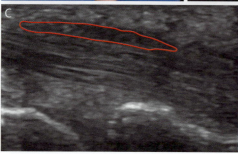

図16 A1プーリーの確認方法
A:中指屈筋腱・腱鞘の長軸像を確認する様子図.
B:長軸像(正常)腱鞘は屈筋腱の表層に薄く確認できるのみ.
C:長軸像(ばね指)腱鞘が肥厚している.

エコー(超音波)

　近年では,検査機器の性能の進歩に加え,その簡便性や被曝リスクがないという利点もあり,エコーが頻繁に利用されるようになっている.外来診察室やスポーツ現場で利用できること,靱帯損傷などに対する動態評価を行えること,また皮下組織の薄い部位で組織観察がしやすいことから,手外科領域とも親和性の高い画像診断である.

　罹患頻度の多いドケルバン腱鞘炎・尺側手根伸筋腱腱鞘炎や外傷に伴う腱断裂など,手関節部は表層からの確認で評価をしやすい疾患も多く,超音波検査が非常に有用な部位の1つである.手根管症候群では横手根靱帯により正中神経が圧迫され,手根管の入口部で偽神経腫を呈するため,正中神経が腫大する.長軸方向で正中神経を上手に描出できると,その様子がよくわかる(図14, 15).

　ばね指(図16A〜C)では,MP関節を中心に長軸方向にプローベを当てて観察すると,MP関節レベルで屈筋腱の表層に存在するA1プーリーの肥厚が観察される.正常のA1プーリーは肥厚していないため,長軸像ではほとんど観察することができないことが多い.ばね指では,そのほかにも水腫がみられたり,ドプラ法で腱鞘周囲の血流シグナルがみられたりする症例もある.また,ばね指の治療として,ステロイド注射が有効であるが,短軸像を観察しながら交差法で注射を行うことにより,針先が確実に腱鞘内にあることを確認することができる.

(羽鳥悠平)

Ⅲ. 手

case 37 手指がしびれる

その他の愁訴：夜間，起床時に手指が痛み，目が覚める．物をつまみにくい.

Snap Diagnosis 一発診断！ 手根管症候群 Carpal tunnel syndrome

疾患概要
● 手根管症候群は，手根管部における正中神経の絞扼性神経障害である.
● 原因としては，①手根管内圧の亢進（ホルモンバランスの変化に伴う浮腫，屈筋腱の腱鞘炎，軟部腫瘍，外傷（橈骨遠位端骨折），透析によるアミロイド沈着，変形性手関節症，キーンベック病など）や，②神経自体の易損性（糖尿病，double lesion neuropathy（頚椎疾患や胸郭出口症候群などとの合併））が挙げられる.

診断へのアプローチ
● 男女比は 1：5 の割合で圧倒的に女性に多く，妊娠出産期と更年期（閉経後）にピークがある.
● 腱鞘炎を伴うような職業や趣味，背景となる基礎疾患（妊娠，出産，糖尿病，血液透析など）があることが多い.
● 正中神経支配領域（母指から環指の橈側 1/2）にかけてのしびれ，感覚障害，疼痛がある.
● 特に誘因なく発症し，緩徐に症状が進行することが多い.
● 発症当初は明け方の手指の疼痛で目が覚め，手を振ることで症状が軽快することがある.
● 症状の進行に伴いしびれや疼痛は持続的となり，小さな物をつまみにくくなる.
● ばね指（狭窄性腱鞘炎）を併発していることも少なくない.
● 進行例では，母指球筋の萎縮を認める.
● 手根管入口部（手首皮線レベル）に Tinel sign を認めることが多い.

> **POINT** 正中神経支配領域（母指から環指の橈側 1/2）にかけてのしびれや感覚障害があり，手首皮線レベルでの叩打により指先にしびれが放散する.

鑑別すべき疾患

・**頚椎疾患**：頚部痛，頚椎神経根の誘発テスト，小指外転筋や背側骨間筋の筋萎縮・筋力低下，髄節性のしびれや感覚障害，頚椎 MRI による画像検査，電気生理学的検査（針筋電図，神経伝導速度検査）により鑑別可能である.
・**回内筋症候群**：手掌の感覚障害，肘関節前面（回内筋入口部）での Tinel sign，tear drop sign 陽性，MRI や針筋電図による方形回内筋の脱神経所見により鑑別可能である.
・**多発末梢神経障害**：びまん性の末梢神経障害であり，両側対称性に発症することが多い．電気生理学的検査（針筋電図，神経伝導速度検査）により鑑別可能である．判断に迷う場合は，速やかに神経内科医にコンサルトする.

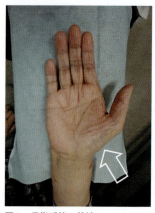

図1：母指球筋の萎縮

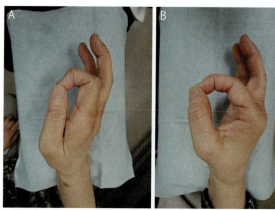

図2：手術前の perfect O 不能な状態（A），手術後の perfect O 可能な状態（B）

検　査

　確定診断は，強いエビデンスのある視診（母指球筋の萎縮（**図1**））と身体所見（Tinel sign, Phalen テスト，perfect O テスト）[1] を最も重要視し，そのほかは補助診断ツールとして必要に応じて施行する．

Tinel sign：手首皮線レベルでの叩打により指先にしびれが放散する場合を陽性とする．

Phalen テスト：両方の手関節を屈曲して手の甲同士を押し合わせ，次第に指先のしびれの症状が出てくる場合を陽性とする．

Perfect O テスト：母指球筋が麻痺した場合は母指と示指できれいな O の字を作ることができない（**図2**）．Perfect O 不能は短母指外転筋の機能不全を反映しており，病状がある程度進行期といえる．

X 線：手関節単純 X 線 3 方向（正面，側面，手根管撮影）を行い，手根管内の骨性占拠病変がないことを確認する．同時に，過去の橈骨遠位端骨折，変形性手関節症，キーンベック病の有無を確認する．

エコー：手根管入口部での短軸像で正中神経の偽神経腫を確認できることが多く，腫大した神経がやや低エコーに描出される．また，ドプラ法で屈筋腱周囲の血流信号により腱鞘滑膜炎を確認できることもある．長軸像では手関節屈曲により靱帯が神経を絞扼する様子を観察できることもある[2]．また，ガングリオンなどの占拠性病変も描出可能である．

電気生理学的検査：運動神経終末潜時の遅延，感覚神経伝導速度の低下，針筋電図での母指球筋の脱神経所見を認める．

治　療

　急性期で筋力低下，筋萎縮がない症例には，まず保存治療を行う．

●生活指導

　手の過度の使用を避け，夜間中心に弾性包帯やサポーターを用いた手関節固定を行うことで，局所の安静を保つ．日中は患肢を挙上した状態で手指の屈伸運動を行うことで，手根管周囲の浮腫の軽減，手根管内圧の減少を促す．

● **内服薬の投与**

　損傷した神経細胞の修復を促す目的で，ビタミン B_{12} 製剤を投与する．また，対症療法として NSAIDs などの消炎鎮痛薬やステロイドなどを投与することもあるが，いずれも長期的な有効性は確立されていない．

● **手根管内注射**

　屈筋腱の腱鞘炎が示唆される場合には，エコーガイド下に手根管内にステロイド注射を行う．頻回投与は屈筋腱断裂のリスクを高めるため，投与間隔は 3 ヵ月以上空け，4 回くらいまでの注射にとどめる．

専門医へのコンサルテーションと手術療法

　上記の保存治療で改善が認められない場合やすでに明らかな母指球筋の萎縮，筋力低下がある場合は，手術の適応となるため，手外科専門医に紹介する．

　手術は，進行期で筋力低下，筋萎縮が軽度の症例，透析例に対しては，手根管開放術（直視下もしくは鏡視下）による神経の除圧を行う．慢性期で筋力低下，筋萎縮が著明な症例に対しては，手根管開放術だけでは機能回復が期待できないため，母指対立再建術（腱移行術）を追加する．

患者・家族への説明

　手首から手のひらにかけての部分で神経の通り道が狭くなり神経が圧迫された結果，しびれ，感覚障害，痛み，物のつまみにくさを自覚するようになった状態です．症状が軽いうちは内服薬や注射などの治療で症状の改善を見込めますが，それらの治療が奏効せず進行してしまう場合があります．保存治療が無効であった場合は手術を含めたより専門的な治療が必要となりますので，専門の医師を紹介させていただきます．

1) American Academy of Orthopaedic Surgeons：Management of carpal tunnel syndrome evidence-based clinical practice guideline. 2024 https://www.aaos.org/globalassets/quality-and-practice-resources/carpal-tunnel/carpal-tunnel-2024/cts-cpg.pdf
2) 中島祐子，砂川　融，四宮陸雄 他：超音波診断．末梢神経 27：27-33, 2016

（山部英行）

Ⅲ. 手

case 38 母指の付け根が痛む

その他の愁訴：つまみ・ひねり動作で母指が痛い．

> **Snap Diagnosis 一発診断！　母指CM関節症　Thumb carpometacarpal joint osteoarthritis**
>
> **疾患概要**
> - 母指CM関節（第1中手骨と大菱形骨の間）の変形性関節症であり，母指の付け根に痛みを訴える．
> - タオルを絞る，ペットボトルや瓶の蓋を開けるなど母指に強い力がかかると痛みを生じ，握力やピンチ力の低下をきたす．
> - 手の機能における母指の役割は大きく，母指CM関節症では著しい機能障害を生じる．

> **診断へのアプローチ**
> - 中高年の女性に多い．
> - 母指CM関節の疼痛や腫脹，可動域制限をきたす．
> - 第1中手骨が背側に亜脱臼し，母指基部背側が隆起するshoulder signが陽性となる．
> - 第1中手骨を把持してCM関節に軸圧をかけつつ捻るgrind testや，母指を手掌と同平面まで伸展させるextension stress testで母指基部に疼痛を生じる．
> - CM関節の内転屈曲拘縮が生じると，代償的にMP関節（第1中手骨と基節骨の間）の過伸展変形を伴い，母指全体のZ変形を生じる．

POINT　母指CM関節に痛みがある．

鑑別すべき疾患

- **ドケルバン病** case 41：母指CM関節より近位の伸筋腱第一区画に圧痛がある．母指を握って手関節尺屈を強制させ手関節橈側部痛を誘発させるEichhoffテストは，母指CM関節症でも陽性になることがあるので注意する．
- **舟状骨偽関節**：解剖学的嗅ぎタバコ窩（snuff box）に圧痛がある．単純X線で確認可能である．
- **Wartenberg症候群**：橈骨神経浅枝の絞扼性障害であり，手部橈側の痛みや痺れをきたす．
- **関節リウマチによる関節炎**：他の腫脹疼痛関節がないか確認する．疑わしい場合には血液検査などを行う．

POINT　圧痛部位が重要である．母指CM関節，伸筋腱第一区画，舟状骨を意識して触診する．

検査

通常，身体所見と単純X線で診断が可能である．
X線：母指CM関節の正面像と側面像を撮影する．CM関節の亜脱臼や，関節裂隙の狭小化，骨棘

形成，軟骨下骨の骨硬化がみられる（**図1，2**）．舟状骨大菱形骨少菱形骨間（STT）関節症や MP 関節の過伸展変形を合併することがある．X 線での病期分類として Eaton 分類があるが，臨床症状との関連が低いことには注意が必要である．

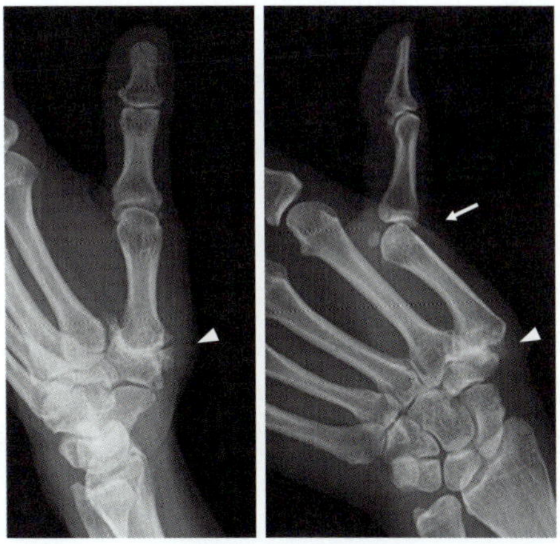

図1（左）：母指 CM 関節正面像
関節裂隙の狭小化，骨硬化，骨棘形成がみられる（矢頭）．
図2（右）：母指 CM 関節側面像
関節背側脱臼と母指 Z 変形（中手骨の屈曲内転変形＋MP 関節過伸展変形（矢印））がみられる．

治　療

X 線での重症度にかかわらず，すべての症例でまずは保存療法を試みる．

- **装具療法**：母指 CM 関節の安静を目的とする．手関節や母指 IP 関節は固定せず運動の妨げとならないようにする．日中の装着が困難な場合には夜間の装着を勧める．
- **外用非ステロイド性抗炎症薬（NSAIDs）**：経口 NSAIDs と同等の効果が示されており，合併症が少なく使用しやすい．
- **関節注射**：ステロイドの関節内注射は除痛には有効だが，頻回の注射で関節弛緩性が悪化する可能性があるため，期間を空け，数回にとどめたほうがよい．

専門医へのコンサルテーション

上記の保存的治療を 3 ヵ月以上行っても改善がない場合は，手の外科医に紹介する．

手術療法では，母指 CM 関節形成術や関節固定術などが一般的に行われる．初期関節症では靭帯再建術や中手骨骨切り術などが行われることもある．

患者・家族への説明

親指の付け根の軟骨がすり減って痛みが生じている状態です．まずは装具や外用薬などを用いた保存療法を行います．3 ヵ月の保存療法でも疼痛が改善せず，日常生活に指標をきたしている場合には，手術を検討しましょう．

（三宅崇文）

III. 手

case 39 指の関節が痛む

その他の愁訴：指の関節が変形している．

Snap Diagnosis 一発診断！　ヘバーデン結節 / ブシャール結節　Heberden's nodes / Bouchard's nodes

疾患概要
- ヘバーデン結節は DIP 関節（遠位指節間関節），ブシャール結節は PIP 関節（近位指節間関節）の変形性関節症である．両疾患はしばしば合併する．
- 手指の変形性関節症の有病率は他関節と比較して高く，本邦における関節ごとの有病率は，DIP 関節，母指 IP 関節，PIP 関節，母指 CM 関節，MP 関節の順で高い．
- 年齢や性別，高い骨密度，肥満，機械的ストレス，家族歴などがリスクファクターとして知られている．

診断へのアプローチ
- 中高年の女性に多い．
- 指節間関節（DIP 関節・PIP 関節）の疼痛や腫脹，可動域制限，変形をきたす．多くは複数指に及ぶ．
- 急性期には発赤や腫脹，疼痛などの炎症症状をきたし，次第に炎症が消退して骨性隆起や屈曲変形，可動域制限がみられる．
- ヘバーデン結節では，DIP 関節背側に粘液嚢腫（mucous cyst）を伴うことがある（図1）．通常は終止伸筋腱と側副靱帯の間に茎をもち，爪根にかかると爪変形をきたす．

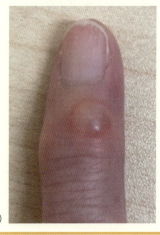

図1：DIP 関節背側の粘液嚢腫（mucous cyst）

POINT 手指 DIP・PIP 関節に痛みがある．

鑑別すべき疾患

- **関節リウマチ** case 42 ：指関節の熱感腫脹を生じる．PIP 関節や MP 関節の罹患が多いが，DIP

関節の罹患は少ない．疑わしい場合には血液検査などを行う．
- **乾癬性関節炎**：DIP 関節に多く，爪変形や指炎を伴うことがある．関節辺縁部に骨増殖性変化がみられる．

検　査

通常，身体所見と単純 X 線で診断が可能である．
X 線：関節裂隙の狭小化，周囲の骨棘形成や軟骨下骨の骨硬化，囊胞形成がみられる（図 2, 3）．

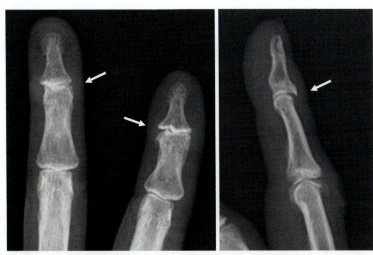

図 2：DIP 関節　正面像／側面像
DIP 関節の関節裂隙の狭小化，骨硬化，骨棘形成がみられる（矢印）．

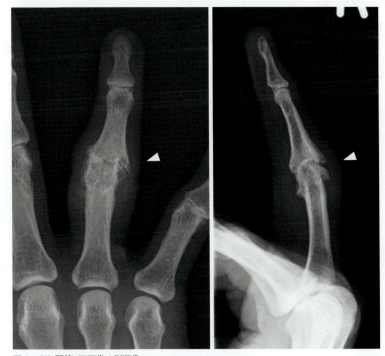

図 3：PIP 関節　正面像／側面像
PIP 関節の関節裂隙の狭小化，骨硬化，骨棘形成がみられる（矢頭）．

X線での grade 分類として，Kellgren and Lawrence（K-L）分類がある．

治　療

保存療法が主体となる．

● **テーピング・装具療法**：関節の安静による疼痛の緩和，関節動揺性の矯正を目的とする．

● **外用非ステロイド性抗炎症薬（NSAIDs）**：経口 NSAIDs と同等の効果が示されており，合併症が少なく使用しやすい．

● **関節注射**：ステロイドの関節内注射は除痛には有効だが，頻回の注射で関節弛緩性が悪化する可能性があるため，期間を空け，数回にとどめたほうがよい．

専門医へのコンサルテーション

保存療法に抵抗性の場合，関節不安定性や変形が強い症例では，手の外科医に紹介する．

手術療法では，ヘバーデン結節に対しては関節固定術が，ブシャール結節に対しては人工関節置換術や関節固定術が行われる．繰り返し再燃する粘液嚢腫に対して，DIP 関節背側の関節包や骨棘を切除する手術が行われることがある．

患者・家族への説明

指の関節の軟骨がすり減って，痛みや変形が生じている状態です．まずは，テーピングや外用薬などを用いた保存療法を行います．変形は残りますが，多くの場合は疼痛は落ち着くことが多いです．保存療法でも疼痛が改善しなかったり，可動域が悪く日常生活に指標をきたしている場合には，手術を検討しましょう．

（三宅崇文）

Ⅲ. 手

case 40 指が痛い，指がひっかかる

その他の愁訴：指が曲がらない，指が伸びない，手がこわばる．

Snap Diagnosis 一発診断！ ばね指　Trigger finger

疾患概要
- 中手指節（metacarpo phalangeal：MP）関節の掌側にある靱帯性腱鞘（A1 pulley，腱の浮き上がりを押さえる役割をする組織）の肥厚と屈筋腱自体の肥厚・硬化により腱の通過障害が起こり，ばね（弾発）現象を呈する．
- 腱周囲滑膜に炎症を生じると痛みや腫脹が出現する．

診断へのアプローチ
- 成人のばね指は，妊産婦や更年期の女性，手指をよく使う仕事をしている人に多くみられる．
- 母指・中指・環指に発生することが多く，糖尿病がリスクファクターとして知られている．
- A1 pulley の圧痛，他動伸展時の疼痛，近位指節間（proximal interphalangeal：PIP）関節の屈曲拘縮（指を完全に伸ばすことができない状態），ばね現象（指がひっかかる状態）などから診断する．
- 示指〜小指の A1 pulley は，手掌指節皮線より1横指ほど近位にあるが，母指では手掌指節皮線上にある（図1）．
- PIP 関節や第1手根中手骨関節（carpometacarpal：CM）付近の痛みが主訴であることや「指が伸びない・曲げられない」という症状から腱断裂を疑われて紹介受診すること．秋から冬にかけて「手指のこわばり」を主訴に受診することもある．このように多彩な症状を呈するため，注意が必要である．後述する鑑別すべき疾患を参照されたい．
  これらの場合も診察してみると，A1 pulley に圧痛がありばね指の診断となることが多い．手指に症状があるときは，まず A1 pulley に圧痛がないかを確認する．

【病態】
- 指が伸びない・曲がらない：肥厚した腱が，肥厚した腱鞘を通らなくなるためである．
- PIP 関節拘縮：指が伸びない状態が継続すると，次第に関節拘縮を生じる．
- 手指がこわばる（特に朝方）：手指や手関節の屈筋の硬さが原因となっている場合がある．停止部である中節骨や末節骨，起始部である上腕骨内側上顆にも圧痛があることが多い．

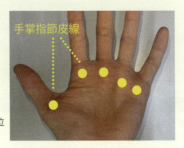

図1：A1 pulley の位置
示指〜小指は手掌指節皮線から1横指ほど近位にあるが，母指は手掌指節皮線上にある．

> **POINT** 手・指に症状がある場合は，まず A1 pulley に圧痛がないかを確認する．母指では手掌指節皮線上に，その他の指では手掌指節皮線の 1 横指近位に A1 pulley がある．

鑑別すべき疾患

- MP 関節の変形性指関節症：A1 pulley だけでなく，MP 関節の背側にも圧痛がある．関節の腫脹や水腫を触知できれば変形性指関節症を疑い X 線検査を行う．
- 関節リウマチ case 42：滑膜炎に伴い，手根管近位部に弾発を生じることがある．
- デュピュイトラン拘縮 case 52：ロックされたばね指との鑑別が難しいことがある．デュピュイトラン拘縮でみられる索状物や結節がないことで鑑別できる．

検査

X 線検査：通常異常所見はない．

エコー：A1 pulley 直上に短軸方向にプローブを当てると表層から腱鞘，屈筋腱，掌側板，中手骨骨頭を観察できる．そのままプローブを回転し長軸方向を観察する．正常では A1 pulley は低信号の薄い帯状の構造として確認でき，A1 pulley の直下には fibrillar pattern を示す屈筋腱，さらに深層に掌側板と中手骨骨頭を確認できる（図 2）．

ばね指では，腱鞘の肥厚，A1 pulley レベルでの腱の狭窄，その遠位での腱の肥厚，周囲の血流増加などを観察することができる（図 3）．

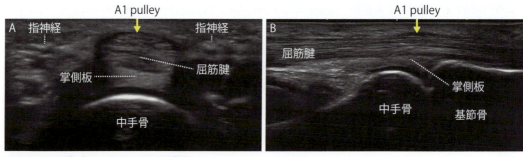

図 2：エコー画像（A1 pulley レベル：正常像）
A：短軸像，B：長軸像

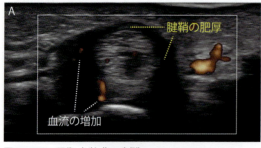
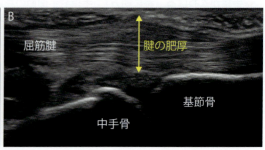

図 3：エコー画像（ばね指の症例）
A：短軸像．腱鞘の肥厚，腱周囲の血流増加がある．
B：長軸像．指を屈曲すると肥厚した腱が腱鞘下に潜り込んでくる様子が確認できる（プローブが指の屈曲を邪魔するため，ホッケースティックなどの小さなプローブを用いると観察しやすい）．

治　療

　保存療法としては，局所の安静や外用，装具療法，屈筋腱のストレッチ，A1 pulley のストレッチ[1]，腱鞘内ステロイド注射がある．腱鞘内ステロイド注射は，エコーガイド下に行うことで治療効果が高まり，合併症の危険性を減らすことができるため推奨する[2]．

手外科医へのコンサルテーション

　保存療法で症状の改善がなければ，手術（腱鞘切開）が必要になるため，手外科医に紹介するとよい．

患者・家族への説明

　非常に頻度の高い病気です．指を動かす腱が腱鞘と呼ばれるトンネル内を滑走する際に擦れて炎症を起こしています．痛みがあるときは，無理に動かさないでください．指を伸ばす方向にストレッチすることが有効です．塗り薬や貼り薬も効果があります．症状が続く場合は，ステロイドの注射を行います．再発を繰り返す場合は，手術を検討します．

1) 千葉有希子，阿部圭宏，徳永　進：ストレッチは弾発指に対する保存治療として有効である．日手会誌 31：935-940, 2015
2) Lee DH, Han SB, Park JW et al：Sonographically guided tendon sheath injections are more accurate than blind injections：implications for trigger finger treatment. J Ultrasound Med 30：197-203, 2011

（樫山尚弘）

Ⅲ．手

手首が痛い

その他の愁訴：ものが握れない，掴めない，力が入らない．

Snap Diagnosis 一発診断！　ドケルバン病　de Quervain desease

疾患概要
- 手関節橈側部の第1伸筋区画内を走行する長母指外転筋腱（abductor pollicis longus：APL）と短母指伸筋腱（extensor pollicis brevis：EPB）の通過障害である．
- 第1伸筋区画では同部位を変曲点として腱の走行が変わるため，同部位での腱と腱鞘の摩擦が強くなり，炎症を生じやすい．
このことは腱と腱鞘の走行方向が一致する第2～6伸筋区画とは異なる点であり，母指対立によるつまみ動作を獲得した人間の特徴ともいえる．

診断へのアプローチ
- 妊産婦や更年期の女性に多くみられる．
- 妊産婦では，体液増加に伴う組織浮腫や，乳幼児を抱き抱える動作が負担になっていると考えられている．
- 手指をよく使う人に多い．
近年では，スマートフォンの使い過ぎが原因となっていることも報告されている[1]．
- 橈骨茎状突起部，第1伸筋区画を中心に限局した圧痛と腫脹があり，疼痛はしばしばAPLとEPBに沿って前腕近位へと放散する．
- 症状が強い場合は「ものが握れない」，「つかめない」，「力が入らない」といった主訴で受診することもある．
- 徒手検査としては，Eichhoff testが最も一般的で，患者の母指を他の指で握り込ませた状態で手関節を尺屈すると疼痛を生じる（図1）．

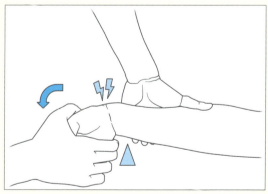

図1：Eichhoff test
母指を他の指で握り込ませた状態で手関節を尺屈すると疼痛を生じる．

POINT　第1伸筋区画の圧痛とEichhoff testにより診断は容易である．エコー検査を行い，隔壁の有無や腱鞘の肥厚の程度を確認する．

鑑別すべき疾患

- **母指 CM 関節症**：母指 CM 関節の圧痛，種々の徒手検査（母指過伸展テスト，母指過内転テスト，grind テストなど），X 線検査で鑑別可能であるが，発症年齢が似ており，ドケルバン病に合併していることもある．
- **Intersection syndrome**：発生頻度は低い．手関節から約 4cm 近位の前腕橈背側部（長母指外転筋・短母指伸筋と橈側手根伸筋が交差する部位）に疼痛と腫脹があり，重症例では軋音を生じる．
- **舟状骨骨折** case 45・**舟状骨偽関節**：外傷のエピソードを聴取する．Snuff box（嗅ぎたばこ窩）や舟状骨結節に圧痛がある場合には舟状骨骨折，舟状骨偽関節を疑い，X 線検査を実施する．

検査

X 線検査：通常異常所見はないが，再発を繰り返すような症例では橈骨茎状突起近傍に骨棘形成がみられることがある．

エコー：第 1 伸筋区画直上に短軸方向にプローブを当てると，区画内に APL と EPB を観察できる（図 2）．APL は EPB の橈側にあり，EPB に比べて太く，複数本確認できることも多い．EPB はまれに欠損している．APL と EPB の間にみられる低エコーの隔壁はドケルバン病の症例に多い[2]．ドケルバン病では，炎症の focus は EPB にあると考えられており[3]，EPB 周囲の腱鞘は APL 周囲の腱鞘に比して肥厚，腱自体は狭窄により細くみえる．また，ドプラモードで血流増加を観察できることもある．

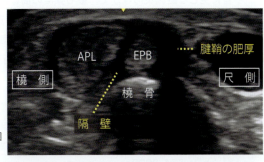

図 2：エコー画像
APL と EPB の間の隔壁が低エコー像として確認でき，EPB 周囲の腱鞘は肥厚している．

治療

保存療法としては，局所の安静や外用，装具療法，腱鞘内ステロイド注射がある．

スマートフォンが原因であれば，使いすぎを是正する．

手を酷使する人は，体幹から肩・上腕・前腕にかけての体の使い方を指導することも重要であり，手だけで作業しないように注意する．

ステロイド注射に際しては，皮膚の色素脱失や脂肪組織の萎縮，橈骨神経浅枝損傷などの合併症があるため，エコーガイド下に実施することを推奨する．橈骨神経を避け，腱鞘内に確実に薬液を注入することでこれらの合併症を予防できる（図 3）．

手術の際は，EPB 側の腱鞘を確実に切開する必要がある．また，橈側の腱鞘を残しておくことで術後の腱の脱臼を予防する．

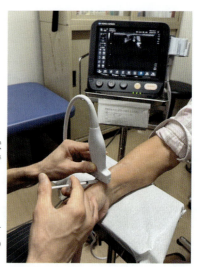

図3：エコーガイド下ステロイド注射
第1伸筋区画の観察を行う際には，手関節は中間位，橈骨茎状突起を触知し，同部位にエコーを短軸方向に当てる．交差法で注射を行う．第1伸筋区画の遠位深層を橈骨動脈が走行するため，注射は橈骨茎状突起レベルで行うと安全である．
【ポイント】
検者は患者の正面に座り，エコーはin line（目，針，プローブ，モニターのすべてが一直線上）になるようにセッティングをする．手の一部を体表に当てておくとプローブが安定する．この写真ではわかりづらいが，検者の小指を当てて固定している．

手外科医へのコンサルテーション

保存療法で症状の改善がなければ，手術（腱鞘切開）が必要になるため，手外科医に紹介するとよい．

患者・家族への説明

手首に生じる腱鞘炎のなかで，最も頻度の高い病気です．親指を動かす腱が腱鞘と呼ばれるトンネル内を滑走する際に擦れて炎症を起こしています．患部の安静が必要で，サポーターなどで固定します．湿布を貼った上からサポーターをすれば，湿布が剥がれにくく有効です．症状が続く場合は，ステロイドの注射を行います．再発を繰り返す場合は手術を検討します．

1) Baabdullah A, Bokhary D, Kabli Y et al：The association between smart- phone addiction and thumb/wrist pain：a cross-sectional study. Medicine（Baltimore）99：e19124, 2020
2) 城石達光，安永　博，太田佳介 他：De Quervain病における第1区画の臨床的意義．整外と災外 51：570-574, 2002
3) Louis DS：Incomplete release of the first dorsal compartment－a diagnostic test. J Hand Surg Am 12：87-88, 1987

（樫山尚弘）

Ⅲ. 手

case 42 手首が腫れて痛い

その他の愁訴：手指のこわばりや動かしづらさ，変形がみられる．

Snap Diagnosis 一発診断！ 関節リウマチ・手関節　Rheumatoid arthritis / wrist joint

疾患概要
- 関節リウマチは，関節炎を主徴とする慢性炎症性疾患であり，関節以外の臓器にも病変が波及し得る全身性疾患でもある[1]．
- 遠位橈尺関節（DRUJ）の関節内滑膜炎が進行すると，DRUJ が不安定になり尺骨頭が背側脱臼し，伸筋腱の皮下断裂を引き起こすことがある．
- 関節リウマチが進行すると，スワンネック変形・ボタン穴変形・尺側偏位などの手指の変形を合併することもある．

診断へのアプローチ
- 関節リウマチは，女性に多く，男女比は 1：3.2 である[1]．
- 関節リウマチの発症年齢は 30〜60 歳であるが，高齢化が進んでいる[1]．
- 関節リウマチの診断には，ACR/EULAR RA 分類基準 2010 がガイドとして使用でき，早期治療適応の判断に役立つ[2]．
- 関節リウマチの手関節では，触診にて弾性軟の滑膜を触れる．
- 関節リウマチが進行し DRUJ の不安定性が生じた場合は，手関節尺側の触診にて背側に脱臼している尺骨頭を確認できる．DRUJ 不安定性の診断として尺骨頭を背側から掌側に押すと整復され，離すと尺骨頭が亜脱臼する piano key test がある．
- さらに関節リウマチが進行すると，尺骨頭の亜脱臼や腱滑膜炎の侵入により，伸筋腱の皮下断裂を生じることがある．通常は尺側指より断裂することが多く，MP 関節の伸展が不可能となる．

POINT　早期発見治療を心がけ，伸筋腱断裂・関節破壊を予防する．

鑑別すべき疾患
- **化膿性・結核性関節炎**：採血にて炎症反応の上昇があり，エコーや MRI にて関節液の貯留を認める．関節液の鏡検や培養にて確定診断する．
- **痛風・偽痛風**：急激な発症で，採血にて炎症反応上昇があり，痛風では尿酸値が高値のことがある．単純 X 線画像で石灰沈着，関節液検査にて結晶を認める．
- **変形性手関節症**：ときに鑑別が困難なことがあるが，単純 X 線画像で関節裂隙の狭小化に加え，骨棘形成や関節軟骨下骨の硬化を認める．

検査

近年の体表エコーの進歩により，エコーが有用である．

- **エコー**：関節液の貯留，ドプラ法にて肥厚した滑膜に一致して血流の信号を観察できる（図1）．
- **単純 X 線，CT**：橈骨手根関節の橈側偏位，遠位橈尺関節では Scallop sign や尺骨頭の背側脱臼がある（図2）．手指の単純 X 線画像では，MP 関節の尺側偏位・亜脱臼，骨びらん・骨破壊がある．Larsen grade 分類を用いて評価することが多い．
- **MRI**：エコーと同様に滑膜炎，腱鞘炎を鋭敏に描出できる．骨びらんや骨髄浮腫も観察される．
- **血液検査**：抗環状シトルリン化ペプチド抗体（抗CCP抗体），リウマトイド因子（RF），C反応性蛋白（CRP），赤血球沈降速度（血沈）の測定で上昇を認めることがある．

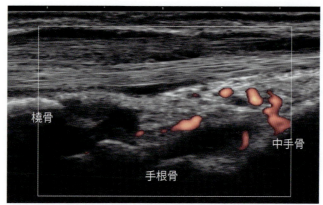

図1：手関節背側のエコー画像（ドプラ法）
滑膜の増生と血流信号（赤）．

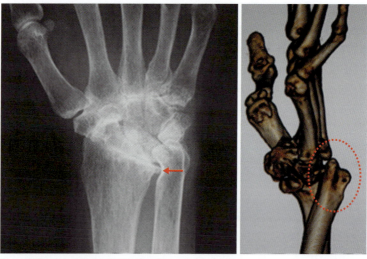

図2：関節リウマチ患者の単純 X 線・CT
A：手関節単純 X 線正面像にて，遠位橈尺関節の Scallop sign（矢印）．
B：単純 CT の 3D 画像にて，尺骨頭の背側亜脱臼を認める（点線丸）．

治 療

　関節リウマチは，厳密な疾患活動性の管理による早期からの臨床的寛解を目指す疾患である[1]．したがって，身体所見や検査（特に採血での異常やエコー，MRIにて滑膜炎を認めるもの）で疑われた場合は，疾患活動性の管理目的に専門医へ早期に紹介し治療を検討することが望ましい．

　専門医により疾患活動性の管理が行われても手関節痛が継続する場合は，関節破壊の程度により関節滑膜切除やSauve-Kapandji法，Darrach法，部分関節固定，人工関節置換術を行う．

専門医へのコンサルテーション

　疑わしい場合は，リウマチ専門医への早期紹介がよい．また，リウマチ手関節障害から生じる伸筋腱皮下断裂の早期には固有小指伸筋（EDM）腱のみの断裂があり，これを早期診断するためにEDM testがある（図3）．握りこぶしをした状態から単独で小指のMP関節伸展が不可能である状態がEDM test陽性であり，手外科専門医による診察を検討する．

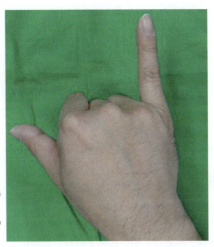

図3：EDM test（写真は陰性であり正常例）
握りこぶしをした状態から単独で小指のMP関節伸展が可能であるか確認する．これが不可能な場合は陽性であり，EDM腱の皮下断裂を疑う．

患者・家族への説明

　関節リウマチは自己免疫疾患であり，誤って関節に炎症を引き起こしたり破壊したりする病気です．まずはリウマチ専門医による診断と薬物加療を行うことが重要です．薬物加療でも痛みがとれない場合は，手術を検討しましょう．

1) 日本リウマチ学会 編：関節リウマチ診療ガイドライン2024改訂．診断と治療社，2024
2) Aletaha D, Neogi T, Silman AJ et al：2010 rheumatoid arthritis classification criteria：an American College of Rheumatology/European League Against Rheumatism collaborative initiative. Ann Rheum Dis 69：1580-1588, 2010
3) Williamson L, Mowat A, Burge P：Screening for extensor tendon rupture in rheumatoid arthritis. Rheumatology 40：420-423, 2001

（中山健太朗）

Ⅲ. 手

case 43 指先が曲がったまま

その他の愁訴：伸びない，第一関節が痛い．

Snap Diagnosis 一発診断！ マレット指 Mallet finger

疾患概要
- マレット＝槌（槌とは，叩打部がやわらかいハンマー）．
- 第1関節（DIP関節）が曲がっている．伸ばそうと思っても伸びない．
- 第1関節の背側に腫れと痛みがある．骨折によって生じる「骨性マレット指」と閉鎖性に腱が切れて生じる「腱性マレット指」がある（図1，2）．

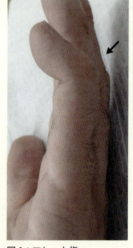
図1：マレット指

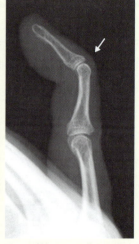
図2：腱性マレット指

診断へのアプローチ
- 「骨性」では，突き指やボールがあたって受傷する．直後から疼痛が徐々に増悪し，病歴がはっきりしている．
- 「腱性」では，靴を履くのに指を入れた，不意にぶつかるなどの小さな外力で生じる．直後から痛みが強いわけでなく比較的ゆっくり増悪することもあり，問診が重要．
- 第1関節が自分で伸ばせない（自動伸展は不能）．他動伸展は可能（関節拘縮はない）．
- 背側に痛みや発赤，腫脹がある．発赤は内出血による赤紫色と，腱周囲の炎症に伴う浮腫様のピンク〜紫色のパターンがある．

POINT 外観で診断容易で，皮下組織が薄い部位であるため触診で疼痛部位が同定しやすい．「腱性」では，受傷後の時期によって所見にバラつきがある．
PIP関節が90°屈曲位の場合は，DIP関節伸展できないのが正常である（Elson test）．よって，DIP関節の動きをみるときはPIP関節伸展位でなければならない．
第2関節（PIP関節）の脱臼や骨折を合併することがある．

鑑別すべき疾患
・ヘバーデン結節　case 39：軟骨摩耗と骨棘形成が生じる変形性関節症である．可動域制限を呈

し，他動伸展も困難である．
・スワンネック変形：PIP 関節由来の場合は，PIP の過伸展を矯正すると DIP が伸展できるようになる．

> **POINT** マレット指も放っておくと，スワンネック変形をきたす．外観が悪い，曲げる時の違和感，引っかかり感が遺残する可能性がある．

検　査

X 線：末節骨背側の DIP 関節面から伸筋腱付着部を注視する．骨折があれば「骨性」マレット指（図3），骨折がなければ「腱性」マレット指（図2）の診断となる．
　「骨性」マレット指の場合，背側骨片が関節面の 1/3 を超えている場合は手術適応である．また屈曲位角度，DIP 関節亜脱臼の有無，DIP 完全伸展できるかが重要である．
CT，MRI：診断には不要である．手術の術前計画として撮影することがある．
エコー：「腱性」の場合は，伸筋腱の不連続と周囲軟部の腫脹を認める．「骨性」の場合は，骨皮質のギャップ，ステップを認める．爪母との距離も確認できる．
　ジェルパッドを用いれば，DIP 関節を動かしながら，動的な緊張の消失や不連続部が確認しやすい．

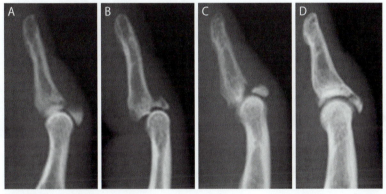

図3：骨性マレット指
A：関節面骨片が大きく，転位が大きい例．
B：DIP 関節亜脱臼を認める例．
C：陳旧例，亜脱臼も認める．
D：ヘバーデン結節の骨棘骨折例．

治　療

- 保存治療が有用である．DIP 関節を伸展 0°〜過伸展として PIP 関節まで外固定し，期間は 8 週間（6〜12 週間）とする（図4）．最初に伸展位が保持できるかどうかが重要である．自己にて外固定を除去しないように指導し，頻回に受診してもらいながら，清拭とともに過度に関節拘縮していないか，皮膚の圧痕が強くないか診察が必要である．骨性マレット指の場合は，定期的に X 線撮影をし，骨片の整復位が保持されているかを確認する（図5）．骨癒合は 5 週以降で認め，8 週ごろには明らかとなる．
- 固定期間が長いため，コンプライアンス不良な症例を経験する．スポーツ復帰，仕事の継続，通院の回数，水仕事の有無，外観が気になるかどうかなどの問診を行う．高齢，同様の症状をもつ

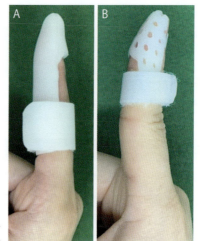

図 4：装具装着
A：PIP から指尖部までの固定.
B：DIP から指尖部までの固定.

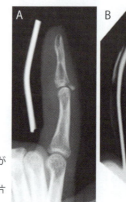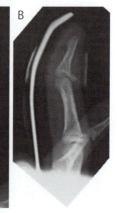

図 5：外固定後に整復不良を認める例
A：DIP 関節の外固定のみで，DIP 伸展が得られていない．
B：PIP 関節から固定されているが，骨片が整復されていない．

知人の有無（特にバレーボール，ボルダリング），外観を気にしないなどの場合は，治療自体を希望しないことがある．患肢の挙上と外固定上からの冷却を指導する．疼痛コントロール目的にて消炎鎮痛薬を処方する．腫脹減退目的に漢方（治打撲一方）を使用してもよい．

治療の経過

外固定中に PIP 関節が拘縮傾向の場合は，固定範囲を DIP 関節のみとする．しかしながら，早急に可動域を獲得しようとすると，側索が緊張して DIP 伸展角度が低下するため，ゆっくりと可動域を拡大する程度がよい．外固定除去後も夜間のみ装具装着は継続する．風呂の中で自分で伸屈曲させ，柔らかいボール握りを開始する．DIP 背側が腫れないことを確認して，可動域を徐々に拡大してゆく．すぐにどんどん動かす必要はなく，伸展不全が出現すると再度伸展位を獲得することは困難なため，注意深く外来経過観察が必要である．

不良例の特徴

手術適応を示す．「骨性」マレット指の場合は，①背側骨片が関節面の 1/3 以上を含んでいる，②伸展位でも骨片の整復位がとれない，亜脱臼が遺残している症例である．「腱性」マレットの場合は，屈曲 60°以上であれば手術加療が望ましい（45°以上とする報告もある）．小手術であるため，コンプライアンス不良が予測される症例に手術加療を選択することで，確実な固定ができ，診療回数を減らすことができる．

一般的に，損傷部を展開するような術式は，予後不良となり，低侵襲のピンニングが望ましい．

骨性マレット指の陳旧，偽関節例では，治療に難渋することが多い．陳旧性腱性マレット指は，関節拘縮がなければ，腱縫縮で対処可能である．

専門医へのコンサルテーション

保存治療が奏効しなかった例，受診時すでに陳旧例は，手外科専門医にコンサルトするのが望ましい．（受傷後4週以上を陳旧例とする報告が多い）．

手術は，ピンニング（石黒法もしくは変法）が最も有用である（**図6**）．状況によっては観血的整復，内固定（アンカー縫合，プレート固定）を検討する．ピンニング固定後に過度の屈曲位であったり，関節亜脱臼している場合はやり直しが望ましい．手術後に再転位することがあり，X線によるfollow upは必要である．最終的に伸展不全を認めることもあるが，ADL障害を伴わないため，自己にて根気よくリハビリを続ければ年単位でよくなることを説明する（特に若年では改善しやすい）．

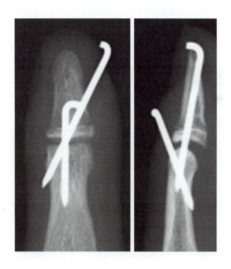

図6：ピンニング
石黒変法にてDIP伸展位で固定している．

患者・家族への説明

指を伸ばす腱付着部の骨が骨折，もしくは腱自体が断裂しています．曲げと伸ばしのつり合いが保てず，第1関節が屈曲したままになる怪我です．未治療・放置では改善は見込めず，第2関節まで影響してくることもあります．

X線の結果で治療方針を決定します．概ね保存治療で治癒しますが，経過不良となれば早めに手外科専門の先生にみてもらいます．

1) Strauch RJ：Extensor tendon injury. Green's operative hand surgery. 8th Edition, Elsevier, pp182-211, 2022
2) Sivakumar BS, Graham DJ, Ledgard JP et al：Acute mallet finger injuries - a review. J Hand Surg Am 48：283-291, 2023
3) Lin JS, Samora JB：Surgical and nonsurgical management of mallet finger：a systematic review. J Hand Surg Am. 43：146-163.e2, 2018
4) Lamaris GA, Matthew MK：The diagnosis and management of mallet finger injuries. Hand (N Y). 12：223-228, 2017

（松田匡弘）

Ⅲ. 手

case 44 手関節痛がある①

その他の愁訴：転倒して手をついた．

Snap Diagnosis 一発診断！ 　**橈骨遠位端骨折**　Distal radius fracture

疾患概要
- 橈骨遠位端骨折は，上肢に発生する骨折の中では非常に common な骨折である．
- 転倒などの低エネルギーな受傷機転が 49〜77％を占め，骨粗鬆症を背景とすることが多い．
- 高齢者では ADL が保たれており，転倒したときに手をつくことができる患者に発生する．
- 高エネルギーな受傷機転では，転落やバイク事故などが多い．
- 骨粗鬆症治療の導入として重要．

診断へのアプローチ
- 転倒や転落などで手をつき受傷することが多い．
- 手関節の腫脹，変形が観察される（図1）．
- 手関節とその近位に圧痛を伴う．

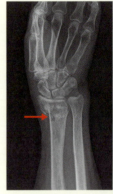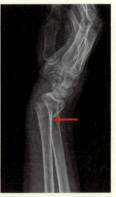

図1：橈骨遠位端骨折の手関節 2 方向 X 線写真（受傷時）

POINT　転倒した患者の手関節痛では，第一に疑う．

鑑別すべき疾患
- **舟状骨骨折** case 45 ：腫脹が軽度で圧痛が橈骨にない．Snuffbox や舟状骨結節に圧痛を伴う．
- **月状骨周囲脱臼**：高エネルギーな若年者の受傷機転で発生する．手関節の強い腫脹と X 線の側面像が診断に有用．

検　査
通常は病歴と身体所見，X 線所見で診断する．
X 線：手関節単純 X 線 2 方向を撮影する．橈骨の皮質のラインと関節面の傾きを確認することで骨折の存在を疑う（橈骨遠位端骨折の写真，正面・側面）（図1，図2）．

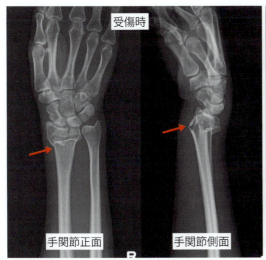
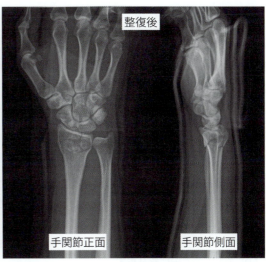

図2:橈骨遠位端骨折の手関節2方向X線写真
徒手整復により良好な整復位が得られ,4週間の外固定を行った.

CT:特に関節内骨折の有無や粉砕の程度の評価を行うために用いる.
MRI:初療から用いられることは少ない.骨折線がはっきりせず,痛みが残存するために撮影する.不全骨折や舟状骨骨折の検出に有用.
エコー:特に,橈骨背側や橈側の骨皮質の連続性の評価を行うことで,診断の一助となる.整復の評価に用いる医師もいる.

治療

保存治療を行ううえでのポイント

- 関節外骨折あるいは関節内の転位がないものの多くに選択される.転位が存在する場合には,牽引整復を行う.整復位を保つために,シーネあるいはキャストで4週間程度固定する.
- 外固定:筆者は,手関節から肘関節まで固定するシュガータンシーネ固定を行うことが多い.痛みが強い場合,上肢の伝達麻酔を行った後,牽引整復を行う.施設によっては静脈麻酔などによる鎮静も考慮される.骨折部に局所麻酔注射を行うことは,個人的には推奨しない.外固定後は母指の対立ができること,手指のMP関節の可動域が十分に保たれることが重要である.外固定期間中の転位の進行があった場合には,手術加療が検討される.
- 合併症:橈骨遠位端骨折特有の合併症として,長母指伸筋腱断裂,手根管症候群が知られている.特に転位があまり大きくない骨折であっても長母指伸筋腱断裂を生じることがあるので,母指の運動時に痛みや違和感を訴える,また,母指の伸展障害を生じる場合には,整形外科専門医あるいは手外科医への相談を検討する.

整形外科医へのコンサルテーションと手術療法

関節内の転位が明らかで整復困難な場合,手術加療の必要性を検討するために,外科的治療が可能な施設へ紹介する.

手術は,掌側からのプレートを用いた骨折観血的手術が行われる.若年者の場合には鋼線固定法が,また粉砕が強い場合には創外固定器の使用が検討される.

患者・家族への説明

　手関節部の骨折です．保存的治療を行うことが一般的です．転位が大きい，あるいは進行する場合などは，手術を要します．多少の変形の遺残は機能的に大きな問題を残さないことが多いです．固定期間は約4週間で，定期的にX線写真を撮影しながら転位が出現しないか，それが許容される範囲かどうか確認します．

　早期から固定されていない部位（肩や指）の挙上と運動は，浮腫の軽減，拘縮の予防のために非常に重要です．

　母指の腱の障害（腱断裂）が出ることがあります．手指のしびれや母指の運動障害（手根管症候群）を生じることがあります．それらを場合には，手術加療を要することがあります．これらの合併症は，保存加療，手術加療のいずれの場合にも生じる可能性があります．

　低エネルギー受傷の場合，骨粗鬆症が背景にあることが多いので，骨粗鬆症の評価と治療を並行して行います．放置すると将来的に股関節や背骨の骨折（大腿骨近位部骨折や椎体骨折）を引き起こし，ADLの低下の原因になります．

1）　日本整形外科学会, 日本手外科学会　監：橈骨遠位端骨折診療ガイドライン2017 改訂第2版. 南江堂, 2017

（十時靖和）

Ⅲ. 手

case 45 手関節痛がある②

その他の愁訴：転倒して手をついた．

Snap Diagnosis 一発診断！ 舟状骨骨折　Scaphoid fracture

疾患概要
- 高エネルギーな受傷機転で転倒したときに手をついて発生することが多い．
- 手関節捻挫と診断され，発見が遅れることがある．
- 舟状骨は，ほぼ全周を軟骨に覆われる．そのため血流が悪く骨癒合が得られにくい．

診断へのアプローチ
- 転倒などの外傷歴を聴取する．
- 圧痛点を正確に触れる．
- 安静治療で痛みの改善がなくX線写真ではっきりしない場合には，MRIを撮影する．

POINT　一発診断できなかった手関節痛のなかに，舟状骨骨折が隠れている．

鑑別すべき疾患

- 橈骨遠位端骨折：case 44 参照．
- 舟状月状骨解離：X線写真にて舟状骨と月状骨の間が他の手根骨間より開いて見える．
- 月状骨周囲脱臼：高エネルギーな若年者の受傷機転で発生する．手関節の強い腫脹とX線の側面像が診断に有用．

検査

圧痛点（snuff box，舟状骨結節）の存在が舟状骨骨折を疑う一助となる（図1）．

X線：手関節単純X線2方向で診断することは難しい．回内45°での撮影，手関節尺屈位での撮影を追加することで，舟状骨をより詳細に評価することが可能となる（図2）．

MRI：X線検査で骨折線が明瞭でない場合でも，舟状骨内のT1強調画像での低信号領域やT2 STIRでの高信号領域の存在によって舟状骨骨折を診断することが可能である（図3）．

CT：骨折部を明確に診断することが可能で，骨折線の位置や方向，転位の状況を評価することが可能となる．

エコー：手根骨を正しく描出することで，診断の一助となる．舟状骨を描出することに習熟を要するが，被曝しない，検査待機期間がないことが利点である．

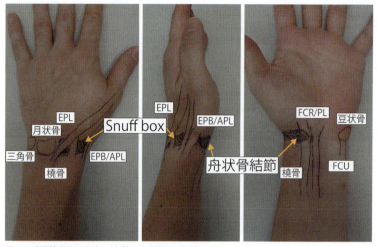

図1：手関節周辺の解剖（舟状骨を斜線で示す）
舟状骨骨折の場合には，snuff box や舟状骨結節に圧痛を訴えることが多い．

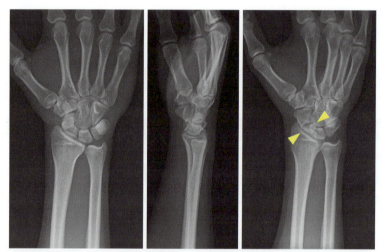

図2：手関節正面，側面，45°回内位撮影
正面や側面でははっきりしない舟状骨の骨折線が，45°回内位では明瞭になる．

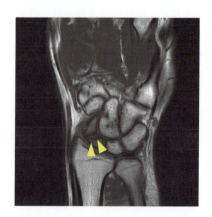

図3：MRI（T1強調画像）
舟状骨に横断する骨折線がみられる．

治　療

保存治療を行ううえでのポイント

● 保存治療は，転位がほとんどないものに限られる．転位が大きいものは，隣接する手根骨とのバランスが失われることが多く（DISI 変形），原則として手術加療を選択する．

● 外固定：期間は約 6 週間程度．範囲は手関節から母指とし，肢位は手関節を中間位か軽度背屈位，母指を対立位（掌側外転位）とする．キャスト固定が望ましいが，患者によってはシーネ固定を選択することもある．

● 外固定期間中には，X 線撮影を繰り返し行い，転位が進行する場合には手術加療に切り替える．

手外科医へのコンサルテーションと手術療法

転位が大きな舟状骨骨折や治療方針に迷いがある場合には，手外科医に相談する．

埋め込み型のスクリューを用いた骨接合術を行うことが一般的である．骨折の状況と術者の選択により掌側，背側それぞれのアプローチがあり，最近では手関節鏡補助下の手術を行う施設もある．

患者・家族への説明

手関節を構成する小さな骨（手根骨）の 1 つの骨折です．診断しにくく骨癒合も得られにくい，比較的治療の難しい骨折です．転位がほとんどない場合には保存加療を行いますが，転位が進行する場合や大きい場合には手術加療が必要です．

保存加療は，ギプスにて約 6 週間程度固定します．骨癒合が得られるまで定期的に X 線写真にて評価を継続する必要があります．

骨癒合が得られなかった場合には，将来的に変形性関節症（SNAC wrist）の原因となるため，保存加療で骨癒合が得られなかった場合にも手術加療が必要となります．

（十時靖和）

Ⅲ．手

case 46 手関節に自発痛，運動時痛がある

その他の愁訴：手関節の腫脹，可動域制限がある．

Snap Diagnosis 一発診断！ キーンベック病　Kienböck's disease

疾患概要
- キーンベック病の基本的な病態は，月状骨の無腐性壊死であり，月状骨軟化症とも呼ばれる．
- 原因としては，反復性の小外傷，橈尺骨長の不均衡による月状骨への応力集中，月状骨の形態異常，局所の血管走行異常など，多くの因子が複雑に関与していると考えられているが，未だ一定の見解は得られていない．

診断へのアプローチ
- 20〜50歳代の，手を持続的に使用し，衝撃が伴う職業に就いている男性に多く発症する．
- 約10％の患者で，両側手関節に発症する．
- 手関節背側部の月状骨に一致する圧痛（図1），手関節の自発痛，運動時痛をきたす．
- 握力の低下，手関節の可動域制限（特に背屈）に加え，手関節背側の腫脹がみられることもある．

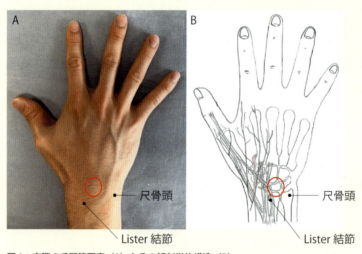

図1：実際の手関節写真（A）とその解剖学的構造（B）
月状骨は赤丸部分に位置する．

POINT　手関節の背側に痛みがある．

鑑別すべき疾患

手関節背側部痛をきたす疾患として，手関節ガングリオン，手関節炎，伸筋腱炎などが挙げられる．

月状骨に一致した圧痛があれば，本疾患を強く疑う．

検査

まずは，単純X線を行う．単純X線で疑わしい場合や診断困難な場合は，追加でMRIやCTを行う．

単純X線：病期分類には，Lichtmanが提唱した分類[1]を改変したもの（図2）[2,3]がよく用いられる．手関節正面像，側面像で，月状骨の形態，手根骨の配列，月状骨周囲の関節症性変化を総合的に評価し，分類する（図3）．

> Stage Ⅰ：異常所見なし．
> Stage Ⅱ：月状骨に骨硬化像を認めるが，形態的な異常は認めない．
> Stage Ⅲa：月状骨の圧潰や分節化を認めるが，手根骨の配列異常は認めない．
> Stage Ⅲb：月状骨の圧潰や分節化が進行し，舟状骨の回転など手根骨の配列異常を認める．
> Stage Ⅲc：月状骨が冠状面で完全に分断する．
> Stage Ⅳ：橈骨手根関節や手根中央関節に関節症性変化を認める．

MRI：単純X線で診断が困難な早期Stageの診断に有用である．MRIのT1強調画像で月状骨に低信号の存在を確認することで，診断が可能である．

CT：月状骨の分節化を評価するために有用である．

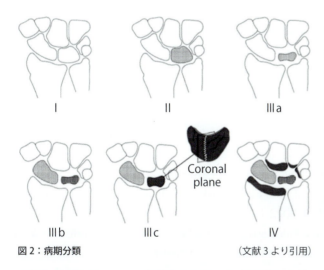

図2：病期分類 （文献3より引用）

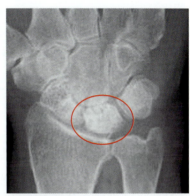

図3：手関節正面像
Lichtman分類Ⅲa．月状骨の骨硬化および圧潰を認める．

治療

- 原則的に，病期分類に基づき決定する．X線上月状骨に変化を認めないstage Ⅰでは保存治療（消炎鎮痛薬の内服や手関節の外固定）による定期的な経過観察を行い，症状の増悪やX線上でのstageの進行を認めた場合には，手術治療が考慮される．ただし，高齢者では，stageが進行していても疼痛が軽度で保存治療を選択することもある．15歳未満の若年者も，まずは保存治療を考慮する．
- Stage Ⅱ以上の症例に対しては，手術が考慮される．病期の進行に応じてさまざまな術式があり，その適応も施設ごとによって大きく異なる．現在行われている手術治療は，①月状骨血行再建術，

②月状骨除圧術，③月状骨の摘出・置換術，④関節症性変化が進行した症例に対する salvage 手術の 4 つに大別される．当科では，stage Ⅱや stage Ⅲa で，ulnar minus variance の場合は橈骨短縮骨切り術を，ulnar zero または plus variance の場合は，有頭骨短縮術などを施行する．Stage Ⅱに対しては，月状骨の血行再建目的に背側中手骨動脈や手関節橈背側からの血管柄付き骨移植が行われる場合もある．Stage Ⅲb や stage Ⅳで関節症性変化が軽度な症例に対しては，手術法に関する一定の見解が得られていないため，良好な長期成績を考慮して橈骨短縮骨切り術の適応としている[4,5]．stage Ⅲb では，他に舟状大菱形小菱形骨間（STT）関節固定術，舟状有頭骨間（SC）固定術などの部分手関節固定術，さらに，高度に分節化をきたしているような症例に対しては，月状骨摘出および長掌筋腱による腱球置換術を選択することが多い．Stage Ⅲc では，月状骨の血行再建を行っても骨癒合の獲得が困難なため，一般的には月状骨摘出，近位手根列切除術，部分手関節固定術などの術式が適応となる．Stage Ⅳで高度な関節症性変化をきたしている場合は，近位手根列切除術や全手関節固定術および人工手関節全置換術が適応となる．

専門医へのコンサルテーション

未治療のまま放置すると，骨壊死や圧潰が進行するため，早期診断が重要である．手関節の痛みや腫脹が持続する場合は，早期に専門医へコンサルテーションを行う．

患者・家族への説明

キーンベック病は，手首の関節にある月状骨という骨が，繰り返し起こる小さな外傷や骨の形態異常などによって血流が悪化し，壊死を引き起こすことで，痛みや手首の動きの制限を伴う病気です．キーンベック病を放置すると，症状は徐々に進行し，月状骨が潰れて割れてしまうこともあるため，早めの治療が必要です．

1) Lichtman DM, Mack GR, MacDonald RI et al：Kienböck's disease：the role of silicone replacement arthroplasty. J Bone Joint Surg Am 59：899-908, 1977

2) Beredjiklian PK：Kienböck's disease. J Hand Surg Am 34：167-175, 2009

3) Chojnowski K, Opiełka M, Piotrowicz M et al：Recent advances in assessment and treatment in Kienböck's disease. J Clin Med 11：664, 2022

4) Iwasaki N, Minami A, Oizumi N et al：Radial osteotomy for late-stage Kienböck's disease. Wedge osteotomy versus radial shortening. J Bone Joint Surg Br 84：673-677, 2002

5) Matsui Y, Funakoshi T, Motomiya M et al：Radial shortening osteotomy for Kienböck disease：minimum 10-year follow-up. J Hand Surg Am 39：679-685, 2014

（鈴木智亮，松井雄一郎）

III. 手

case 47 手首の尺側（小指側）が痛い

その他の愁訴：手首の不安定感.

Snap Diagnosis 一発診断！　TFCC 損傷　Triangular fibrocartilage complex injuries

疾患概要
- Triangular fibrocartilage complex（TFCC，三角線維軟骨複合体）（図1）と呼ばれる組織の損傷.
- 複合体は，橈尺靱帯，メニスカス類似体，尺骨手根靱帯，三角線維軟骨，尺側手根伸筋腱の腱鞘，尺側側副靱帯から構成される.
- TFCC は，橈骨と尺骨の間の安定性に寄与する.
- 年齢の上昇と関係しており，TFCC の変性によって起こることもある.
- TFCC 損傷があっても，無症状のこともある.

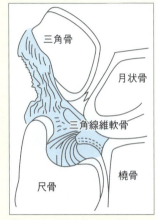

図1：Triangular fibrocartilage complex（三角線維軟骨複合体）

診断へのアプローチ
- 手をついたり，捻ったりして受傷することが多いが，外傷機転がなく発生することもある.
- 遠位橈尺関節の不安定性を伴うこともある．患者の手関節を回内し，尺骨頭を上から押して不安定性を確認する（piano key test）（図2）.
- Fovea sign：手関節の soft spot（尺骨茎状突起，尺側手根屈筋，豆状骨に囲まれた部分）を触知し，痛みが誘発されたら陽性（図3）.

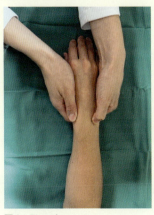

図2：Piano key test

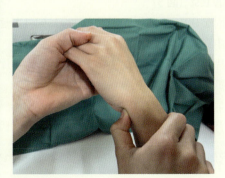

図3：Fovea sign

- **Ulnocarpal stress test**：患者の手関節を尺屈した状態で，他動的に回内外を行う．疼痛やクリック音が誘発されたら陽性（図4）．

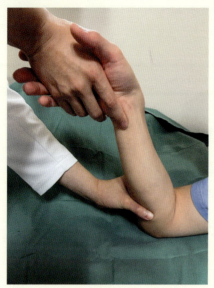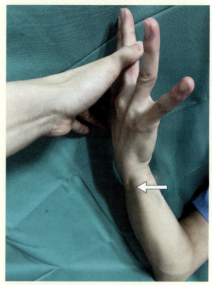

図4：Ulnocarpal stress test

図5：ECU Synergy test
白矢印：尺側手根伸筋腱.

> **POINT** 軽微な外傷もしくは外傷起点のない手関節尺側部痛では，TFCC損傷を疑う．

鑑別すべき疾患

- 尺骨茎状突起骨折：TFCC損傷を合併することもある．通常，手をついたときに発症する．単純X線で診断を行う．橈骨遠位端骨折など他の外傷を伴っていなければ，外固定で治療することが多い．
- 変形性関節症：単純X線写真上で遠位橈尺関節の変性や骨棘形成があることから診断する．通常は消炎鎮痛薬などで症状の軽減を図る．
- 尺側手根伸筋腱（ECU）障害：手首を返す動きや重いものを持ち上げる動作を繰り返すことによって発症する．ECU synergy testで痛みが出ると診断しやすい．
- ECU synergy test（図5）[1]
  1. 患者は肘を90°に屈曲し，前腕を完全に回外させて診察台に腕を置く．
  2. 手首は中立位，指は完全に伸展させる．
  3. 検者は片手で患者の親指と中指をつかみ，もう片方の手でECU腱を触診する．
  4. 患者は抵抗に対して親指を橈側に外転させる．
  5. ECUの収縮が指先の下で確認される．
  6. 手首の背側尺側に痛みが再現された場合，ECU障害の陽性所見と判断される．

> **POINT** 尺側手根伸筋腱障害は，TFCC損傷と混同されやすい．

検　査

- ・**単純 X 線**：TFCC 損傷そのものを診断することはできないが，尺骨茎状突起をはじめとする他の手関節周辺骨折を除外するために行う．また橈骨に比べて尺骨が長いこと（ulnar plus variance）も TFCC 損傷を疑う所見の 1 つである．
- ・**MRI**：TFCC 損傷の程度や，その場所の診断が可能であり，よく使われている．可能であれば 3 Tesla での MRI が望ましい．そのほか，診断精度を高めるためにリストコイルや牽引を使用した MRI を実施することもある．

治　療

- ● 消炎鎮痛薬の処方や外固定による保存療法が第一選択であり，保存療法を行ったうえで痛みが残存するようであれば手術を検討する．外固定方法と固定範囲，期間に関する確固としたエビデンスはない[2]．外固定方法としては装具のほかにスプリントやキャストを用いた固定が報告されている．また固定の範囲は肘下，肘上の固定の両方が報告されている．固定期間は 6 週～3 ヵ月程度とされていることが多い．外固定期間中，手関節周囲の筋に対するストレッチやトレーニングなどのリハビリテーションを実施することもある．またステロイド注射が行われることもあるが，組織への障害の可能性を認識したうえで行うべきである．

専門医へのコンサルテーション

　上記の保存療法で効果がみられない場合や，保存療法に対する不安がある，または痛みが強い場合や遠位橈尺関節の不安定性が強い場合には，手外科専門医への紹介を検討する．

患者・家族への説明

　手首を支える軟骨や靭帯の一部が傷ついて痛みを生じています．まずは安静にし，固定を行いましょう．内服の痛み止めも使用していきましょう．リハビリテーションを行うこともできます．しばらく経過をみて改善がないようであれば，専門の先生の評価を受けたのちに手術が必要になることもあります．

1) Ruland RT, Hogan CJ：The ECU synergy test：an aid to diagnose ECU tendonitis. J Hand Surg Am 33：1777-1782, 2008
2) Lim RQR, Lim LJR, Atzei A et al：Current concepts and new trends in management of isolated triangular fibrocartilage complex injuries. J Hand Surg Eur Vol 49：1067-1077, 2024

（坂なつみ）

Ⅲ. 手

case 48 手を握れない

その他の愁訴：手が浮腫んでいる．

Snap Diagnosis 一発診断！ 中手骨骨折 Metacarpal fracture

疾患概要
- 受傷起点は，物や壁を殴ったことによる直達外力や，手をついたことによる軸圧で生じることが多い．
- 高エネルギー外傷や，機械などに挟まれて生じる挟圧外傷では，骨幹部横骨折や，中手骨基部骨折や，CM 関節に併発した骨折を生じる．
- 中手骨骨幹部骨折は，屈筋腱に引っ張られ，屈曲凸方向（背側が出っ張る）の転位をきたす（図 1B）[1,2]．
- 第 2，3 中手骨頸部や骨幹部の骨折はボクサーに生じることが多く，第 4，5 中手骨頸部の骨折はケンカなどのアマチュアの人が殴った際に起こることが多い（図 1A）．

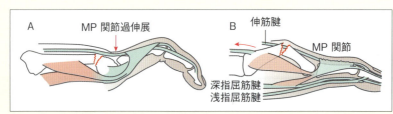

図 1：中手骨頸部骨折，中手骨骨幹部骨折の転位方向　　（文献 1 を参照して作成）

診断へのアプローチ
- 手の腫れている部位，内出血の場所，痛みの局在がどこにあるのかを確認して，どの指のどの関節に損傷が加わっているかを想像する．
- 腫れが強い場合や疼痛がある場合は，手指を完全に握ることができない．
- 指を握った時に指が回旋していたり，短縮していたりする場合は，この骨折を疑う．

POINT　X 線による診断も大切であるが，まずは，視診，触診である程度疾患を想像することが大切である．

鑑別すべき疾患
- **基節骨基部骨折**：伸筋腱に引っ張られて指が過伸展する．中手骨頸部骨折では同じような指の変形をきたすため，MP 関節より近位か遠位かで判断をする（図 2，3）．
　一方，中手骨骨幹部骨折は，骨間筋に引っ張られ屈曲凸方向に変形するため，鑑別は比較的容易である（図 1，3）．

検　査
身体所見と X 線で診断が可能である．骨折部の詳細は CT で判断する．

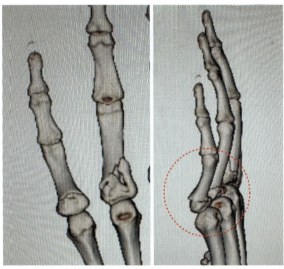

図2：鑑別疾患：基節骨基部骨折
基節骨基部で骨折すると伸筋腱に引っ張られて，指が過伸展する方向へ転位する．

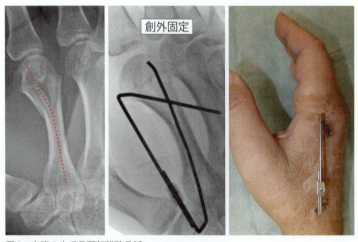

図3：右第2中手骨頸部粉砕骨折
中手骨頸部は屈曲方向に転位し，基節骨は，背側へ転位する．
この症例は創外固定器を用いて治療した．

X線：手部のX線正面像と斜位像（回内斜位像）で判断する．側面像では他の中手骨が重なってしまうため評価が難しい．

CT：中手骨頸部骨折の場合は，掌屈転位の角度がより正確に判断できる．
骨幹部骨折の場合は，第三骨片の詳細がより鮮明になる．
基部骨折の場合は，隣接するCM関節の脱臼や手根骨の骨折の詳細が明確となる．

治療

何を基準に保存治療と手術治療を選択するのかが重要である．

●頸部骨折

回旋変形（手指を曲げたときに隣接指と重なる場合）が残存する場合は手術適応となる．

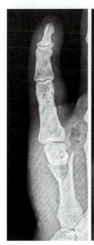
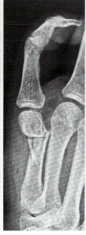
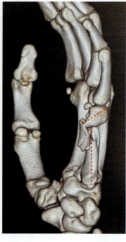

図4：第5中手骨頸部骨折
中手骨頸部は背側に転位している．
X線の斜位像では転位方向が明確にわからないため，CTを撮影することで転位角度がより詳細に把握できる．

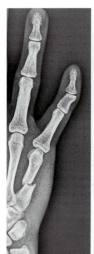
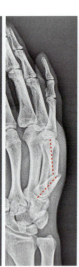
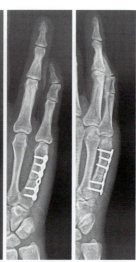

図5：第5中手骨骨幹部骨折
背側凸の変形が残存している．
角状変形が30°以上であり，プレートを用いて固定した．

　角状変形がどの程度残存しているかが重要である．背側の凸変形が示指で15°以上，中指で20°以上，小指で30°以上は手術適応の1つの基準となる（環指20〜40°以上，小指60°以上という論文もある）（図4）[3]．

骨幹部骨折

　背側凸変形の許容角度は10°以下とされているが，環指は20°以下，小指は30°以下まで許容が可能とも言われている（図5）[3]．

- 横骨折の場合は，背側凸の屈曲変形をきたす可能性が高く短縮するため，手術適応となる．
- 斜骨折の場合は，回旋変形がなく，5mm程度の短縮であれば保存可能である．
- 骨折部の短縮を認める症例は，extension lag（伸展制限）や回旋変形を生じる可能性があり，手術を勧める．

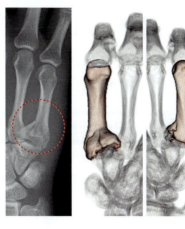

図 6：第 5 中手骨基部骨折
第 5 中手骨基部骨折は，CM 関節の可動性があり不安定性を残すため，手術適応である．

- 回旋変形は，5°の回旋変形で 1.5cm 程度の指の重なりが生じるといわれているため，注意が必要である[3]．

一方，第 2，3CM 関節は可動性がなく，骨折に伴う屈曲方向の代償が働かないために変形は許容されず解剖学的に整復すべきである．また第 4，5CM 関節については可動性があるといわれているが，屈曲変形は 10°までしか許容できないと報告されている[3]．

● 基部骨折

CM 関節に付随する部位であり，第 2，3 中手骨基部（CM 関節）は骨性，靱帯性に安定しているが，第 4，5CM 関節は比較的可動性のある関節であるため，基部骨折を生じると不安定となり痛みが残存するので手術が勧められる（図 6）．

専門医へのコンサルテーション

屈曲変形の角度はあくまで参考程度である．保存治療か手術治療かに迷った場合は，専門医へ積極的に紹介してよい．

患者・家族への説明

手の第三関節（MP 関節）よりも中枢（手首に近い側）の骨折です．骨折した個所の短縮や変形が少なく，指の回旋（重なり）がない場合は保存的に治療が可能ですが，それ以外の場合は指を曲げたり伸ばしたりする際に制限が残る可能性が高く，骨折部の痛みが残ることがあるため，手術介入がよいと思います．

1) 幸田久男：中手骨骨折．整外 Surg Tech 14：35-42，2024
2) 多田　薫，堀江　翔，西村誠次 他：基節骨骨折，中手骨骨折．Med Rehabil 244：41-47，2020
3) Lambi AG, Rowland RJ, Brady NW et al：Metacarpal fractures. J Hand Surg Eur Vol 48：42S-50S, 2023

（鈴木雅生）

III. 手

第二関節（PIP 関節）が痛む

その他の愁訴：指の曲げ伸ばしができない．

Snap Diagnosis 一発診断！ PIP 関節脱臼骨折　PIP joint fracture dislocation

疾患概要
- 球技中の突き指や，転倒による軸圧損傷によるものと，過伸展損傷で起こるものが多い．
- 背側の脱臼骨折（volar lip 骨折）と掌側の脱臼骨折（dorsal lip 骨折），関節面に軸圧が生じて関節面が圧壊する骨折（pilon 骨折）がある（図1）．
- 最も多いのは，背側脱臼骨折で PIP 関節を軽度屈曲位で指をついた際に中節骨基部に軸圧がかかり背側に脱臼するケースである．
- Eaton 分類（図2）がよく知られている．脱臼を伴わない掌側版付着部の剥離骨折を 1 型（図3），過伸展損傷により遠位骨片が背側に転位するものを 2 型，強い軸圧により関節内に陥没骨折を伴うものを 3 型と定義されている[1〜3]．

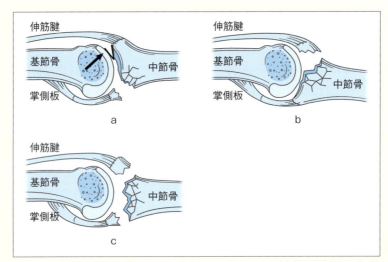

図1：PIP 関節脱臼骨折の形態　　　　　　　　　　（文献1を参照して作成）

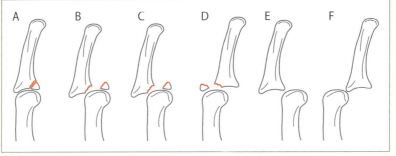

図2：Eaton 分類とその他の骨折型　　　　　　　　（文献2を参照して作成）

216　III. 手

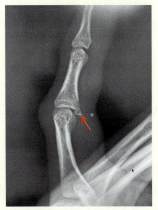

図3：脱臼を伴わない掌側板付着部剥離骨折
赤矢印は掌側板が付着している骨片である．
この症例では骨片が反転しているため手術適応を検討してもよいが，一般的には保存治療で軽快する．

> **診断へのアプローチ**
> - 球技中に突き指した，指をついて転倒したなどの受傷起転があり，指のPIP関節が腫れている場合や変形がある場合には，PIP関節脱臼骨折や靱帯損傷などを考える．
> - 隣接関節を痛がっている場合にも，まれに骨折があるため注意深く観察する．

POINT 受傷起点と，視診，触診から骨折や脱臼が生じているかどうかを連想することが大切である．

鑑別すべき疾患

- **マレット指** case 43：突き指などによりDIP関節に損傷が及ぶと生じるケガである．受傷起点が似ているため注意が必要．
- **基節骨骨折**：骨折部を中心に指が過伸展し，骨折部の不安定性があるため比較的鑑別はつけやすい．隣接した部位でありよく観察する．

検査

PIP関節脱臼骨折の診断は，概ねX線で診断が可能である．正面像，側面像で関節裂隙がしっかり描出されているものがあれば判断可能であるが，正確な側面像の描出は難しく，両斜位像を追加した4方向の撮影を行うことを推奨する．

またX線で評価が難しい場合や，軸圧損傷を認めるEaton分類3型のようなタイプでは，CTのmulti planar reconstruction（MPR像，特にsagittal view）を撮影するとよい．

治療

- PIP関節脱臼骨折は，関節内骨折であるため，解剖学的な整復が大切である．また関節拘縮防止のために早期からリハビリテーションを介入して関節可動域訓練を行うことが大切である．そのため，腫れと痛みが落ち着いてきたら早めにROM訓練を開始する．
- 早期からのROM訓練が開始できないような不安定性が残存する症例は，手術介入を勧める．以下に保存治療可能な症例について提示する．

保存療法が比較的可能な症例

1. 過伸展損傷のタイプで，徒手整復が容易で脱臼整復後も安定している症例（Eaton 分類 1 型）（図 2A）

   このタイプは伸展位でも安定しているため，buddy taping を行い，痛みに応じて ROM 訓練を開始する．

2. 骨片の大きさが関節面全体の 30％以下で，伸展位でも安定している症例

手術介入が必要である症例

1. 骨片の大きさが 30〜50％ものので不安定性のある症例と，骨片が 50％以上の症例
2. 脱臼整復後も容易に脱臼してしまう症例
3. 関節面の骨片が陥没している症例（図 4A, B）

手術方法

経皮的ピンニング法，創外固定法，スクリュー固定，プレート固定など，さまざまな方法がある．経皮的ピンニング法は，閉鎖的に整復可能な症例に限るが，関節内骨折であり，解剖学的整復が必要となるため，ピンニング法のみで終了となる症例は少ない．

創外固定法は，ligamentotaxis の原理で関節面を牽引することで，関節適合性の維持と早期可動域訓練の実現が可能である（図 4D）．

軸圧損傷による中節骨の陥没骨片を伴う症例などに対しては，骨片を押し下げて整復する Hintringer 法（ヒントリンガー法）（図 C）が有用である．

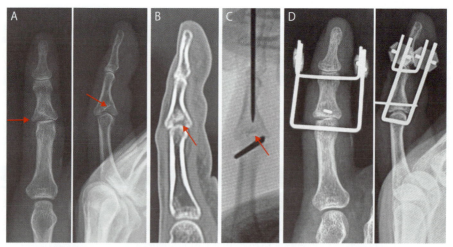

図 4：PIP 関節脱臼骨折の整復方法の一例
A：中節骨基部に陥没骨片を認める．
B：脱臼はしていないが，関節面が陥凹しており，手術の適応である．
C：Hintringer 法を用いて整復．
D：創外固定を用いて牽引を行っている．

創外固定で牽引を行っても骨片の整復位が得られない場合には，直視下に骨片を整復する必要があり，その場合にスクリューで固定するときもある．

骨片をスクリューで固定できない場合は，プレートを曲げてフックプレートなどとして用いる固定法もある．

専門医へのコンサルテーション

関節内骨折であり，迷わず専門医へコンサルトしてよい．

患者・家族への説明

手の第2関節（PIP関節）の骨折です．関節の中に骨折線が及んでおり，骨折によっては脱臼が残存しています．このまま放置すると可動域制限が残る可能性や骨折部の痛みが残ることがあるため，手術による介入がよいと思います．

1) 善家雄吉，戸羽直樹，酒井明典：【手指】PIP 関節脱臼骨折．MB Orthop 35：73-82, 2022
2) 内藤聖人：PIP 関節脱臼骨折の手術療法：創外固定を中心に．整外 Surg Tech 13：72-77, 2023
3) 稲葉尚人，佐藤和毅：PIP 関節脱臼骨折．臨スポーツ医 35：272-278, 2018

（鈴木雅生）

III. 手

case 50 小指の付け根が痛む

その他の愁訴：手をつくと痛む，野球のスイングで痛む．

一発診断！ 有鉤骨鉤骨折　Hamate hook fracture

疾患概要
- 有鉤骨鉤骨折は，野球，ゴルフ，テニスのグリップエンドによる繰り返しの衝撃が原因となることがほとんどである．
- 稀ではあるが，手をついての転倒が原因のこともある．
- 通常のX線撮影では診断できないので，見落としに注意する．

診断へのアプローチ
- 野球，ゴルフ，テニスなどのスポーツ選手・愛好家，男性に多い傾向がある．
- 手掌部尺側の圧痛，スイングの際に痛みがある．
- 日常生活動作では問題にならないことも多い．
- 野球でもバットスイング以外では問題にならない．
- 慢性例では，尺骨神経障害（環指小指しびれ，骨間筋麻痺），小指屈筋腱断裂（小指屈曲障害）を合併することがある．

> **POINT**　問診と圧痛部位の確認を行うことで診断できる．

鑑別すべき疾患

- **TFCC 損傷** case 47：圧痛，痛みの部位を詳細に確認すること，誘発テストの有無で鑑別できる．
- **FCU 付着部炎**：圧痛部位（有鉤骨，豆状骨）の検討，手関節掌屈ストレスによる疼痛誘発の有無で鑑別できる．
- **豆状三角骨関節症**：圧痛部位（有鉤骨，豆状三角骨）の検討，X線所見，発症機転で鑑別できる．

検　査

X線では，通常の手もしくは手関節撮影では診断は難しく，手根管撮影，CT で確定診断がつく．
X線：通常の正面像では診断は難しく，手根管撮影が必要（図1）．
CT：骨折部が明確に描出できる（図2）．

治　療

- 放置した場合，遅発性に小指深指屈筋腱断裂をきたすことや，疼痛の改善が望めないため，手術療法が基本となる．
- 術式としては，有鉤骨鉤摘出術もしくはミニスクリューを用いた観血的整復固定術となるが，野

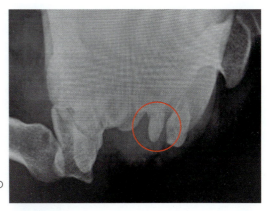

図1：手根管撮影
正確に手根管撮影できれば，骨折部の描出は可能（赤丸）．

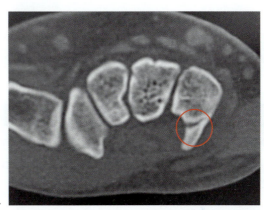

図2：CT画像（軸断）
より正確に骨折を把握できる（赤丸）．

球などのスポーツ選手は早期競技復帰を望むことが多く，有鉤骨鉤摘出術が選択されることがほとんどである．
- 手術アプローチは，有鉤骨直上の縦切開がメインであるが，グリップが創部に当たるのを避けるため，手掌部をさけたアプローチで行うこともある（**図3**）．
- 術後は約3週程度弾性包帯固定とし，手指の運動を指示する．固定終了後は約6週程度で完全復帰できるように段階を踏んで競技復帰させている．

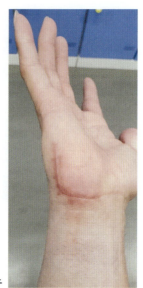

図3：手掌尺側アプローチ

手外科医へのコンサルテーションと手術療法

　有鉤骨鉤周囲には尺骨神経，小指深指屈筋腱が走行しており，術野も狭く，深くなるので，尺骨神経麻痺，屈筋腱損傷を合併するリスクがあるため，手術は手外科専門医のいる施設で行うのが望ましい．診断がついた時点で紹介をする．

患者・家族への説明

　有鉤骨鉤骨折です．原因は繰り返しの衝撃によることがほとんどです．日常生活では痛みはないと思いますが，競技の際の痛みは消えませんので，競技を継続するには手術が必要です．また早期に復帰するためには，骨折した部分をつける手術ではなくて，骨折した骨を切除する手術が一般的です．手術を希望される場合は，手の専門医の施設に紹介します．

（青山広道）

Ⅲ. 手

case 51 突然指が伸びなくなった

その他の愁訴：数週間前に手をついて受傷したことがあり，突然親指を伸ばせなくなった．

Snap Diagnosis 一発診断！ 伸筋腱断裂　Extensor tendon rupture

疾患概要
- 手関節部〜手部において伸筋腱は皮下に存在し，刃物などによる鋭的損傷で容易に断裂する．
- 突き指受傷に伴い，DIP関節の伸展障害をきたす終止伸筋腱断裂（腱性マレット指）も多い．
- 診断に難渋するのは，腱の滑走床に何らかの問題を有し，慢性刺激で変性断裂するときである．
- 橈骨遠位端骨折に伴う長母指伸筋腱断裂や，関節リウマチに伴う尺側の総指伸筋腱・固有小指伸筋腱断裂などが比較的多い．

診断へのアプローチ
- 鋭的損傷の際には，解剖学的に損傷する可能性のある伸筋腱が担う関節の伸展運動を確認する．
- 関節リウマチなど，関節変形をきたす依存症の聴取が重要である．
- 過去の外傷歴の聴取も重要である．（長母指伸筋腱断裂の数週間前に橈骨遠位端骨折を受傷していることがある）．
- 通常は，他動での関節可動域制限や感覚障害は生じない．
- 慢性刺激が原因となる変性断裂では，痛みを伴わないことも多い．

POINT　外傷後に自動伸展運動ができなくなる．誘因がはっきりしないこともある．

鑑別すべき疾患

骨性マレット指 case 43：外傷後にみられるDIP自動伸展障害．単純X線による末節骨骨折の有無で腱性マレット指と鑑別する．

後骨間神経麻痺 case 34：手指の自動伸展障害（下垂指）を生じ，多くは感覚障害を伴わない．腱自体の連続性は保たれるため，腱固定効果は消失しない．

手指MP関節ロッキング case 57：MP関節が屈曲位で固定される状態で，示指によくみられる．MP関節の強い痛みを伴い，他動伸展も不可能である．

検査

身体所見が診断の基本である．腱断裂の原因や，断裂部位の同定のために画像検査が有用となる．

- **身体所見**：他動での関節可動域制限や感覚障害はない．主なものとして長母指伸筋腱断裂で母指IP関節（図1），尺側総指伸筋腱/固有小指伸筋腱断裂で尺側指MP関節，腱性マレット指でDIP関節の自動伸展が不可となる．腱固定効果*が消失する．
- **単純X線**：手関節部における伸筋腱断裂の原因としての橈骨遠位端骨折（図2）や変形性手関節

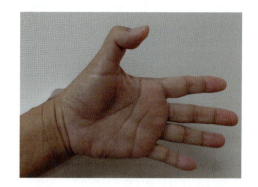

図1：長母指伸筋腱断裂
母指IP関節の自動伸展不可.

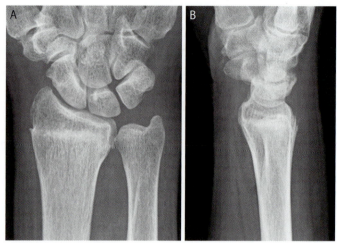

図2：正面像（A）側面像（B）
転位の小さな橈骨遠骨折でも長母指伸筋腱断裂を生じることがある.

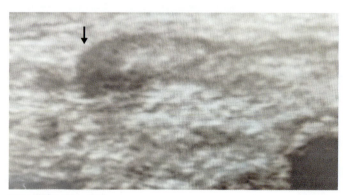

図3：位端：エコー画像
断裂腱の末梢断端（➡）.

症の有無を確認できる.
・**MRI，エコー**：伸筋腱自体を描出して腱断裂を確認できる．あらゆる肢位での腱断端を確認できることからエコー検査（**図3**）が非常に有用である.

*腱固定効果：手関節背屈で手指屈曲，手関節掌屈で手指伸展する現象．伸筋腱断裂を生じると手関節を掌屈しても手指伸展しなくなる.

治　療

・**腱性マレット指**：DIP 伸展位固定での保存療法が有効．陳旧例では手術を要する.
・**鋭的損傷**：伸展機能獲得のためには手術が不可欠．急性期であれば端々縫合が可能であるので，早期手術が望ましい.
・**変性断裂**：腱の変性が生じていること，滑走床に問題が生じていることから，他の腱を用いた腱移行術を行うことが一般的である（例：橈骨遠位端骨折に合併した長母指伸筋腱断裂に対する，固有示指伸筋腱を用いた腱移行術）.

専門医へのコンサルテーション

・鋭的損傷の場合は，時間が経過することで端々縫合が難しくなることがあるので，早期に手外科医へ相談する.
・変性断裂の場合も，自然治癒は望めない病態であるため，患者が機能回復を希望される場合には手外科を紹介する.

患者・家族への説明

　指を伸ばすための腱が切れてしまい，自分の力で指を伸ばせなくなってしまっています．経過をみていても自然に伸びるようにはならないので，回復のためには手術が必要です．専門の先生を紹介しますので，早期に受診しましょう.

（羽鳥悠平）

Ⅲ. 手

case 52 示指が曲がらない，ビリビリしたしびれもある

その他の愁訴：なし．

【症例①】
　69歳女性．自宅で皿を持ったまま転倒し，割れたお皿の破片が左手掌に刺さって受傷された．出血は少量で痛みは軽度であり，同日近医を受診し，縫合処置を受けた．以後，手指のしびれやと示指が曲がらない（図1）ため，受傷より11日経過したのちに当院を紹介され受診した．

Snap Diagnosis 一発診断！ 示指屈筋腱断裂（深指屈筋腱/浅指屈筋腱）
Flexor tendon rupture of index finger（FDP / FDS）

疾患概要
- 示指屈筋腱（深指屈筋腱（FDP）と浅指屈筋腱（FDS））の断裂は，外傷や過剰な負荷によって発生する．
- 特に利き手の損傷は，日常生活動作（ADL）に大きな影響を与える．
- ガラスや刃物による外傷で頻発し，神経や血管損傷を伴うことがある．
- 明らかな外傷でない場合には，関節リウマチや長期ステロイド使用による腱の変性（脆弱性）が背景にある場合もある．
- 診断が遅れると，腱の再修復が困難になることがある．

診断へのアプローチ
外傷の場合は，鋭利な刃物や破片で受傷するため診断は容易である．
- **視診**：示指のPIP関節・MP関節が伸展位で固定されている（図1）．
- **徒手検査**：他動的には屈曲可能だが，自動屈曲が不可能．
  FDPテスト：損傷指の中節骨部を押さえて，DIP関節が屈曲できれば陰性（＝FDPは切れていない）となる．DIP関節が屈曲できなければFDP test陽性となる．
  FDSテスト：他の3指を伸展位に保持した状態で，患指のPIP関節が屈曲できれば陰性（＝FDSは切れていない）となる．PIP関節が屈曲できなければFDS test陽性となる．このテストにより，どちらの屈筋腱の断裂かの判断が可能である．ちなみに母指の屈筋腱は，長母指屈筋腱（FPL）の1本のみ．母指末節骨底に停止し，母指IP関節とMP関節の屈曲をする．また，示指〜小指は中節骨底に停止するFDSと末節骨底に停止するFDPからなる．
- **問診**：外傷の有無や，関節リウマチ・ステロイド使用歴の確認．
- **ストレステスト**：動的ストレス時に腱断裂特有の「スナップ」音の確認．
- **エコー**：腱断裂部位と腱端の位置を評価する．

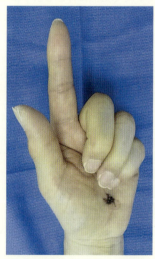
図1：左示指の自動屈曲（PIP関節・MP関節ともに）不能

226　Ⅲ. 手

鑑別すべき疾患

- 神経麻痺（前骨間神経麻痺 case 35）：示指自動屈曲不能が腱断裂と似ているが，母指 IP 関節の自動屈曲も不能になる．Perfect O（図 2A）ができなくなり，tear drop sign となる（図 2B）．
- 腱断裂の部分損傷：徒手屈曲は可能だが，握力（指屈曲力）低下が目立ち，疼痛を伴うことが多い．
- 関節リウマチによる腱断裂：他の屈筋腱も変性断裂している可能性あり．
- 示指の関節拘縮：外傷既往のない患者で考慮する．
- 腱鞘炎：自動・他動屈曲時の痛みが主訴だが，自動屈曲は可能．

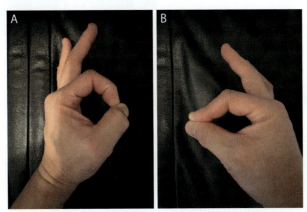

図 2：Perfect O sign（麻痺なし）(A)，Tear drop sign（麻痺あり）(B)

POINT 外傷後であるため，診断は外観上から容易であるが，上記に挙げた鑑別を念頭においておくことが重要である．

検査

通常は，問診と臨床所見のみで診断がつく．

- エコー：断裂の程度と腱断端の位置関係を評価する．
- MRI：複雑な腱損傷や周辺組織の状態を詳細に把握することが可能である．
- X 線：骨折などの骨傷の有無や異物の確認．
- 血液検査：感染徴候や基礎疾患の評価（例：リウマチ因子）．
- 徒手筋力テスト：自動運動と他動運動の比較．
  ＊自動運動可能であるが，他動時よりも屈曲が悪い場合には，不全損傷の可能性もあるため注意が必要である．

治療

処方例

急性期は，NSAIDs による鎮痛と局所安静．

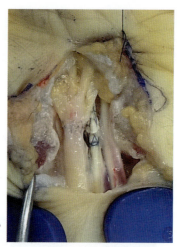

図3：屈筋腱縫合後（正中神経縫合も追加）

外科的介入（手術療法）
- **腱縫合術**
  急性期（2週間以内）に手術を行い，断裂した腱を修復する（図3）．
  ＊本症例の場合は，正中神経断裂も合併していたため，神経縫合術も追加している．
- **術後療法**
  鋭利損傷である場合は，確実な屈筋腱縫合術を行えれば，積極的療法として，早期自動運動療法が可能であるが，年少者や理解力が悪い患者に対しては，固定療法を行う．一般的には，Kleinert変法に代表される早期他動屈曲・自動伸展療法を実施していることが多い．
- **機能回復**
  約3ヵ月で日常生活動作が可能になる．
- **次の一手**
  断裂腱が修復不能な場合，腱移行術（環指浅指屈筋腱などの利用）を検討する．

専門医へのコンサルテーション

- 適切なタイミング：診断後速やかに，受傷後2週以内に手術することが望ましい．
- 伝達すべき内容：受傷状況，既往歴，検査結果（特にエコーやMRI所見）．
- 術後フォロー：手外科専門医やハンドセラピストと連携し，術後リハビリテーションプランを作成する．

患者・家族への説明

示指の腱が外傷によって切れてしまい，指を動かす力が伝わらなくなっています．この状態では自然には治らず，手術で腱を縫合する必要があります．手術後にはリハビリテーションが必要ですが，通常3ヵ月ほどで日常生活を取り戻せる見込みです．専門のリハビリテーションスタッフとともに一緒に頑張りましょう．

（善家雄吉）

Ⅲ. 手

case 53 母指が曲げ辛い

その他の愁訴：母指を曲げる際の痛み，違和感．

【症例②】

54歳男性．作業時に左母指が曲がらずに力が入りにくい（図1）．母指を動かそうとすると手関節付近に痛みを生じる．腫れは軽度で，動かすと違和感を覚えるが，日常動作には支障が出始めている．3ヵ月前に転倒した際に左手をついて受傷し，近医で手術治療を受けている．

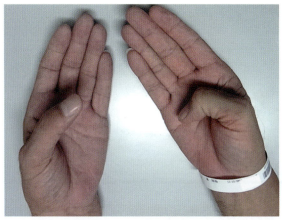

図1：左母指の自動屈曲困難（IP関節が曲がらない）

Snap Diagnosis 一発診断！ 長母指屈筋腱断裂（掌側ロッキングプレート固定術後）
Flexor pollicis longus tendon rupture (post surgery) of uolar locking plate fixation

疾患概要

- 長母指屈筋腱（FPL）が断裂や弛緩，もしくは何らかで圧迫されるなど異変をきたせば，母指IP関節の自動屈曲が困難になる．
- 外傷性（急激な牽引力や切創など）および変性（糖尿病やリウマチ）の要因がある．
- 橈骨遠位端骨折に対して，掌側ロッキングプレート固定で手術をされた場合に，プレートの設置位置が関節面に近い場合や不適切な設置の場合（図2）に，FPLがプレートの辺縁に接触し，徐々に摩耗して断裂することがある[1]．本症例の場合には，プレー

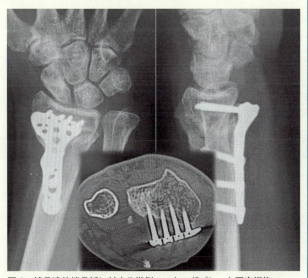

図2：橈骨遠位端骨折に対する掌側ロッキングプレート固定術後

ト設置の際にFPLがプレートと一緒に固定されていた（**図3**）.
- 初期には症状が違和感程度と軽微であり，放置されることも多く，早期の診断と治療介入が機能回復に重要である.
- 神経や血管損傷を伴うこともあり，丁寧な診察と精査が必要となる.

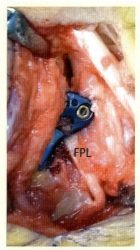

図3：FPLが掌側ロッキングプレートで圧迫固定されている局所所見

診断へのアプローチ

- 問診：外傷の場合は，鋭利な刃物や破片で受傷するため診断は容易である．また，以前の手術歴を聴取することは重要である[2].
- 視診：母指IP関節が伸展位で固定され，自動屈曲が不能となる.
- 徒手検査：他指を固定し，母指IP関節の自動屈曲を確認（断裂部位を評価）.
- 既往歴の確認：糖尿病，リウマチなど腱断裂を起こしやすい背景を把握する.
- エコー：断裂部位と腱断端の位置を詳細に評価することが可能である.
- MRI：合併損傷や腱周囲組織の状態を確認する.

POINT 外傷・手術後であるため，診断は容易であるが，非外傷性の場合には，神経麻痺の存在は念頭に置いておかなければならない．また，エコーは有用である.

鑑別すべき疾患

- 腱鞘炎：運動時の痛みが主症状で，自動屈曲は可能である.
- 屈筋腱の部分断裂：自動屈曲は可能であるが，疼痛や違和感を伴うことが多い.
- 神経麻痺（前骨間神経麻痺 case 35）：母指IP関節の屈曲に加えて，示指DIP関節の屈曲障害がみられる（ case 52 で前述：図2の所見）.
- 母指の関節拘縮：外傷がなく，屈曲不全が徐々に進行する.
- 化膿性腱鞘炎：自動・他動運動時の痛みや腫れ，発熱を認め，特にKanavelの4徴（屈筋腱に沿った圧痛，患指の腫脹，患指の軽度屈曲位，受動的に患指を伸展すると激痛を訴える）が特徴的である.

230　Ⅲ．手

検　査

- **エコー**：腱の断裂位置，腱端のギャップ，腱鞘内液貯留の確認．または本症例の場合には，プレートの辺縁と屈筋腱の位置関係．
- **MRI**：合併する骨折や腱断裂の詳細な評価．
- **X線**：骨折や異物の確認（特に開放性外傷がある場合）．
- **血液検査**：感染症の除外や糖尿病の管理状態の確認を行う．
- **徒手筋力テスト**：自動時と他動時の比較を行うことで，完全と不全断裂の鑑別になり得る．

治　療

処方例
初期治療として鎮痛薬（NSAIDs），固定用スプリントを処方．

治療の経過

● 内固定異物除去術
骨癒合が得られていれば，FPLと接触しているプレートを抜去する．まだ得られていない場合には，FPLと接触することがないような設置位置に固定をしなおす（図2）．

● 屈筋腱縫合術
急性期（2週間以内）に手術を行い，腱の機能を修復する．

● 術後療法
Kleinert変法として，装具を作成し，早期他動屈曲・自動伸展療法を実施する．

次の一手
急性期ではなく陳旧例である場合，腱移行術（環指浅指屈筋腱の移行や長掌筋腱の移植）を検討する．

専門医へのコンサルテーション

- **適切なタイミング**：診断後速やかに，受傷後2週間以内に手外科専門医へ治療を依頼する．
- **伝達すべき内容**：受傷状況（外傷の有無，以前の手術歴，既往歴），検査結果（エコー・MRI所見）．
- **リハビリテーション計画**：術後の関節可動域や握力回復目標を共有する．

患者・家族への説明
　母指の屈筋腱が橈骨遠位端骨折で手術した際のプレートの辺縁で断裂しているため，母指を曲げる力が失われています．このままでは回復しないため，手術による修復が必要です．術後にはリハビリテーションを含む治療が必要ですが，適切な治療で約3ヵ月で日常生活動作が可能になります．今後の治療方針についてしっかり説明しながら進めていきます．

1) 小杉健二，善家雄吉，田島貴文 他：橈骨遠位端骨折に対する掌側ロッキングプレート固定後の抜釘の必要性について―術後FPL断裂の観点から―．日手会誌 35：804-807, 2019
2) 善家雄吉，大茂壽久，目貫邦隆 他：掌側ロッキングプレート固定で治療した橈骨遠位端骨折に合併した腱損傷の検討．産業医大誌：36：257-264, 2014

（善家雄吉）

Ⅲ．手

case 54 手指が曲がったまま伸びない

その他の愁訴：手のひらや指にしこりを触れる．

Snap Diagnosis 一発診断！ デュピュイトラン拘縮　Dupuytren contracture

疾患概要
- 線維芽細胞から産生されたコラーゲンが，手掌の皮下にある手掌腱膜に異常沈着することで皮下結節（拘縮索）を形成する．
- 拘縮索が肥厚，線維化し，収縮することにより手指の屈曲拘縮が始まる（図1）．
- 手指は次第に屈曲し伸展できなくなるが，グリップは可能である．
- 拘縮索の発生部位により，MP関節やPIP関節，または両方に屈曲拘縮をきたす．

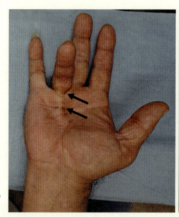
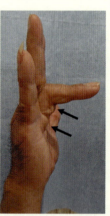

図1：65歳男性，右手デュピュイトラン拘縮
右環指の手掌および指腹部に拘縮索を認め（矢印），環指MP関節およびPIP関節が屈曲拘縮している．

診断へのアプローチ
- 50歳以降の男性に多く，環指や小指に好発する．
- 欧米人に多いといわれているが，本邦でも決して珍しくない．
- 原因は不明だが，糖尿病やアルコール飲酒，手を使う職業，外傷がリスクファクターとなる．
- 手掌の皮下結節（拘縮索）が初発症状であり，通常，痛みを伴わない．
- 手指の屈曲拘縮が進行すると，洗顔時に目や鼻をつく，手袋がはめにくい，合掌ができない，などの症状が出現する．
- 足底線維腫症（Ledderhose病）や陰茎形成性硬化症（Peyronie病）が本疾患に併発することがある．

POINT　手掌に無痛性の拘縮索を触れ，指の屈曲拘縮がある．

鑑別すべき疾患
・狭窄性腱鞘炎（ばね指）　case 40 ：手指の屈曲・伸展時にひっかかりと痛みを伴うことが多い．

増悪するとグリップができない．拘縮索は触れない．

- **手指 MP 関節ロッキング** `case 59`：軽い外傷後に手指 MP 関節が屈曲したまま伸展できなくなる．拘縮索は触れない．
- **伸筋腱断裂** `case 51`：断裂後は急に自動伸展が不能となるが，他動伸展は可能である．拘縮索は触れない．
- **伸筋腱脱臼**：軽い外傷後に手指 MP 関節の伸展障害が出現する．MP 関節背側に腫脹と疼痛を認め，MP 関節屈曲時に伸筋腱が尺側に脱臼する．拘縮索は触れない．

検　査

エコー，MRI：手掌や手指に拘縮索を観察できる．しかし，拘縮索は視診と触診にて容易に確認できるため，必ずしも検査の必要はない．

治　療

- コラゲナーゼを局所注射し，拘縮索を溶かして手指を伸ばす酵素注射療法がある．現在，コラゲナーゼ注射剤は米国からの提供が停止している．
- 手術には，経皮的針手掌腱膜切離術，選択的手掌腱膜切除術，手掌腱膜全切除術などさまざまな方法がある．

手の外科医へのコンサルテーションと手術療法

屈曲拘縮が進行し，日常生活に支障をきたす場合は手術療法を考慮し，手の外科医へ相談する．

> ### 患者・家族への説明
>
> 　手のひらにできたしこりが原因で，指が曲がって伸びにくくなっています．今後，さらにしこりが大きくなり指の曲がりが強くなって日常生活や仕事に支障をきたすようなら，手術が必要です．

（安食孝士）

Ⅲ. 手

case 55 指がとれた

その他の愁訴：なし．

Snap Diagnosis 一発診断！　切断指　Amputated finger

疾患概要
- 工場などの労災，車のドアや自転車のチェーンに挟んで受傷することが多い．
- 実際に完全切断の症例は少なく，多くは一部連続性のある不全切断（損傷以遠の血流なし）もしくは開放骨折（損傷以遠の血流あり）の状態．
- 逆に開放骨折の触れ込みで受診した患者が切断指である場合もあるので，注意が必要．
- 初療する医師の判断，技術で，予後が大きく変わる．

診断へのアプローチ

- 完全切断であれば，診断は比較的容易である．組織の連続性がある場合，開放骨折なのか不全切断（阻血）なのかを見極めるために，損傷以遠の血流，感覚をしっかりと調べることが重要．
- 血流障害があるのに開放骨折として治療すると，後に壊死するため大きな問題となる．
- 損傷状態として，clean cut（鋭的切断），blunt cut（鈍的切断），crush amputation（圧挫切断），avulsion amputation（引抜き切断）がある．
- 血管神経は橈側と尺側にあるため，指先のみの感覚では神経損傷の正しい評価はできない．
- 切断レベル分類には，玉井の Zone 分類，石川の Subzone 分類が広く使用され（図1，2），切断レベルによって治療法が異なる．紹介する際にどのレベルの切断か答えられると，相談される側としては大変助かる．

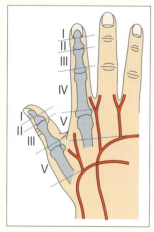
図1：玉井の Zone 分類

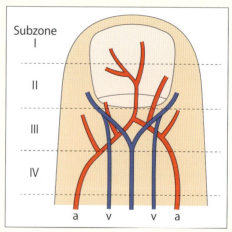
図2：石川の Subzone 分類

POINT 切断指が対応できる施設は地方では限られている（例えば，宮崎では2ヵ所，鹿児島では3ヵ所）．来院してから転送先を探すのは大変なので，前もって送り先のリストを作っておくのがよい．

鑑別すべき疾患

- **開放骨折**：血管・神経の損傷がなく，骨・腱のみの問題であれば開放骨折として対応すればよいが，実臨床では迷う場合も多い（図3）．開放骨折として転送して，不全切断であった場合は対応が大きく異なるし，場合によってはさらに転送となるかもしれない．開放骨折は受けられるが，切断指は受けられない施設も多いからである．開放骨折か不全切断かで迷った場合は，不全切断として対応するのがよい．

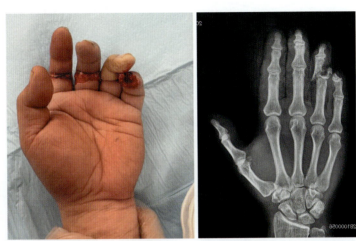

図3：小指切断，環指開放骨折で紹介されてきたが，環指および中指も阻血であった症例（外観/レントゲン）

検　査

X線：切断の高位，骨折の程度を知るために必須である．
CT：時間的猶予があれば撮影してもよいが，しなくてもよい．Zone IV 以遠の切断指で，造影CTで損傷以遠の血流の有無を見分けるのは難しい．

治　療

- 完全切断や不全切断の場合，再接着ができない施設であれば転送することになるが，その際に重要となるのが切断指の保存方法である．一般的に常温下では6時間以内に血流再開が必要となるが，冷却下では12時間保存が可能である（近位部での切断であるほど短くなる）．
- 生理食塩水で濡らしたガーゼにくるみ，ビニール袋に入れて密封し，氷を入れた容器に保存する．この際，指が直接氷に触れないように注意が必要である（図4）．また近位断端は，滅菌ガーゼで覆って圧迫する．止血目的にバイポーラーでの焼灼や近位で駆血をしてしまうと，その後の対応が難しくなるため行わないほうがよい（図5）．
- 不全切断の場合は，指ごと生食ガーゼでくるみ患者の反対の手で圧迫してもらって転送する．残っている皮膚や軟部組織は重要なので，専門家以外は切らないほうがよい．
- 切断指であれば，再接着術が第一選択となる．再接着の方法として，詳細は省くが，①骨，血管，

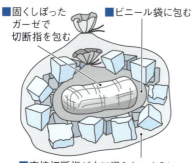

図4：切離指の保存方法

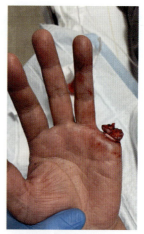

図5：駆血されて転送されてきた症例
駆血部位の動静脈は損傷してしまうため使えない.

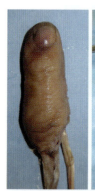
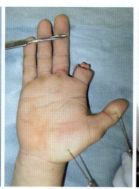
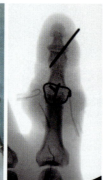
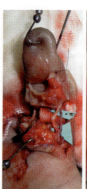
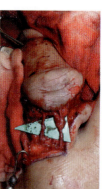

図6：示指の avulsion amputation
断端/損傷手（近位断端）/骨接合（関節固定）/動脈・神経吻合/静脈吻合.

神経，腱の同定，②鋼線での骨接合（短縮することもしばしば），③屈筋腱，伸筋腱縫合，④顕微鏡下に掌側で動脈，神経，背側で静脈を吻合する（図6）．マイクロサージャリーの進歩により玉井の Zone 分類 I などの指尖部や挫滅した切断指であっても再接着が可能となった（図7）．
- 指尖部損傷や断端の挫滅が高度で再接着が困難な場合は，皮弁での被覆が行われることもある（図8）．また，湿潤療法も時間はかかるがよい方法である（図9）．
- 高齢者や肉体労働者で仕事への早期復帰（同日または翌日から）を希望される患者は，骨を短縮して皮膚縫合を行う断端形成を行うことも少なくない．

専門医へのコンサルテーション

年齢，性別，左右，どの指か，利き手かどうか，受傷機転，切断レベル（玉井の Zone 分類），再接着の希望があるかどうかを伝えると話が早い．

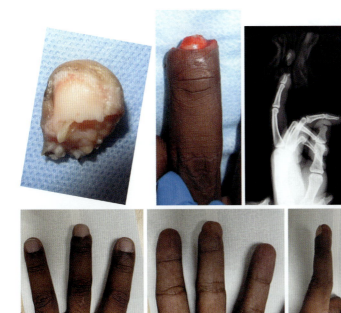

図7：石川のSubzone分類IIの再接着症例
断端/近位断端/X線像．
術後1年手背/手掌/側面．

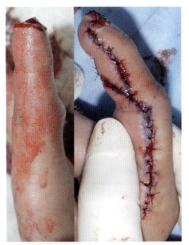

図8：石川のSubzone分類II，oblique triangular flap 症例
皮弁前/皮弁後（8mm延長）．

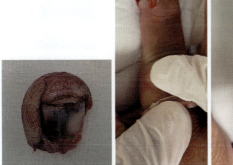
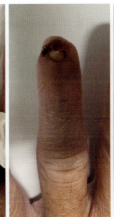
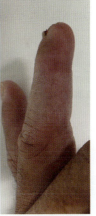

図9：石川のSubzone分類II，再接着しなかった症例
切離端/近位断端，受傷後3ヵ月手背/側面

患者・家族への説明

　指が切断されている状態です．切断された指をつなぐのにはとても難しいため，専門施設に転送して専門的な判断，治療が必要となります．また，専門施設に転送しても必ずしもつなげるわけではなく，またつなぐ場合も1週間以上の入院が必要となります．

＊上記を説明し，理解が得られない場合は再接着の適応はないため，専門施設に送る必要はなく，断端形成や湿潤療法で経過をみるのがよいと思われる．

（村岡辰彦）

Ⅲ. 手

case 56 手首に腫瘤がある

その他の愁訴：手首が重苦しい．

Snap Diagnosis 一発診断！　ガングリオン　Ganglion

疾患概要
- 内部にゼリー状の物質が詰まった腫瘤性病変である．
- 手関節や手指に好発する．背側にも掌側にもみられる．
- 多くは関節や腱鞘につながっている．
- 骨，筋肉，または神経にできる場合もある．
- 多くは体表から触れるが，体表から触れず画像検査で発見されるオカルト（不顕性）ガングリオンもある．

診断へのアプローチ

- 関節近傍や腱鞘に米粒大からピンポン玉大の腫瘤として観察される（図1）．
- 硬さは弾性軟（腓腹筋の硬さ）から弾性硬（腓腹筋に力を入れたときの硬さ）である．
- 皮膚との癒着は少なく，深部可動性はある場合とない場合とがある．
- 発赤，熱感，および圧痛は通常みられない．
- 多くは無症状であるが，神経の近くに生じるとしびれ，痛み，または麻痺をきたすこともある．

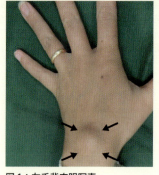

図1：左手背肉眼写真
左手関節背側に腫瘤がみられる（矢印）．

POINT　ガングリオンは，関節または関節近傍から皮膚表面に突出する腫瘤であり，手関節掌側や背側などによくみられる．辺縁が整であり，やや不整な場合には腱鞘巨細胞腫や悪性腫瘍を疑い，柔らかい場合には脂肪腫を疑う．MRIで確定診断できる場合が多い．

鑑別すべき疾患

- 腱鞘巨細胞腫：腱鞘に発生する良性腫瘍である．MRIで鑑別できる．
- 脂肪腫：硬さが軟（脂肪）であり，MRIで鑑別できる．
- 悪性腫瘍：辺縁が不整，皮膚色調変化，または皮膚との癒着などがみられる．MRIで鑑別できるが，確定診断には組織生検が必要である．

検　査

X線：軟部陰影の腫大が確認される場合があるが，ガングリオンはX線では診断できず，石灰化などがみられれば別の疾患を疑う．

エコー：高エコーで均一な腫瘤として観察される．不整ではなく球状であること，可動性の評価，関節や腱鞘との位置関係など，情報は多い．

MRI：多くは確定診断が可能である．T1強調画像で低信号，T2強調画像で高信号，STIR画像で高信号，造影されない腫瘤として観察される（**図2**）．腱鞘巨細胞腫はT1，T2強調画像が低信号であり，鑑別できる．脂肪腫はT1，T2強調画像とも高信号であり，脂肪抑制される腫瘍である．

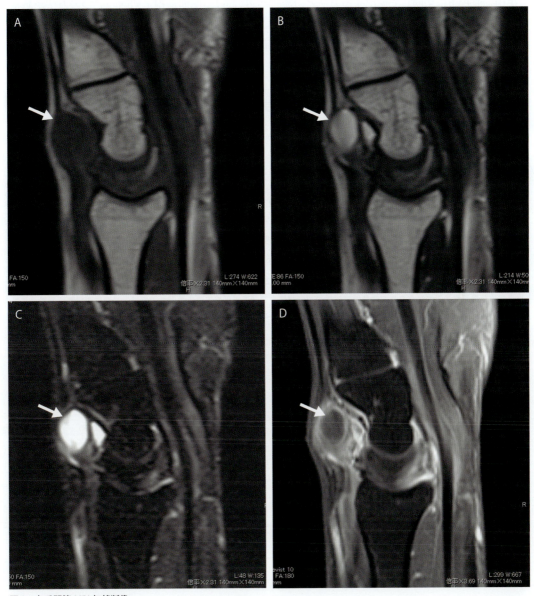

図2：左手関節 MRI 矢状断像
手関節背側にガングリオン（矢印）があり，T1強調画像（A）で低信号，T2強調画像（B）で高信号，STIR画像（C）で高信号（very high），T1強調脂肪抑制画像（D）で腫瘤内部が造影されず，辺縁のみ高信号として観察されている．

悪性腫瘍は T1，T2 とも不均一であることが多く，造影される．MRI で不均一な像を呈していた場合には，組織生検による確定診断をすることが望ましい．

治　療

- **保存療法**：気にならなければ基本的に放置して問題ない．急速に増大する場合には，別の疾患の可能性があり，精査を進める．
- **注射吸引療法**：注射針を刺して注射器で吸引し，内容物を排出する方法である．再発が多い．
- **圧砕療法**：腫瘤を表面から押さえ，深層の骨に当てながら徒手的に潰す方法であり，成功する場合と痛みのため途中で断念せざるを得ない場合とがある．注射吸引療法に比べて再発は少ない．
- **手術**：直視下に切開して摘出する方法と，関節発症における関節鏡視下切除の 2 つの方法がある．再発する可能性もあり，関節包からガングリオンにつながる茎を確実に切除する必要がある．直視下切除の場合は，ガングリオンのみならず関節包や腱鞘の一部を切除し，関節鏡視下切除の場合は関節側から関節包の一部，茎，およびガングリオンを切除する．

手外科専門医へのコンサルテーション

再発を繰り返す場合や関節鏡視下切除を希望された場合には，手外科専門医へ相談する．

患者・家族への説明

　原因はわかっておらず，関節や腱の鞘（さや）から滑液が袋に送られ，次第に濃縮してゼリー状に貯まって腫瘤が形成されるものをガングリオンといいます．良性であり，希望がある場合のみ治療を行います．針を刺すとゼリーが排出されますが，基部の茎（バルブ）が壊れないと再発を繰り返します．徒手的に圧砕して潰すことができた場合，バルブが壊れることになり，再発はしにくくなります．切除が最終的な治療ですが，切除しても再発する場合があります．

（佐竹寛史）

Ⅲ. 手

case 57　冷所に手を入れると指先が痛む

その他の愁訴：指先に物が当たると痛い．

Snap Diagnosis 一発診断！　グロムス腫瘍　Glomus tumor

疾患概要
- グロムス腫瘍は，動静脈吻合部にあり温度の変化に対応して血流を調整する血管球（グロムス小体）の平滑筋細胞に類似する腫瘍細胞からなる間葉系腫瘍である．
- 指趾の先端の皮下組織，特に爪下に好発するが，約10%は爪下以外の部位（四肢皮下，まれに胃や肺，神経など軟部以外の臓器）にも発生する．
- ほとんどが良性であるが，ごくまれに悪性型の報告もある．長径が2cm以上，深部発生，核分裂像が多い場合は悪性の可能性も否定できない．
- 多発性のものは，神経線維腫症Ⅰ型との関連性が指摘されている．

診断へのアプローチ
- 若年成人から中年にかけて，発生頻度に性差はないが，爪下発生の場合は女性に多い．
- 寒冷刺激や軽い機械的刺激で発作性の放散痛を伴うことが特徴である．
- 爪下発生の場合は，肉眼的にblue spot（図1）を呈する場合がある。また，爪下発生の症例の半数では爪の変形が生じる．
- 徒手検査法には，Love's pin test（先の尖ったもので疼痛部位を圧迫すると疼痛が増強），cold sensitivity test（冷所，冷水での痛覚過敏），Hildreth's test（駆血帯を巻くと疼痛軽減）がある．
- 肉眼像としては，通常径1cm大までの境界明瞭な小型の白色，もしくは赤色調の結節を形成する．

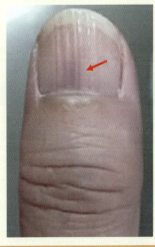

図1：爪甲基部にblue spotを認める（赤矢印）

> **POINT** 圧痛，自発痛，寒冷時痛が特徴的な臨床症状である．

鑑別すべき疾患

- **粘液嚢腫**：関節近傍に発生した場合は関節腔との交通があるが，DIP 関節と後爪郭の間に発生した場合やヘバーデン結節に伴う場合は交通がないとされる．後爪郭の粘液嚢腫は，同部位に一致して爪の線状陥凹（図2）を伴うことがある．
- **骨膜性軟骨腫**：X 線にて骨皮質の硬化性陥凹を認め，MRI では T1 強調像で低信号，T2 強調像で高信号を呈する．肉眼的には軟骨基質の腫瘤で，治療は腫瘍摘出と付着した骨膜部の十分な掻爬を行う．
- **血管拡張性肉芽腫**：暗赤色の隆起性病変であり，肉眼的所見で鑑別できる．

その他，手指に発生する腫瘍としては爪下外骨腫，腱鞘巨細胞腫，神経鞘腫，神経線維腫，血管腫などが挙げられる．

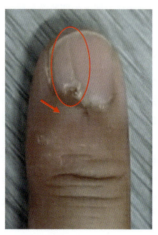

図2：粘液嚢腫
爪甲の線状陥凹を伴う．

> **POINT** 摘出検体は，確定診断や悪性所見の有無を確認するため，病理検査へ提出する．

検査

- **X 線**：隣接する骨（主には指趾末節骨）に圧迫性の骨びらん（陥凹像，図3）を認めることがある．
- **MRI**：病変部位や進展範囲，多発病変の有無の確認のために重要である．多くは T2 強調画像で爪床に比し高信号を呈する．T1 強調画像では病理組織により低信号から高信号までさまざまで，出血成分や血管成分が豊富なものでは，爪床に比し高信号を呈することがある（図4）．また，造影効果を認めることが多い．しかし，MRI でも腫瘍の小ささが理由で 10％ほどの偽陰性が生じる．
- **エコー**：境界明瞭な低エコー域を認め，カラードプラ法では低エコー域内に豊富な血流信号が認められる．

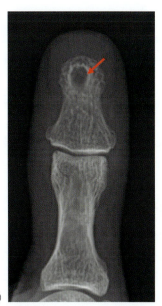

図3：末節骨遠位に圧迫性の陥凹像を認める（赤矢印）

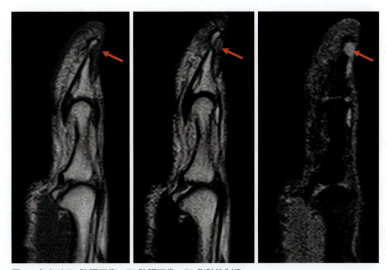

図4：左より T1 強調画像，T2 強調画像，T2 脂肪抑制像
脂肪抑制像では，病変（赤矢印）の局在がより判別しやすい．

治療

- 手術での辺縁切除術が第一選択となる．肉眼的にも MRI でも病変部位を確認できないうちに手術を行うと，腫瘍の小ささゆえに腫瘍を発見できず，摘出に難渋することがある．腫瘍が摘出されれば速やかに疼痛は軽減する．爪甲を一部切除する手術法では，爪甲が治癒するまで 1～2 ヵ月程度の期間を要する場合がある．
- まれに再発するが，再発した場合も再度摘出を行う．爪下に発生したものは，爪床や爪甲に変形などの後遺症を残さないよう注意する．

専門医へのコンサルテーション

　MRI などで腫瘍の存在が明らかであり，患者の手術希望時に手の外科医（もしくは骨軟部腫瘍医）に紹介する.

　爪下発生の腫瘍では，アプローチ法は 2 つあり，爪甲を一部切除後に腫瘍摘出する direct transungual approach，もしくは側方進入にて摘出する lateral subperiosteal approach を選択する.

　Lateral subperiosteal approach は，術後の爪の変形が少ないアプローチ法ではあるが，direct transungual approach と比べて視野が狭くなり摘出が不十分となる可能性もある.

患者・家族への説明

　指先に腫瘤ができることで痛みが生じています. 手術で腫瘤を摘出すれば痛みは軽減しますが，爪の変形のリスクがあり，手術法によっては爪が生えてくるまで傷の処置が必要な場合があります. 指先に物をぶつけたり冷所に入れたりすることは避けるようにし，それでも痛みが強い場合は手術を検討しましょう.

1) 大塚隆信，福田国彦，小田義直 編：骨・軟部腫瘍—臨床・画像・病理 第 2 版. 診断と治療社, pp236-237, 2015
2) 北川泰之，角田　隆，眞島任史：整形外科医が知っておくべき有痛性軟部腫瘍. 別冊整形外 79：34-38, 2021
3) 宇原　久：爪と爪周囲の良性腫瘍. Derma 184：9-14, 2011

（大作明広，吉田史郎）

244　Ⅲ. 手

Ⅲ. 手

case 58 手指が腫れて痛む

その他の愁訴：手指が赤く腫れて熱をもち，指が曲がって痛くて動かせない．

🔹一発診断！ 化膿性滑膜性腱鞘炎　Pyogenic flexor tenosynovitis

疾患概要
- 手指に病原菌が侵入し，腱滑膜に沿って感染を起こす．
- 重症化すると指切断に至ることもあり，緊急性の高い疾患である．
- 咬創や刺創に起因することが多いが，原因不明のこともある．

診断へのアプローチ
- Kanavelの4徴（①指の紡錘状の腫脹，②指の屈曲位，③屈筋腱腱鞘に沿った圧痛，④他動伸展による疼痛）が有用であるが，4つすべて揃うわけではない（図1）．
- 初期は腱鞘内の限局的な感染で始まるため，血液検査で白血球やCRPは正常値または軽度上昇にとどまる場合が多い．
- 構造上，示指・中指・環指は固有指部に感染がとどまることが多いが，母指と小指は手部で滑液包が連続しており，馬蹄状に感染が広がることがある．

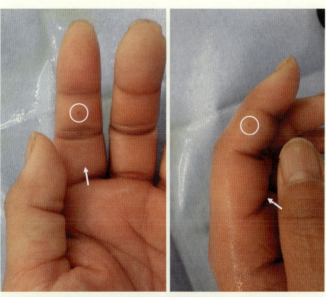

図1：猫咬創（白丸）による左示指化膿性滑膜性腱鞘炎（矢印）．

POINT　手指が赤く腫れて曲がり，動かすと激痛を生じる．

鑑別すべき疾患

- **蜂窩織炎**：手指の発赤や腫脹，熱感を生じる．屈筋腱腱鞘に沿った圧痛や他動伸展時の痛みはない．
- **狭窄性腱鞘炎（ばね指）** case 40：手指の屈曲・伸展時にひっかかりと痛みを伴うことが多い．指の発赤や腫脹，腱鞘に沿った圧痛はない．
- **手指 MP 関節ロッキング** case 59：軽い外傷後に手指 MP 関節が屈曲したまま伸展できなくなる．指の発赤や腫脹，熱感はない．

検　査

MRI：屈筋腱に沿う高信号を認める．
エコー：屈筋腱腱鞘内の液体貯留を認める．
造影 CT：屈筋腱周囲への造影効果を認める．

治　療

- 診断がつき次第，可能な限り早期の手術が望ましい．感染が波及した屈筋腱滑膜に沿って皮膚を切開し，汚染組織や感染した滑膜を切除する（**図2**）．術後はドレーンを留置し，抗生剤を点滴投与する．

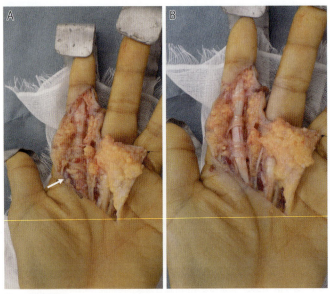

図2：術中所見
A：示指屈筋腱に沿う感染した滑膜（矢印）．
B：滑膜切除後．

・固有指部に限局した感染の場合は，小切開後に洗浄し，コメガーゼを挿入して連日洗浄する方法や，閉鎖式持続洗浄療法などの方法がある．

・他院で抗生剤投与がすでに行われている場合は，培養で起因菌が同定されない場合がある．

・術後の手指拘縮予防のために，感染が落ち着き次第，手指の可動域訓練を開始する．

手の外科医へのコンサルテーションと手術療法

Kanavel の 4 徴を認めた場合は，緊急性が高いと判断し，手の外科医へ相談する．

患者・家族への説明

　指の腱に沿って感染が波及し，放置すると次第に手全体に感染が広がります．重症化すると切断に至ることもあります．緊急性の高い状態であり，早期の手術が必要です．

（安食孝士）

Ⅲ. 手

case 59 手指が急に曲がって伸ばせない

その他の愁訴：急に曲がったまま固定され，伸びなくなった．

Snap Diagnosis 一発診断！　手指MP関節ロッキング　Locking of the MP joint

疾患概要
- 手指MP関節が急に屈曲位に固定され，伸展障害が出現する（図1）．
- 手指MP関節の骨棘や骨性隆起に副靱帯が引っかかることで発症する．
- 示指の中手骨頭は中〜小指より大きく橈掌側顆が突出しているため，手指では示指，特に示指橈側にロッキングが生じやすい（図2）．
- 母指MP関節ロッキングは，他指と異なり過伸展位で固定され屈曲障害が出現する．母指MP関節に伸展外力が加わることで，断裂した掌側板と副靱帯が中手骨頭橈掌側顆に引っかかることで発症する．

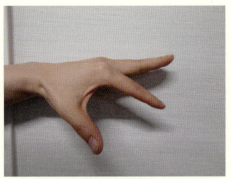

図1：左示指の伸展障害を認める

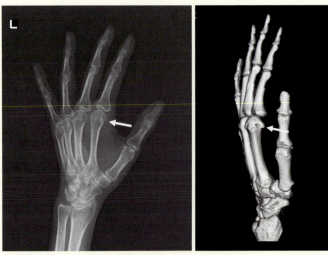

図2：左示指の中手骨頭の橈掌側に骨棘を認める（矢印）

診断へのアプローチ

- ものをつまむなど，軽微な外力で発症し，突然手指が曲がって伸びなくなる．母指では，反対に伸びたまま曲がらなくなる．
- 手指MP関節ロッキングは示指に多い．伸展はできないが自動屈曲は可能である．母指MP関節ロッキングは，自他動での伸展・屈曲ができない．
- MP関節橈側の圧痛と軽度腫脹を認める．

POINT 突然発症し，手指MP関節は伸展障害をきたす．母指は過伸展したまま動かない．

鑑別すべき疾患

- **狭窄性腱鞘炎（ばね指）** case 40：手指の屈曲・伸展時にひっかかりと痛みを伴うことが多い．増悪すると伸展・屈曲障害が出現する．
- **デュピュイトラン拘縮** case 54：緩徐に手指の屈曲拘縮が進行し，伸展できなくなる．手掌および指腹部に拘縮索を触れる．
- **伸筋腱断裂** case 51：断裂後は急に自動伸展が不能となるが，他動伸展は可能である．
- **伸筋腱脱臼**：軽い外傷後に手指MP関節の伸展障害が出現する．MP関節背側に腫脹と疼痛を認め，MP関節屈曲時に伸筋腱が尺側に脱臼する．

検　査

X線，CT：手指MP関節ロッキングは中手骨頭の骨棘や橈掌側顆の突出を認める．母指MP関節ロッキングは橈側の種子骨が遠位に移動する．

治　療

- まずは徒手整復を試みる．手指MP関節ロッキングは，関節内に局所麻酔薬を注入後，MP関節

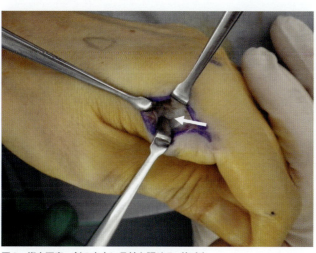

図3：術中写真．創の中央に骨棘を認める（矢印）

を屈曲→撓屈→外旋→伸展して整復する．母指 MP 関節ロッキングは，MP 関節に軸圧を加えながら屈曲して整復する．

- 徒手整復でも整復不能な場合は，観血的整復術を行う（**図 3**）．

手の外科医へのコンサルテーションと手術療法

徒手整復不能例は，手術療法を考慮し，手の外科医へ相談する．

患者・家族への説明

　指の関節のところで靱帯が骨の出っ張りにひっかかり，関節がロックされています．ロックを解除するために整復してみますが，うまくいかない場合は手術が必要です．そのときは専門医を紹介します．

（安食孝士）

IV

付録

上腕からの手のギプス・シーネの実践

◆ ①スプリント固定

【目 的】
　上肢骨折や脱臼の固定に使用される．ギプス固定よりも整復位の保持力は落ちるが，簡易固定として外来で使用しやすい．

【主な適応疾患】
　不全骨折・不顕性骨折，上腕骨骨幹部骨折（U字スプリント），肘関節周囲骨折・脱臼・前腕骨骨幹部骨折（L字スプリント），橈尺骨遠位端骨折（シュガートングスプリント），手関節捻挫（前腕掌側スプリント），舟状骨骨折（サムスパイカスプリント）．
＊転位した骨折の整復保持は，スプリント固定では難しい．

【方 法】
1) 固定範囲を想定し適切な長さをカット（パックの入口に近い側が固まっていることがあるため，少し長めに切っておくのがよい）（図1A）．
2) 芯材を取り出して水につける（お湯ではなく水が適当）（図1B）．
3) タオルなどで水を切ってからパッドに戻す（図1C）．
4) 包帯で固定し，硬化するまで数分待機（図1D）．
5) ロールタイプのものが多いが，使用後に開封したままにしておくと空気中の水分と反応し硬化が進むため注意．ホイルパック内の空気をしっかりと抜いたうえでクリップで止める（図1E）．

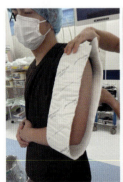 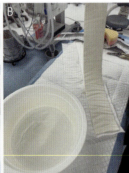 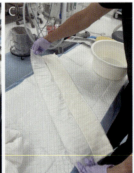 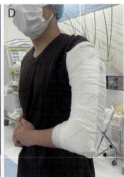

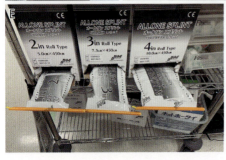

図1：カットしたシーネが適切な長さか確認（A），芯材を水につける（B），水を切ってパッドに戻す（C），包帯で固定し固まるまで待機（D），使用したシーネのパックの入口を止める（E）

※以下に，外来でよく使用する上肢スプリントを5つ示す（図2）．

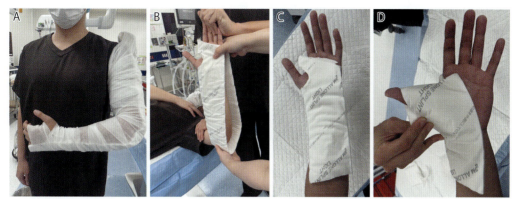

図2：L字スプリント（A），シュガートングスプリント（助手が整復保持，包帯固定前）（B），前腕掌側スプリント（包帯固定前）（C），サムスパイカスプリント（簡易版，包帯固定前）（D）

◆ ②ギプス

【目　的】
スプリント固定よりも固定力は強い．適切な固定を行うと整復位の保持が可能である．

【主な適応疾患】
肘関節位遠の固定で使用されることが多い（橈骨遠位端骨折（前腕ギプス），舟状骨骨折（サムスパイカキャスト），中手骨骨折・基節骨基部骨折（ナックルキャスト））．

・合併症：スプリント固定と異なり，受傷直後にギプスを巻く場合は，腫脹が増悪によるギプス障害（コンパートメント症候群）に注意が必要である．患者には，鎮痛薬を内服しても改善しない強い疼痛や手指のしびれや運動障害が出現したらすぐに再診または救急外来を受診するように伝えておく．予防として，①あらかじめ割を入れておく，②受傷直後はスプリントで対応して，数日後にギプスを巻くなどの対応が必要である．また，褥創などのリスクもあるため，皮膚が脆弱な高齢者に行う際は注意が必要である．

【方　法】
（橈骨遠位端の場合）
1）ギプスを巻く範囲より少し長めにストッキネットを切り出す（図3A）．
2）綿包帯を密着させて薄く巻く（図3B）．
3）キャスティングテープを水（お湯だと固まるのが早いので注意）に浸して巻く（図3C）．
　手関節からスタート→遠位（掌側の母指・示指間は折りたたんで通過（図3D））→近位と巻いていく．
4）ストッキネットを折り返す．
5）モールディングを行う（体の形状に合うように両手で抑える，土管のようなくびれのないギプスを作らないように注意）（図3E）．

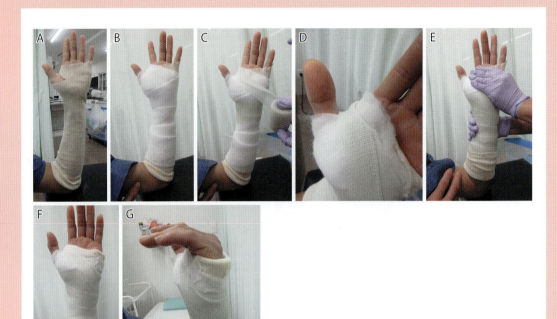

図3：ストッキネットを装着（A），綿包帯を密着させて巻く（B），掌側の母指・示指間は折りたたむ（C, D），モールディング（E），完成後（F, G）
MP関節にはギプスがかかっていないことを確認する．

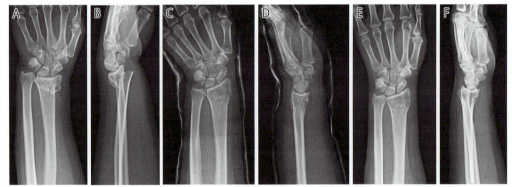

図4：受傷時正面X線（A），受傷時側面X線（B），整復後正面X線（C），整復後側面X線（骨折近位掌側，骨折部遠位背側，骨折部遠位掌側で3点固定が得られている）（D），受傷後5週の正面X線（E），受傷後5週の側面X線（整復損失なく経過）（F）

※以下に，外来でよく使用する上肢スプリントを3つ記載する．

1. 前腕ギプス（図3）

前腕の形にあわせてしっかりとモールディングし，MP関節は屈曲できるようにしておくことがポイント．

3点固定がしっかりとできていないと整復位が保持できない．しっかりとしたギプスを巻く

と，初期転位が大きい骨折でも保存的に治療可能である（図4）．また，MP関節を超えないことや母指球部位を固定力が低下しない程度にくり抜くことで，日常生活でも問題なく使用できる（図5）．

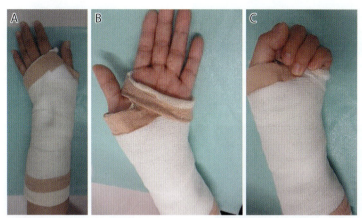

図5：前腕ギプス（A），MP関節は超えない（ペンや箸を持つことも可能）（B，C）
整復位保持するためにやや尺屈してしまっているが，可能であれば尺屈しないほうがよい．

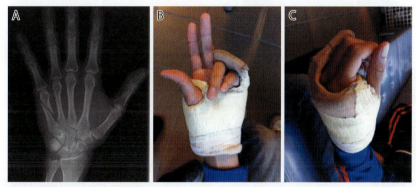

図6：X線像（右第5中手骨骨折）（A），ナックルキャスト正面（B），ナックルキャスト側面（C）
美容師で，利き手であったため，示指・中指背側はカットした．

2．ナックルキャスト（図6）

MP関節を90°屈曲させるのがポイント（除痛が得られていないと難しい）．

PIP・DIP関節は，自由に屈曲・伸展できるようにしておく（骨折部と腱との癒着は2〜3週で完成するため，早期可動域訓練ができることが重要（図7））．

キャストを巻いた後には，cross fingerがないことを確認する（図8）．

◆ ③Buddy taping固定
【目　的】
骨折または脱臼した1本の指と隣接する健常な指を動的に固定する．

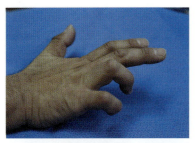

図7：第4・5指中手骨骨折後，長期間の固定のため環指・小指が拘縮してしまい紹介されてきた症例

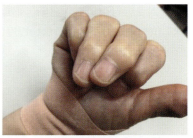

図8：第5指中手骨骨折後，変形治癒で紹介されてきた症例（小指が環指と重なっている）

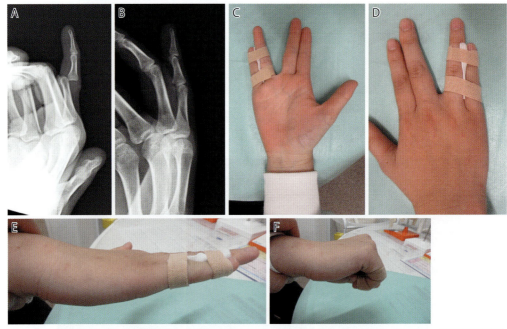

図9：脱臼時側面X線（A），整復後側面X線（B），Buddy taping（掌側，背側）（C, D），Buddy taping装着での可動域（受傷後1週）（E, F）

【主な適応疾患】

指の捻挫や靱帯損傷，基節骨の不安定でない骨折，PIP関節脱臼．

【方　法】（図9）

脱臼や骨折がある場合は，固定前に整復しておく．

1）指間部位の皮膚の浸軟，褥創を予防するために，固定する指の間にガーゼなどを挟む．
2）1本目のテープはMP関節とPIP関節間に，2本目のテープはPIPとDIP関節間で巻く．

＊ポイント：このときにPIP関節，DIP関節が動かせることを確認する．

（村岡辰彦）

肩と肘と手のリハビリテーション

＊患側：右上肢，運動方向：赤矢印，伸長部位：黄色楕円形

◆ 1．肩関節振り子運動

【目　的】
　肩関節周囲筋のリラクゼーション，肩関節可動域拡大

【主な適応疾患】
　肩関節疾患全般，上肢固定期間中のエクササイズ

【方　法】
① 台やテーブルで体を支え，患側上肢をリラックスさせて下方に垂らす
② 肩関節伸展運動．体重を後方にのせる
③ 肩関節屈曲運動．体重を前方にのせる
④ ②と③を交互に繰り返し，振り子運動を行う

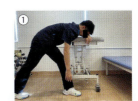
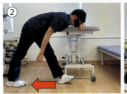
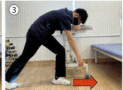

◆ 2．肩関節前方挙上運動

【目　的】
　肩関節下部の柔軟性向上

【主な適応疾患】
　肩関節疾患全般

【方　法】
① 両手で肩幅程度に棒を持つ
② 腋窩や前胸部に伸張感を感じる程度に挙上し，30秒保持する

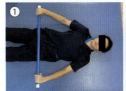
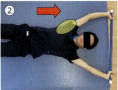

◆ 3．肩関節伸展運動

【目　的】
　肩関節前部の柔軟性向上

【主な適応疾患】
　肩関節疾患全般

【方　法】
① 背面で，両手で肩幅程度に棒を持つ
② 肩関節前面や前胸部に伸張感を感じる程度に伸展し，30秒保持する

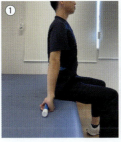
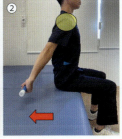

◆ 4. 肩関節水平内転・水平外転運動

【目　的】
　肩関節前部および後部の柔軟性向上

【主な適応疾患】
　肩関節疾患全般

【エクササイズ方法】
① 両手で肩幅程度に棒を持つ
② 右肩の水平内転運動
　肩関節後部や肩甲背部に伸張感を感じる程度に30秒保持する
③ 右肩の水平外転運動
　肩関節前部や前胸部に伸張感を感じる程度に30秒保持する

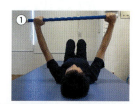
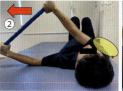
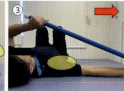

◆ 5. 肩関節外旋運動

【目　的】
　肩関節前部の柔軟性向上

【主な適応疾患】
　肩関節疾患全般

【エクササイズ方法】
① 脇を閉じて両手で肩幅程度に棒を持つ
② 肘関節90°屈曲位を保持したまま，外旋運動を行う
　肩関節前部や前胸部に伸張感を感じる程度に30秒保持する
※上：前面から見た図，下：頭部から見た図

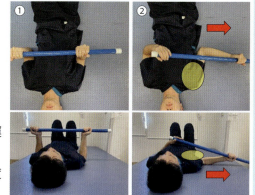

◆ 6. 肩関節内旋運動

【目　的】
　肩関節前部や後部の柔軟性向上

【主な適応疾患】
　肩関節疾患全般

【方　法】
① 両手で肩幅程度に棒を持つ
② 背中に合わせて棒を持ち上げる
③ 棒を持ち上げたままで，肩関節前部や後部に伸張感を感じる程度に30秒保持する
④ できる人は背骨に棒を引き寄せて，さらに伸張させる

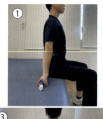
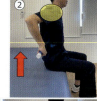
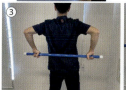
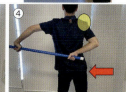

◆ 7. 肩関節の外旋抵抗運動

【目　的】
肩関節外旋筋群のトレーニング

【主な適応疾患】
肩関節疾患全般，肩関節不安定症

【方　法】
① セラバンドやチューブを持つ
② 腕を脇に着けて，肘関節90°屈曲位のまま外旋運動を行う
肩関節後部や外側部に力が入るように意識する
※10～20回，1日2～3セットを目安に行う

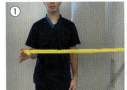 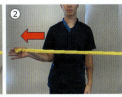

◆ 8. 肩関節の内旋抵抗運動

【目　的】
肩関節内旋筋群のトレーニング

【主な適応疾患】
肩関節疾患全般，肩関節不安定症

【方　法】
① セラバンドやチューブを持つ
② 腕を脇に着けて，肘関節90°屈曲位のまま内旋運動を行う
肩関節前部深層や腋窩に力が入るように意識する
※10～20回，1日2～3セットを目安に行う

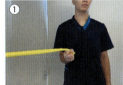 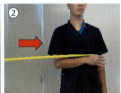

◆ 9. 肩関節の外転抵抗運動

【目　的】
肩関節外転筋群のトレーニング

【主な適応疾患】
肩関節疾患全般，肩関節不安定症
※腱板断裂者の実施には注意する

【方　法】
① セラバンドやチューブを持つ
② 肘関節を伸展位のまま45°程度外転する
肩関節上部や外側部に力が入るように意識する
※10～20回，1日2～3セットを目安に行う

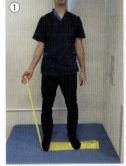 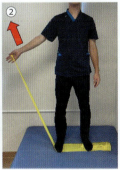

◆ 10. 肘関節伸展筋群のストレッチ

【目　的】
　肘関節伸展筋群の柔軟性改善

【主な適応疾患】
　肘関節骨折，屈曲制限
　野球肘，野球肩

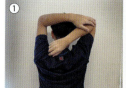
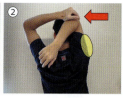

【エクササイズ方法】
① 患側の肘関節を健側で持つ
② できるだけ肘関節屈曲位のまま，頭部の後方へ引き寄せる
　肘関節後部に伸張感を感じる程度に 30 秒保持する

◆ 11. 手関節屈筋群のストレッチ

【目　的】
　手関節屈筋群や肘関節回内筋群の柔軟性改善

【主な適応疾患】
　肘関節骨折，スポーツ障害肘（野球肘など）

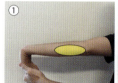
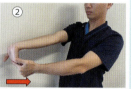

【エクササイズ方法】
① 患側の手の甲が自分の体に向くように，健側で手首を手前に引く
② できるだけ肘関節伸展位のまま，手首を手前へ引き寄せる
　前腕内側部に伸張感を感じる程度に 30 秒保持する

◆ 12. 手関節伸展群のストレッチ

【目　的】
　手関節伸展群や肘関節回外筋群の柔軟性改善

【主な適応疾患】
　肘関節骨折，スポーツ障害肘（テニス肘など）

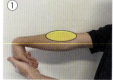
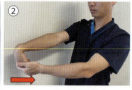

【エクササイズ方法】
① 患側の手のひらが自分の体に向くように，健側で手首を手前に引く
② できるだけ肘関節伸展位のまま，手首を手前へ引き寄せる
　前腕外側部に伸張感を感じる程度に 30 秒保持する

©2025 総合医学社「症状から一発診断！ 上肢の専門医はこう見立てる」

◆ 13. 手関節のストレッチ（背屈・掌屈）

【目　的】
　手指屈筋群/伸筋群の柔軟性向上，手関節可動域の拡大

【主な適応疾患】
　手関節，手指疾患全般

【方　法】（写真左上から）
① 健側手を使用して他動背屈運動
② 健側手を使用して他動掌屈運動
③ 手部を台に固定して背屈運動
④ 手部を台に固定して掌屈運動
※①と③は手関節前面，②と④は手関節後面に伸張感を感じる角度で30秒間保持する

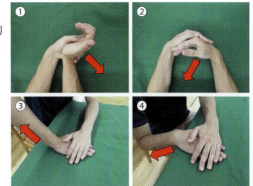

◆ 14. 前腕回外・回内運動　写真正面から

【目　的】
　回内筋群，回外筋群の柔軟性向上，前腕可動域拡大

【主な適応疾患】
　橈骨遠位端骨折，前腕骨骨折など

【方　法】
① 健側手で患側手の前腕遠位を把持し，他動で回内運動を行う．前腕部分に伸張感を感じる程度で30秒保持する
② 健側手で患側手の前腕遠位を把持し，他動で回外運動を行う．前腕部分に伸張感を感じる程度で30秒保持する

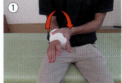 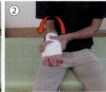

◆ 15. 6-packs excise（手指運動）

【目　的】
　手指の柔軟性向上，手指拘縮予防，患部固定期間中の手指拘縮予防

【主な適応疾患】
　手指骨骨折，患部固定期間中のエクササイズ

【方　法】（左上写真から順に）
① 手指を大きく伸ばす
② 指の付け根の関節を曲げる
③ 付け根の関節は伸ばしたまま，指の第1・第2関節のみを曲げる
④ グーにする
⑤ 指の間を広げて閉じる
⑥ 示指から小指まで母指と合わせる

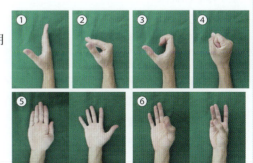

◆ 16. 握力強化練習

【目　的】
　手指屈筋，手指内在筋の強化

【主な適応疾患】
　橈骨遠位端骨折，手指骨骨折

【エクササイズ方法】
① ゴムボールを握る運動を30〜50回程度繰り返し行う
② グリップバーを握る運動を30〜50回程度繰り返し行う
③ 握る力が弱い場合は，フェイスタオルを丸めて握る運動を30回程度繰り返し行う

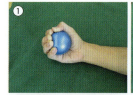
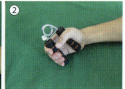
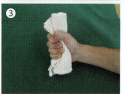

◆ 17. ピンチ力（つまみ力）強化練習

【目　的】
　手指内在筋の強化

【主な適応疾患】
　手指骨骨折など

【エクササイズ方法】
① 親指と人差し指の指先で洗濯はさみ摘む運動を繰り返し行う．30回1セットを3セット
② つまむ力が不十分な場合は，洗濯用のスポンジなど使用し親指と指先でつまむ運動を繰り返す

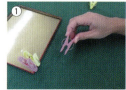
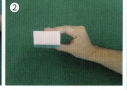

◆ 18. 安静時の上肢管理について

【目　的】
　術後など急性期における安静時の患側手部の腫脹や疼痛の軽減

【主な適応疾患】
　急性の外傷後や各種手術後

【方　法】
1. 高挙手：安静時はタオルやクッションを用いて，患側手部を心臓よりも高い位置に挙げるように意識させる
　写真①：座位での腕の位置の例
　写真②：背臥位での腕の位置の例
　写真③：背臥位での腕の位置の例
2. 積極的な手指，手関節，肘，肩関節の運動（写真④）
　患側上肢を挙上するなど，高挙手を意識しながら手指の運動を行うなどして，患部外の関節の拘縮を防ぐ

（執筆：倉品　渉，執筆協力：石橋総合病院 作業療法士 清永健治）

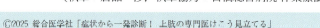

索引

あ

赤堀分類　142
握力　262
圧砕療法　240
圧痛　9
安静時痛　40

い

インターナルインピンジメント　47

う

烏口鎖骨靱帯　71
烏口突起移行術　57

え

腋窩神経　2
腋窩体温　40
腋窩嚢　5
エコー　90，194
エコーガイドトステロイド注射　192
円回内筋　82
炎症性疾患　111

お

オーバーヘッドスポーツ　43

か

外傷歴　7

回旋転位　120
外側上顆　87
外側（橈側）側副靱帯　81
回内屈筋群　82
外反ストレス　88
隔壁　191
下垂手　145
肩関節　7
肩関節可動域制限　20
肩関節拘縮　33
肩腱板断裂　23，25
肩外側の疼痛　43
肩の運動時痛　35
滑液包炎　156
滑膜炎　111
可動域　9
可動域制限　35，108
化膿性肩関節炎　38
ガングリオン　175，176，238，240
観血的整復術　249
関節液中の糖　41
関節鏡視下石灰摘出術　34
関節症性変化　108
関節上腕靱帯　58
関節唇　58
関節唇剥離　59
関節穿刺　41
関節破壊　111
関節包　4，78
関節リウマチ　193
感染性滑液包炎　157
鑑別疾患　24

き

キーンベック病　175，176

既往歴　7
基節骨基部骨折　212
基節骨骨折　217
ギプス　253
ギプス・シーネ　252
臼蓋化　28
鏡視下 Bankart 修復術　57
棘下筋　3
棘上筋　3
筋群　78

く

屈曲拘縮　232
屈筋腱滑膜　246
グロムス腫瘍　175，176，241

け

頸椎疾患　24
経皮的針手掌腱膜切離術　233
経皮的ピンニング法　218
月状骨の無腐性壊死　206
結晶性関節炎　38
血性反応陰性　37
腱滑膜　245
肩甲下筋　3
肩甲下筋腱断裂　30
肩甲上神経　2
肩甲帯　2
腱固定効果　224
肩鎖靱帯　71
腱性中隔　82
腱性マレット指　196，225
肩痛　20
腱の変性（脆弱性）　226
腱板疎部縫縮術　57

263

腱板断裂　39
腱板断裂性関節症　27
肩峰下インピンジメント徴候　33

こ

後骨間神経　79
後骨間神経麻痺　146, 148, 172, 223
拘縮　23
拘縮索　232
鉤状突起　83
抗生剤　42, 246
咬創　245
絞扼性神経障害　179
高齢者　65
高齢発症　37
骨棘　108, 248
骨性マレット指　196, 199, 223
骨粗鬆症　200
骨端線の損傷　43
骨破壊　111
骨膜性軟骨腫　242
小指屈筋腱断裂　220
コラゲナーゼ　233
コンパートメント症候群　120

さ

鎖骨遠位端骨折　62
鎖骨骨幹部骨折　62
鎖骨骨折　61

し

示指橈側　248
視診　8

刺創　245
尺骨急性塑性変形　128
尺骨神経障害　120, 220
尺骨神経の亜脱臼　143
尺骨神経　79, 141
舟状骨偽関節　191
舟状骨結節　203
舟状骨骨折　174, 175, 191, 200, 203
柔軟性　257, 258, 260, 261
手関節尺側部痛　210
手関節背側部痛　206
手根管撮影　220
手根管症候群　172, 174, 177, 179
手指MP　248
手掌腱膜　232
手掌腱膜全切除術　233
腫瘤　238, 239, 240
小円筋　4
小結節　5
上肢管理　262
小児上腕骨外側顆　122
上腕骨外側上顆炎　93
上腕骨顆上骨折　118, 119
上腕骨幹部骨折　68
上腕骨内側上顆炎　96
上腕動脈　79
上腕二頭筋長頭腱断裂　30
触診　9
伸筋腱断裂　223
神経学的検査　9
神経損傷　227
神経麻痺　230
靱帯　80

す

随意性肩関節脱臼　73
スクリュー固定　218
ストレス撮影　174
ストレッチ　260, 261
スプリント固定　252
スワンネック変形　170

せ

正中神経　78
生物学的製剤　39
石灰沈着性腱板炎　33
切断指　234
舌部　3
ゼリー　238, 240
前骨間神経　78
前骨間神経麻痺　153, 172, 227, 230
浅指屈筋　82
洗浄　42
線状陥凹　242
浅層伸筋群　80
選択的手掌腱膜切除術　233

そ

創外固定法　218
爪下外骨腫　242
早期他動屈曲・自動伸展療法　228, 231
組織学的　78

た

第1伸筋区画　190
体外衝撃波療法　34
大結節　5

大腿骨頭化　28
単純性肘関節脱臼　137
短橈側手根伸筋　80
短母指伸筋腱　190

ち

肘関節　89，133
肘関節脱臼　138
肘尺側側副靱帯損傷　105
肘頭骨折　133
肘内障　114
肘離断性骨軟骨炎　102
中手骨頸部骨折　212
中手骨骨幹部　212
中手骨骨折　212
肘頭滑液包炎　156
肘部管症候群　172
長母指外転筋腱　190
陳旧性腱性マレット指　199

て

デブリドマン　42
デュピュイトラン拘縮　188

と

投球相　47
凍結肩　20
橈骨遠位端骨折　173，175，
　200
橈骨頸部骨折　133
橈骨神経　79
橈骨神経麻痺　70，145，172
橈骨頭骨折　133
橈尺関節　86
疼痛　23
疼痛コントロール　25

疼痛性状　7
徒手筋力検査　9
徒手整復　249
突然発症　249
トレーニング　259

な

内側上顆　87
内側上顆骨折　122
内側側副靱帯　83
内反ストレス　88
内反肘　120
ナックルキャスト　255
軟骨損傷　35
軟骨破壊　42
軟部組織　57

ね

熱感　40
粘液嚢腫　184，242

は

ばね指　177
バンカート損傷　59
反転型人工肩関節置換術　29
反復性肩関節脱臼　55

ひ

非観血的肩関節授動術　21
非感染性滑液包炎　157
病期分類　207
ヒルサックス損傷　59
ピンチ力　262

ふ

副靱帯　248

ブシャール結節　184
不適切な設置　229
振り子運動　257
プレート固定　218

へ

閉鎖式持続洗浄療法　247
ヘバーデン結節　173，184，
　242
変形　108
変形性関節症　182

ほ

母指 CM 関節症　182，191
ボタン穴変形　170
ポパイサイン　30

ま

マレット指　217

み

密性結合組織　80

も

問診　7
モンテジア脱臼骨折　128

や

夜間痛　37

ゆ

有鉤骨鉤骨折　174，220
有鉤骨鉤摘出術　220

り

リトルリーグ肘　99

265

リバース型人工肩関節置換術
39
良性腫瘍　238
リラクゼーション　257
輪状靱帯　81，114

る

ルースショルダー　73

れ

礫音　35

わ

腕尺関節　86
腕頭関節　86，87

A

A1 pulley　188
acetabularization　28
anterior apprehension test
55
anterior spike　119

B

Bado 分類　128
Bankart 損傷　59
Bankart 病変　55
bear hug test　10
belly press test　10
blue spot　241
Buddy taping 固定　256

C

Carter の 5 徴　74
claw hand　142
CM 関節症　173

cold sensitivity test　241
combined abduction test
（CAT）　11，48

D

DIP 関節　184
DIP 関節亜脱臼　197
dorsal lip 骨折　216

E

Eaton 分類　216
EDM test　195
Ehlers-Danlos 症候群　73
Eichhoff test　190
empty can test　10

F

FDP テスト　226
FDS テスト　226
femoralization　28
Froment 徴候　142
full can test　10

G

Guyon 管症候群　172

H

HAGL 病変　56
HERT　47
Hildreth's test　241
Hill-Sachs 損傷　59
Hill-sachs 病変　57
Hilsachs 病変　55
Hintringer 法　218
horizontal flexion test（HFT）
11，48

Huter 三角　137

I

IGHL　4
inter-scalane-distance（ISD）
51
intersection syndrome　191
intrinsic Position　170

K

Kanavel の 4 徴　230，245
Kleinert 変法　228，231

L

Letts 分類　128
Lichtman が提唱した分類
207
lift off test　10
load and shift test　56
Love's pin test　241

M

matrix metalloproteinase
（MMP）-3 高値　38
MDI　73
MGHL　4
MP 関節ロッキング　223
MR arthrography（MRA）　56
MRI　25

P

Perfect O　180，227
Phalen テスト　180
piano key test　193
pilon 骨折　216
PIP 関節　184

PIP 関節脱臼骨折　217

Popeye sign　30

pucker sign　119

R

remplissage　57

ring finger split　142

Rockwood 分類　71

Roos test　51

S

Saturday night palsy　145

scallop sign　194

SGHL　4

SLAP 病変　47

snuff box　203

Struthers' arcade　87

sulcus sign　73

swallow tail sign　11

T

tear drop sign　154，227

terrible triad injury　138

TFCC 損傷　209，220

Tinel like sign　87

Tinel sign　143，180

TOS　51

U

unstable painful shoulder
　（UPS）　55

V

volar lip 骨折　216

数字

6-packs excise　261

100,000/mm^3 以上　41

症状から一発診断！
上肢の専門医 はこう見立てる

2025 年 4 月 15 日発行　　　　　　　　　　　　　　　第 1 版第 1 刷©

監修者　竹 下 克 志

編集者　笹 沼 秀 幸

発行者　渡 辺 嘉 之

発行所　株式会社　**総合医学社**

〒 101-0061　東京都千代田区神田三崎町 1-1-4
電話 03-3219-2920　FAX 03-3219-0410
URL：https://www.sogo-igaku.co.jp

Printed in Japan　　　　　　　　　　　　　　シナノ印刷株式会社
ISBN978-4-88378-491-2

・本書に掲載する著作物の複製権・翻訳権・上映権・譲渡権・公衆送信権（送
　信可能化権を含む）は株式会社総合医学社が保有します．
・ JCOPY ＜出版者著作権管理機構 委託出版物＞
　本書の無断複写は著作権法上での例外を除き禁じられています．複写される
　場合は，そのつど事前に，出版者著作権管理機構（電話 03-5244-5088，
　FAX 03-5244-5089，e-mail：info@jcopy.or.jp）の許諾を得てください．

臨床に欠かせない1冊！

運動器診療 最新ガイドライン

第2版

編集　**竹下克志**
自治医科大学　整形外科学　教授

- 運動器診療に携わる全ての方に！
- 220項目にわたる最新のコンセンサスをわかりやすく解説！！
- 13年ぶりの改訂版！

診断・治療・予防・リハビリテーション指針などを収載!!

2025年5月刊行予定

B5判／本文800頁
予価（本体 23,000円＋税）
ISBN978-4-88378-486-8

目　次

I. 総論的ガイドライン
1. 救急対応指針
2. 画像診断の指針
3. ロコモティブシンドローム・高齢者対応指針
4. 薬物治療と副作用の指針
5. 小児整形外科
6. 義肢装具
7. 評価法

II. 病態・疾患別のガイドライン
8. 静脈血栓とコンパートメント症候群
9. 疼痛関連疾患指針
10. 代謝性骨疾患1（骨粗鬆症）
11. 代謝性骨疾患2
12. 骨粗鬆症関連骨折
13. 関節リウマチ
14. 痛風・偽痛風・血友病
15. スポーツ障害の予防
16. 感染症
17. 骨腫瘍
18. 軟部腫瘍

III. 部位別のガイドライン
19. 頸部の疾患
20. 肩・上腕の疾患
21. 肘・前腕の疾患
22. 手・手関節の疾患
23. 脊柱靱帯骨化症
24. 脊柱側彎症
25. 炎症性脊椎疾患
26. 脊椎・脊髄損傷
27. 脊椎・脊髄の腫瘍性疾患
28. 腰部の疾患
29. 股関節部・大腿の疾患
30. 膝・下腿の疾患
31. 足・足関節部の疾患
32. 下肢の血流障害・慢性骨髄炎

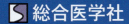

総合医学社
〒101-0061　東京都千代田区神田三崎町1-1-4
TEL 03(3219)2920　FAX 03(3219)0410　https://www.sogo-igaku.co.jp

臨床に欠かせない1冊！

症状から 一発診断！

整形外科専門医はこう見立てる 第3版

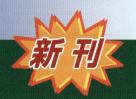
新刊

編著 聖路加国際病院 整形外科

- ●「症状」「病態」から，診断に至る最短ルート！
- ●運動器に関わるすべての医療従事者の参考書！
- ●「非」整形外科医も，診療の「見立て」に役立つ！

目次

- Ⅰ．首が痛む（頸椎周囲の異常）
- Ⅱ．胸が痛い，背骨が痛い（胸部，脊椎の異常）
- Ⅲ．腰が痛む（腰椎周囲の異常）
- Ⅳ．肩の痛み（肩周囲の異常）
- Ⅳ．肘の痛み（肘周囲の異常）
- Ⅵ．手首，手の痛み（手首，手の異常）
- Ⅶ．四肢へ放散する痛み，しびれ（上肢，下肢の異常）
- Ⅷ．股周囲，骨盤部の痛み（股関節周囲，骨盤の異常）
- Ⅸ．膝，下腿の痛み（膝関節，下腿の異常）
- Ⅹ．足，足首の痛み（足関節，足部の異常）
- ⅩⅠ．熱が出て四肢の関節が痛む（四肢関節炎）
- ⅩⅡ．手術したところが痛む，腫れている（（整形外科術後）インプラントの異常）
- ⅩⅢ．色々な関節が痛む（多関節痛の異常）
- ⅩⅣ．四肢のできもの，しこり（四肢の骨軟部腫瘍）
- ⅩⅤ．運動器診療の基礎知識

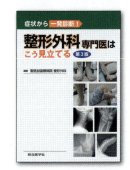

B5判／本文266頁
定価（本体5,000円＋税）
ISBN978-4-88378-797-5

総合医学社
〒101-0061 東京都千代田区神田三崎町1-1-4
TEL 03(3219)2920 FAX 03(3219)0410 https://www.sogo-igaku.co.jp

臨床に欠かせない1冊！

症状から一発診断！ 好評発売中

足の専門医はこう見立てる

編著 **天羽 健太郎**
聖路加国際病院 整形外科

著 **有本 竜也**
聖マリアンナ医科大学横浜市西部病院
整形外科／足の外科センター

真下 翔太
聖路加国際病院 リハビリテーション科

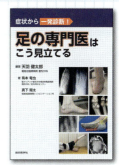

B5判／本文280頁
定価（本体8,000円＋税）
ISBN978-4-88378-739-5

● これが診断の**最短ルート！**

● 臨床で最も重要な患者の「**症状**」「**病態**」から
診断に至るまでのプロセスと治療法を解説！

目 次	
本書の読み方，使い方	Ⅰ．前足部疾患
総 論	Ⅱ．中足部疾患
各 論	Ⅲ．後足部疾患
部位別疾患概要図	Ⅳ．足部・足関節全体
	付 録

理解が進む！ **web動画**と連動

患者さんへの説明用資料つき
① ギプスなどでの固定期間に
　　実施すべき合併症予防
② リハビリテーションのためのエクササイズ集
③ 患者・家族のための 疾患解説用リーフレット

総合医学社
〒101-0061 東京都千代田区神田三崎町1-1-4
TEL 03(3219)2920 FAX 03(3219)0410 https://www.sogo-igaku.co.jp

臨床に欠かせない1冊！

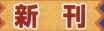

最新主要文献とガイドラインでみる

整形外科学レビュー 2025-'26

監修 竹下 克志 自治医科大学 整形外科学教室 教授

- 整形外科分野のエキスパートによって厳選された，直近2年間を中心に国内外で発表された最新文献のレビュー！
- 広く整形外科関連の最近のトピックスを把握でき，整形外科専門医だけでなく，専門医を目指す方にも必携の1冊！

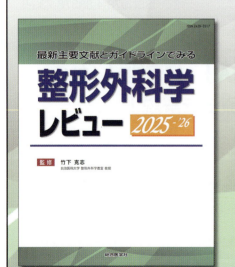

目 次

I章 脊椎
1. 頸・胸椎
2. 腰椎
3. 脊柱変形

II章 上肢
4. 肩・肘
5. 手
6. 末梢神経

III章 下肢
7. 股関節
8. 膝関節
9. 足関節・足

IV章 骨軟部
10. 骨腫瘍
11. 軟部腫瘍

V章 基礎
1. 骨代謝研究
2. 軟骨代謝・OA研究
3. 整形外科疾患に関連したゲノム研究
4. 筋代謝研究
5. 脊髄損傷に対する再生医療

VI章 ロコモティブシンドローム
1. ロコモティブシンドローム

AB判／320頁
定価（本体 15,000 円＋税）
ISBN978-4-88378-481-3

2025年4月刊行予定

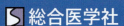

〒101-0061　東京都千代田区神田三崎町 1-1-4
TEL 03(3219)2920　FAX 03(3219)0410　https://www.sogo-igaku.co.jp